国医大师

吕景山

对穴

主审　吕景山

主编　吕玉娥

编者

吕玉娥

吕运权　吕运东

人民卫生出版社

图书在版编目（CIP）数据

国医大师吕景山对穴 / 吕玉娥主编 . —北京：人
民卫生出版社，2019
ISBN 978-7-117-27041-0

Ⅰ.①国…　Ⅱ.①吕…　Ⅲ.①穴位按压疗法　Ⅳ.
①R245.9

中国版本图书馆 CIP 数据核字（2019）第 156764 号

人卫智网　www.ipmph.com	医学教育、学术、考试、健康，	
	购书智慧智能综合服务平台	
人卫官网　www.pmph.com	人卫官方资讯发布平台	

国医大师吕景山对穴

主　　编：吕玉娥
出版发行：人民卫生出版社（中继线 010-59780011）
地　　址：北京市朝阳区潘家园南里 19 号
邮　　编：100021
E - mail：pmph @ pmph.com
购书热线：010-59787592　010-59787584　010-65264830
印　　刷：中煤（北京）印务有限公司
经　　销：新华书店
开　　本：710×1000　1/16　　印张：20　　插页：8
字　　数：381 千字
版　　次：2019 年 10 月第 1 版　2024 年 5 月第 1 版第 4 次印刷
标准书号：ISBN 978-7-117-27041-0
定　　价：68.00 元

打击盗版举报电话：010-59787491　E-mail：WQ @ pmph.com
（凡属印装质量问题请与本社市场营销中心联系退换）

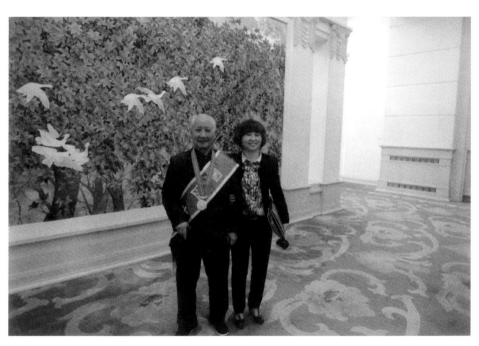

2014 年吕景山荣获国医大师称号,吕玉娥陪同领奖

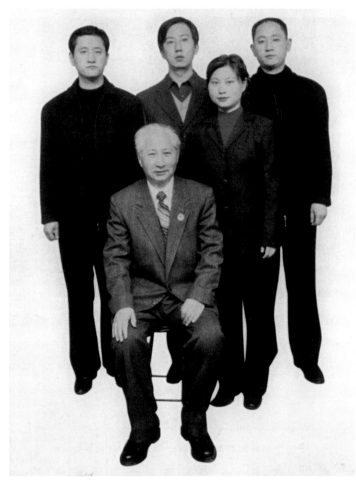

师生合影

中为吕景山，左起吕运权、李毅、吕玉娥、吕运东

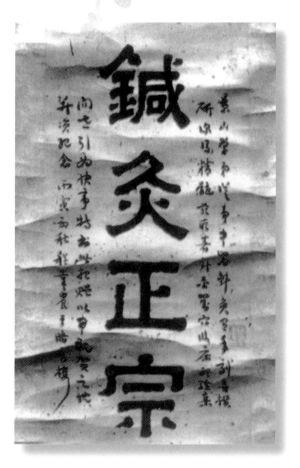

鍼灸正宗

中 国 针 灸 学 会 副 理 事 长
中医研究院国际针灸培训中心主任　　程莘农题词
中 国 工 程 院 院 士

吕景山简介

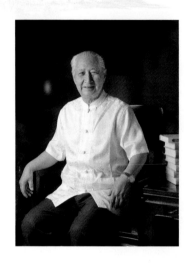

吕景山,男,1934年生,河南偃师人。1962年毕业于北京中医学院(现北京中医药大学)中医本科,师从"京城四大名医"施今墨先生、"北京十大名医"祝谌予教授。同年毕业后分配到山西省中医研究所工作,历任医师、主治医师、副主任医师、主任医师,针灸科主任。1986年调山西中医学院执教,任教授、针灸系主任。1991年调山西省针灸研究所任主任医师、所长。1992年获国务院颁发的政府特殊津贴。1996年退休。为首届山西名医,第三、四、六批全国老中医药专家学术经验继承工作指导老师,山西省中医管理局高级顾问。

从事中医临床、科研、教学工作六十余年,精研"对药",创用"对穴"和"同步行针手法",对糖尿病、冠心病、痛风、过敏性疾病颇有研究。主要著作有《施今墨对药》(日本、韩国已译为本国文字出版)、《施今墨对药临床经验集》(荣获1982年年度全国优秀科技图书一等奖)、《施今墨医案解读》《吕景山对穴》《冠心病中医诊治与调理》《糖尿病中医诊治与调理》等,发表论文50余篇。2006年获山西省老科协颁发的"突出贡献奖"。2014年获第二届"国医大师"荣誉称号,并获中华中医药学会"终身成就奖"。

前言

　　"对穴"又称"穴对",是指两个穴位配伍应用的一门学问。寓有一阴一阳、一脏一腑、一表一里、一气一血、开阖相济、动静相随、升降相承、正反相辅、配伍巧妙、疗效卓著之意义也。用穴的基本原则是"精疏",就是要根据证候,详尽辨证,精炼选穴,巧妙配伍,才能达到效专力宏之目的。

　　"对穴"之说,古未立论,仅于各家医籍中载有只言片语。国医大师吕景山教授在"施今墨对药"的启迪下,将这一理论运用于针灸临床。在温习前人经验的基础上,结合临床体会,编著了《吕景山对穴》。《吕景山对穴》自 2002 年由人民军医出版社出版以来,由于本书内容独具特色、科学实用而受到国内外专家、教授、广大读者的好评与厚爱,此后经过修订再版 3 次,均由人民军医出版社出版,并先后多次印刷,累计发行 45 500 余册。日本、韩国、越南也先后译为本国文字出版。

　　为使国医大师吕景山教授的学术思想得到进一步的传承和发扬,使国宝银针更好地造福人类健康事业。在人民卫生出版社的支持下,我们对本书进行了再次修订。此次修订,除新加少量对穴外,还对"对穴"的主治病证及适应范围、经验体会做了增辑。这些经验,既有吕老临床经验的进一步总结,也有后辈弟子的一些临床体会,以便使读者能够更好地了解和掌握吕老的学术思想和临床经验。另,本次修订对全书的插图进行重新绘制,使全书内容更臻完善。

　　本书在编写过程中,家父严格把关,逐字、逐句审正。同时,也得到有关领导和同道的支持,为本书付出辛勤劳动的还有李毅、倪淑琴、邵爱心、倪文、吕京生、田佩洲、段永峰、张凤仙、张红梅、雷晓鹏、余炜、周友林等,在此一并致谢。

吕玉娥

2019 年 1 月

原序一

　　针灸是中国医药学伟大宝库重要的组成部分。远在公元 6~7 世纪,就传到了朝鲜、日本,16 世纪末,又传到了东欧,到目前为止,几乎传遍了全球。由于这门科学具有治病范围广、疗效迅速、使用方便、无不良反应诸特点,愈来愈受到世界各阶层人士的信赖,并有不少学者从事这门学科的研究工作,力争使其为人类的健康事业做出更大的贡献。

　　中医的精髓,即是辨证施治。针灸也不例外,中医各科(内科、妇科、儿科等)为理、法、方、药;针灸为理、法、方、术。如果离开了这个原则,势必成为头痛医头、脚痛医脚的"对症疗法",要达到预期的治疗效果,不断提高医疗水平,探明其治疗规律,是不堪设想的。

　　景山同志为北京中医学院首届毕业生。在学之时,曾为我的助手,后又侍诊于施今墨先生,他学习勤奋,刻苦钻研,对《施今墨对药》之奥妙颇有心悟,在施师学术思想启发下,触类旁通,其运用针灸于临床实践,亦取得了可喜的成果,经潜心研究,把针灸腧穴配伍的经验编著成册,定名为《吕景山对穴》。

　　"对穴"之说,古未立论,仅于各家医籍中载有片言只语,景山同志之作,是个大胆的尝试,为振兴中医事业,为保持我国针灸医术的世界领先地位,起到了添砖加瓦作用,特为之序。

祝谌予
1999 年初于北京协和医院

原序二

    针灸治疗是通过一定的腧穴来进行的。用穴与用中药同理，都要根据复杂变化的病情，并在中医理论尤其是经络学说的指导下辨证立法，选穴处方。如果说药物治疗由单味药发展到群药，进而产生方剂学是药物治疗一大提高的话，那么，由单穴治疗发展到双穴，进而形成一套系统的配伍原则和方法，则是针灸治疗学上的一大跃进。只有通过穴位间的配伍，才能适应多种复杂的病证，才能更好地协同发挥穴位的性能以增强疗效。

    古人对穴位的配伍相当讲究，既有严格的法度，又有灵活的应用。"对穴"即是针灸临床中所习用的一种配伍形式。早在《内经》一书中就有不少有关的记载，如同肢本经配穴的鱼际、太渊治疗肺心痛；同肢表里经配穴的涌泉、昆仑治疗阴痹；腹背俞募配穴的日月、胆俞治疗胆虚等。用穴贵在精疏。《灵枢·官能》曰："先得其道，稀而疏之。""对穴"的应用，正是在"先得其道"、精通腧穴的主治性能基础上，根据客观病情而精简取穴的。非此则不能达到"稀而疏之"、效专力宏之目的。

    景山医师，早年以优秀成绩毕业于北京中医学院。其后勤于临床，精于研索，持之以恒，未始稍懈。临证时多针药并施，每获良效。《吕景山对穴》一书即其发岐黄之秘，融今人之新的多年劳动成果。它的出版为我们提供了一部针灸临床配穴的专著，对针灸处方的研究也很有参考价值。谨此表示衷心的祝贺。

杨甲三

2000 年 1 月 16 日于北京中医药大学东直门医院

原序三

　　吕景山,我的学长。针灸走向世界的潮流,把我们从山西、上海推到一起。1964年,为给援外医疗队储备人才,国家卫生部委托北京中医学院举办针灸培训班,召集全国各地18名针灸医师进行强化训练。我和景山为此相处近1年。景山长我二三岁,待人处事较我沉稳,临床诊疗比我经验多。他努力继承传统经验和追求学术创新的治学精神,给了我积极的影响。我们都怀念这一段学习生活,珍惜在那时凝成的友谊,也深切感谢授课和指导临床的教师程莘农、杨甲三、贺普仁、陈佑邦、谢兆丰、姜揖君、肖友三和周汶等先生。

　　光阴荏苒,37年如白驹过隙,我俩从风华正茂的"新秀"变成满头染霜的老学人,逐渐淡出针灸学术界的主流舞台。但是,壮心未已的景山,仍手不释卷,执着于"对穴"研究。令人欣慰的是,他的后辈已成长起来,成为新一茬针灸学人。今年8月,我赴太原出席为纪念《中国针灸》期刊创刊20周年而举办的"回顾与展望——新世纪针灸发展研讨会",很高兴地见到山西省针灸研究所医师、景山之女吕玉娥,她向我出示她编著的《吕景山对穴》书稿,并邀我为该书作序。基于上述背景,我怎能推辞!况且,我早就赞赏景山的研究工作。1999年,为纪念新中国成立50周年,福建科技出版社推出《中国中医药50年》,在此书"针灸学"章中,我专门对景山的"对穴"研究做了介绍:"吕景山将临床常用腧穴的配伍经验进行整理,出版《针灸对穴临床经验集》。该书收集对穴223对,着重论述两个腧穴配伍的相辅相成、相反相成、开阖相济、动静相随和升降相承等作用。'对穴'之说,古未立论,仅见各家医籍零星记载。针灸对穴经验的归纳是一个尝试,对临床治疗具有良好的指导作用。"如今,女承父业,吕玉娥医师在此经验集基础上,将其父多年研究对穴之心得,进一步整理、扩充,以发展对穴经验。它让我看到新的希望。

　　从《针灸对穴临床经验集》问世，上溯至此前不久的吕氏著作《施今墨对药》，不难追寻到景山对穴学术发展的脉络。在这个领域的探索中，他明显地受到北京四大名医之一施今墨先生学术思想的熏陶和启迪。在1961年毕业实习时，经其师祝谌予教授(北京中医学院首任教务长、施老之婿)的力荐，他得以侍诊于施先生左右，聆听教导，总结施老应用对药的丰富经验。随后他边读书边临证，理论联系实际，不断积累经验，历经多年提炼，终于完成《施今墨对药》一书，这为他研究对穴奠定了良好的基础。肥沃的学术土壤提供的机遇，加之个人悟性和持之以恒的刻苦钻研，造就了吕景山。这对当今针灸界局部地存在的期望一蹴而就的浮躁学风，不啻为一种有益的诫示。

　　显然，对穴之"对"者，具有两个含义，其一乃成双、配对之谓，这是形式，是外在表现；其二寓"互相"之意。这是关键，是实质所在。它揭示了对穴组成，绝非随意的简单的"拼盘作业"，而是基于相配两穴性能上"相辅相成、相反相成、开阖相济、动静相随和升降相承"的有机联系。这提示，以成双形式表现的穴位配伍，未必就是对穴。只有当它们符合上述条件时，才能被视为对穴，正如俞募、原络和八脉配穴等所提供的传统规范那样。对穴治疗作用也非配对两穴机械的相加或相减，这正是"成""济""随""承"所达到的效果。

　　对穴组合所依据的两穴间的相互关系，是以长期临床观察、经验积累而提炼出的穴位性能为基础的。本人以为，对于穴位功能更深刻的了解和表述，应逐步过渡到以临床和实验观察相结合研究的科学结论为基础。现代研究任务之一，就是要探讨不同组合的对穴被同时刺灸时，两穴间相互作用的规律和原理。

　　实验(不仅动物实验)是比临床观察更为深刻的研究行为，更高一级的科学研究方法。只有深刻把握了上述规律和原理，对穴组合及其研究才会更为深刻和系统。江山代有新人出，各领风骚几十年。这个艰巨的任务将主要由吕玉娥们及其后的针灸学人去完成。我有信心地期待这一目标的逐步实现。

　　针灸学是一门基础和临床相结合的学科，要研究一系列针灸效应发生发展相关因素的相互关系。因为制约针灸效应的诸多因素，构成了许多关系问题，如针灸效应与人体反应性(包括阴阳虚实状态、个体心理素质差异)、穴位特异性、针灸术式(包括刺灸时机和相关参数、不同针刺或灸术与穴位之间的关系等)，针灸与并用的药物，其他还如经络现象与经络气血、腧穴结构与功能、穴位病理反应点与人体生理病理状态等，阐明这些关系，有助于不断改进针灸疗法，提高疗效。本人以为，从这一视角考察，似可把针灸学视为"针灸关系学"。

　　对穴是针灸治疗配穴方法之一，但《吕景山对穴》视角独特，言人之所未言，填补了腧穴配伍文献的一个空白，丰富了针灸穴位处方学的内容，同时也提出诸多留待探索的课题。此书的出版,象征着对穴学术薪火传递新的一棒已交给了吕玉娥们,愿他们继续求索,努力奋进,期望中医·针灸学术与时俱进,人才辈出,一代更比一代强。

上海中医药大学教授、博士生导师
中国针灸学会副会长　陈汉平
于 2001 年金秋时节·上海

第①版前言

　　针灸学是中华医药宝库的重要组成部分,是中华民族广大民众长期与疾病做斗争的经验总结。为继承弘扬中医学遗产,提高针灸临床疗效,在吕氏《针灸对穴临床经验集》的基础上,仅将临床常用腧穴(穴位)的配伍经验,整理成册,定名为《吕景山对穴》。

　　"对穴"之说,古未立论,仅于各家医籍中载有片言只语。吕氏在"施氏对药"的启迪下,将这一理论运用于针灸临床。在温习前人经验的基础上,结合临床体会,编著了《吕景山对穴》。"对穴"又称"穴对",是指两个穴位配伍应用的一门学问。寓有一阴一阳、一脏一腑、一表一里、一气一血、开阖相济、动静相随、升降相承、正反相辅、配伍巧妙、疗效卓著之意义也。用穴的基本原则是"精疏",就是要根据证候,详尽辨证,精炼选穴,巧妙配伍,才能达到效专力宏之目的。

　　本书收编对穴 245 对,按照腧穴的功能(穴性)和主治,分为23 类,每组对穴的内容编排顺序如下。

　　每组对穴的组成　本书收载的对穴,有为前贤已用者,有为今人独创者,也有笔者临证所得。

　　【单穴功用】　叙述所选腧穴的意义、腧穴的性能,以及主治病、证(在另一章节中如有重复者从略)。

　　【伍用功能】　根据中医学辨证论治的原则,着重论述两个腧穴配伍的功能、作用。

　　【主治】　对穴的主治病、主治证,也就是本组对穴的适用范围。

　　【操作法】　重点介绍腧穴的取穴方法、针刺方法,个别腧穴也提及灸法,未注明者,均按常规方法操作即可。

　　【经验】　在引证前人经验的基础上,介绍吕氏与笔者的体会,并附有部分验案,以使读者加深理解。

　　本书主要是对初版的内容进行仔细校订,新增疗效确切的 15

组对穴,增补了吕氏临床经验体会和临证验例,并对全书插图重新绘制,使全书内容更臻完善。

　　本书在编写过程中,家父严格把关,逐字、逐句审正。同时也得到有关领导与同道的支持,特别是李毅先生为本书亲绘插图,在此一并表示感谢。

　　鉴于笔者学识浅薄,谬误欠妥之处在所难免,敬请同道赐正。

吕玉娥　吕运权　吕运东

2000 年 11 月于山西中医学院宿舍

目 录

第1章　启闭醒脑开窍类

百会—隐白

【单穴功用】

百会，又名三阳、五会、岭上、维会、天满、巅上、泥九宫。在头部，当前发际正中直上5寸，或两耳尖连线的中点处(图1)，为督脉经腧穴。头为诸阳之会，本穴又是手、足三阳经与督脉之交会穴，又可主治百病，故名百会。本穴具有清热开窍、健脑宁神、回阳固脱、平肝息风、升阳举陷之功。用于治疗头痛、眩晕、中风、口噤不开、言语謇涩、半身不遂、尸厥、昏迷、角弓反张、心烦、惊悸、健忘、失眠、癫证、狂证、痫证、脏躁、破伤风、急惊风、耳鸣、耳聋、鼻塞不闻香臭、脱肛、阴挺(子宫脱垂)、崩漏。

隐白，又名阴白、鬼垒、鬼眼。在蹞趾末节内侧，距趾甲角0.1寸(指寸)(图2)，为足太阴脾经腧穴，乃本经脉气所出，为井木穴，水为木之母，本穴又为子穴。隐白之"隐"，有潜藏孕育之义，"白"为金色，指上接手太阴肺经而言，即金隐于上，有脾母孕育肺子之意，生金荣肺，酸甘化阴之功，故名隐白。本穴具有扶脾益胃、温阳救逆、调和气血、启闭开窍、急救苏厥、清心定志、镇静安神、升举下陷、收敛止血之功。用于治疗尸厥、惊风、失眠、梦魇、腹胀、气喘、热病鼻衄、胸中烦热、呕吐、暴泄、不欲饮食、尿血、便血、崩漏。

【伍用功能】

百会位于巅顶，内为元神之府(脑之所居也)，故可醒脑开窍，镇静息风，以治脑源性疾病(脑出血、脑梗死、蛛网膜下腔出血、脑动脉硬化症)，以及各种脑炎后遗症；隐白位于蹞趾内侧端，为脾经井穴，按"井主心下满""病在脏取之井"的道理，它可以疏肝理气，和胃除满，调理气血，开窍醒神，苏厥救逆。百会有升阳举陷之功；隐白有升举下陷之力。二穴伍用，一上一下，相互为用，醒脑开窍，回阳救逆，升提举陷之力益彰。

1

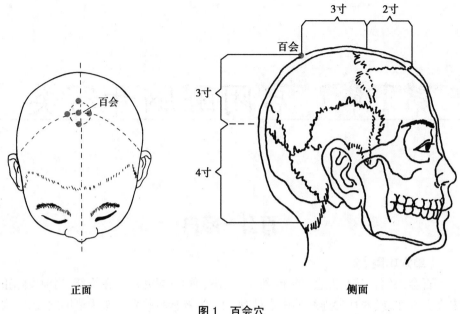

正面   侧面

图1 百会穴

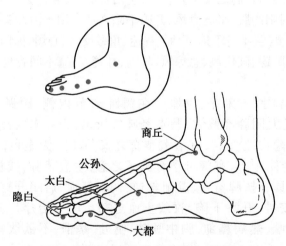

图2 隐白、大都、太白、公孙、商丘穴

【主治】

1.尸厥,古病名。厥证之一。出自《素问·缪刺论》等篇。指突然昏倒不省人事,状如昏死的恶候。或兼见手足厥冷,肌肤粟起,头面青黑,精神恍惚不宁;或错言忘语,牙紧口噤,头眩晕倒,呼吸低微而不连续,脉微弱如绝等症。

2.气厥,是指因气机逆乱而引起的昏厥。临床上有气虚、气实之别。气虚而厥,症见眩晕昏仆、面色㿠白、汗出肢冷、脉微弱等;气实而厥,症见猝然昏仆、胸膈喘满、脉弦滑等症。

3.中风诸症。

4.阴挺(子宫脱垂、阴道壁膨出),证属气虚下陷,收摄无力者。

5.脱肛,多因气虚下陷,或湿热下注大肠而致肠头突出肛门,老人、小儿多患。

6.崩漏(子宫出血)诸症。

【操作法】

百会:正坐,于头部正中线与两耳尖连线的交点处取穴;另一种取穴方法是,取穴体位同前,在头顶正中,从两眉头中间向上量1横指,直到后发际边1/2的地方,就是本穴(图1)。沿皮刺0.2~0.3寸;灸10~30分钟。

隐白:正坐垂足或仰卧,于踇趾趾甲内侧缘线与基底部线之交点处取穴。直刺0.1~0.3寸,亦可三棱针点刺放血,或麦粒灸3~7壮。

【经验】

百会—隐白伍用,出自《杂病穴法歌》:"尸厥百会一穴美,更针隐白效昭昭。"吕老体会,治虚证者,针刺用补法,重灸,灸至肢温,汗收,脉起为度。亦可选用麦粒灸,当点燃一壮,若有痛感时,用大拇指快速向下按压一下,然后再点一壮,直至灸完预定的壮数为止。近年来,每遇妇女子宫功能性出血,常守此法为治,可收意外止血之效。治疗实证、中风闭证时,针刺用泻法,亦可用三棱针点刺放血。

百会—水沟

【单穴功用】

百会(见第1页)。

水沟,又名人中、鼻人中、鬼宫、鬼市、鬼客厅。在面部,当人中沟的上1/3与中1/3交点处(图3),为督脉经腧穴。以穴在口鼻之间,即天之下、地之上,人在其中而得名人中。鼻通于天气(自然界之大气,富有营养之气),口通于地气(五谷杂粮之气,即饮食入口,吸取精华,排出糟粕,还原于地,以促使水谷之生长,再供应人体之需要的循环观)。养生学家闭口藏舌,舌舐上腭,运送口中津液下行,滋润

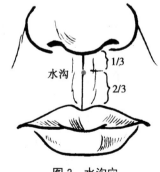

图3 水沟穴

喉咙,通渗脏腑,人中又当口水吞咽向上翻转之路,故名水沟。本穴具有祛风清热、调和阴阳、醒脑开窍、回阳救逆、镇静安神、活络止痛之功。用于治疗晕厥、昏

迷、癫证、狂证、痫证、子痫、脏躁(癔症)、急惊风、中风口噤、不省人事、口眼㖞斜、产后血晕、鼻衄不得息、不知香臭、心腹胀满、绞痛、气冲心胸、消渴、水肿、黄疸、寒热头痛、崩漏、丹毒。

【伍用功能】

百会位居巅顶,功专醒脑开窍,镇静息风,回阳救逆;水沟位于口鼻之间,功擅清热开窍,回阳救逆,醒脑清神(神志)。二穴同为督脉经穴,按督脉有总督(统率)一身之阳经、阳气之理,故能回阳救逆,醒脑开窍,协力为用,其功益彰,对急性病证,确有起死回生之功。

【主治】

1. 尸厥诸症。

2. 气厥诸症。

3. 中风,又称卒中(脑出血、脑梗死),症见猝然昏仆、不省人事、口眼㖞斜、牙关紧闭、言语不利、半身不遂。

4. 暑厥,多因暑热闭窍所致,症见猝然晕倒、昏不知人、身热汗微、手足厥冷、气喘不语、牙关微紧或口开,状若中风,但无口眼㖞斜,脉洪濡或滑数等。

【操作法】

百会:正坐,于头部正中线与两耳尖连线的交点处取穴。沿皮刺0.2~0.3寸。

水沟:正坐仰靠或仰卧,于人中沟中线的上、中1/3交点处取穴。从下向上斜刺0.2~0.3寸,针刺用泻法。

【经验】

百会—水沟伍用,用于治疗各种厥症,属实证者宜用,针刺用泻法,亦可用三棱针点刺放血。临证之际,亦多用于治疗各种休克,依法施治,每获良效。

水沟—风府

【单穴功用】

水沟(见第3页)。

风府,又名舌本、鬼枕、鬼穴、鬼林、曹溪、惺惺。穴在项部,当后发际正中直上1寸,枕外隆凸直下,两侧斜方肌之间的凹陷中(图4),为督脉经腧穴,又是督脉与阳维脉之交会穴。本穴为风邪入侵之门户,又主治中风舌缓等风疾,故名风府。本穴具有祛风散邪、醒脑开窍、清热泻火、镇静安神之功。用于治疗中风不语、半身不遂、感冒风寒、头痛、项强、眩晕、鼻衄、咽喉肿痛、呕吐不止、癫狂。

【伍用功能】

水沟为督脉经腧穴,有祛风清热、调和阴阳、醒脑开窍、回阳救逆、镇静安神、通络止痛之功;风府为督脉经腧穴,有祛风散邪、醒脑开窍、清热泻火、镇静安神之效。水沟位于口鼻之间,风府居于脑后。二穴配伍,一前一后,两面夹击,直达病所,祛风散邪,醒脑开窍,镇静安神之力益彰。

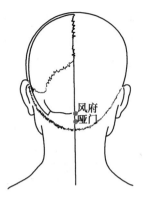

图4 风府、哑门穴

【主治】

1. 卒中诸症。

2. 口眼㖞斜,半身不遂等症。

3. 急性腰扭伤。

【操作法】

水沟:正坐仰靠或仰卧,于人中沟中线的上、中1/3交点处取穴。从下向上斜刺0.3~0.5寸,针刺强度,以双眼眶充满泪水为度。

风府:正坐,头微前倾,于后发际正中上1寸,当枕外隆凸直下凹陷处。直刺0.5~1寸,针刺不可过深,更不可向上斜刺,以免刺伤生命中枢发生意外。

【经验】

水沟—风府伍用,善治卒中急证,其伍用机制:风者,百病之长也,善行而数变。张仲景《金匮要略》云:"邪入于脏,舌即难言,口吐涎。"盖肾脉夹舌本,脾脉络舌本,散舌下,心之别络亦系舌本,故风邪中于此三脏者,则令人舌强难言,口吐涎,而神昏不省人事也。又三阳之经络,入颔颊夹于口,今诸阳为风邪所客,故筋脉拘急而口噤不开。依法补人中以开关解噤,通阳安神,泻风府以搜舌本之风,舒三阳之经,凡一切卒中急症,牙关紧闭不开,不省人事施之,可使关窍立开,人即苏醒,语言自利,转危为安。此外,诸如口眼㖞斜,偏枯,半身不遂等症,虽为中经、中络之症,但与卒中综合观之,乃是异流同源(同属脑源性疾病,也就是说,病之根源在脑)之疾,选而用之,均有良效矣。

治疗急性腰扭伤时,患者取坐位,水沟、风府直刺0.5寸,前后双手行同步行针法,嘱患者活动腰部,常有立竿见影之效。

水沟—合谷

【单穴功用】

水沟(见第3页)。

合谷,又名虎口、含口、合骨。在手背,第1、2掌骨间,当第2掌骨桡侧的中点处,为手阳明大肠经腧穴。因其穴居大指、次指歧骨之间的凹陷处如同山谷,而得名合谷。又因穴在拇指虎口两骨之间,故又名虎口。本穴为手阳明大肠经脉所过,为本经原穴,又是四总穴之一。原穴与三焦有着密切关系,它导源于脐下肾间动气,关系着整个人体的气化功能,是增强整体功能的要穴。具有通经活络、行气开窍、疏风解表、清热退热、清泄肺气、通降肠胃、镇静安神之功。用于治疗伤风感冒、时行感冒、头痛、目赤肿痛、牙痛、牙关紧闭、口眼㖞斜、神志失常、经闭、痛经、手指挛急、风疹块(荨麻疹)。

【伍用功能】

水沟为督脉经腧穴,有苏厥逆、清神志、醒脑开窍、祛风邪、清内热、调阴阳、回阳救逆、起死回生之功;合谷为手阳明经腧穴,有通经活络、疏风解表、清泄肺气、通降肠胃、镇静安神之效。水沟以开为主;合谷以降为要。二穴伍用,一开一降,一上一下,相互为用,泄热启闭,醒脑开窍之功益彰。

【主治】

1. 尸厥诸症。

2. 气厥诸症。

3. 暑厥诸症。

4. 产后晕厥、针刺晕针诸症。

【操作法】

水沟:正坐仰靠或仰卧,于人中沟中线的上、中 1/3 交点处取穴。从下向上斜刺 0.2~0.5 寸,针刺用泻法。

合谷:①拇、示指张开,以另一手的拇指关节横纹放在虎口上,当拇指尖到达之处是穴(图5);②拇、示两指并拢,在肌肉的最高处取穴;③拇、示两指张开,当虎口与第1、2掌骨结合部连线的中点。直刺 0.5~1.2 寸。

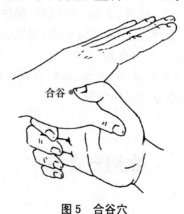

图5 合谷穴

【经验】

水沟—合谷伍用,用于治疗各种晕厥、休克诸症。针刺用泻法,若无针具时,亦可以指代针,将拇指屈曲为90°,指尖放在穴位上,逐渐加压揉按,切勿用力太猛,否则后遗感较甚。

产后晕厥又叫产后血晕。出自《经效产宝》。因产后气血暴虚,虚阳上冒清窍,或恶露不下,内有停瘀,上攻心胸,以致头晕,昏厥,不省人事。先宜醒神开窍,以治其标,再宜温养气血,活血祛瘀,以治其本。

涌泉—足三里

【单穴功用】

涌泉,又名地衢、地冲、厥心。在足底部,蜷足时足前部凹陷处,约当足底第2、3趾趾缝纹头端与足跟连线的前1/3与后2/3交点上(图6),为足少阴肾经腧穴,乃本经脉气所出,为井木穴。肾为水脏,穴如泉水涌出,故名涌泉。本穴又是回阳九针穴之一,它具有通关开窍、苏厥回逆、镇静安神、清热降火、平肝息风之功。用于治疗尸厥、暗不能言、善恐易惊(如人将捕之)、中风、小儿惊风、痫证、脏躁、头眩眼黑、巅顶疼痛、咽肿、喉痹、鼻衄、身热、胸痛、心中结热、胸胁支满、咳嗽喘闷、身面发黄、胃脘疼痛、食欲不振、口渴引饮、水肿、大便难、腰痛、足心热、五趾尽痛、足不践地、疝气、阳痿、风疹、高血压。

足三里,又名下三里、下陵、下陵三里、下虚三里、鬼邪。在小腿前外侧,当犊鼻下3寸(1英寸),距胫骨前缘一横指(中指)(图7),为足阳明胃经腧穴、下合穴。因穴在膝下3寸,胫骨外侧,两筋之间宛宛中,故名足三里。该穴乃本经脉气所入,为合土穴,又是四总穴、回阳九针穴之一。它既能调理胃肠,理气消胀,化积导滞,行气止痛,利水消肿,用于治疗胃脘疼痛(急、慢性胃炎,胃、十二指肠球部溃疡)、内伤食积、消化不良、恶心呕吐、嗳腐食臭、胸膈胀饱、大便不调、小便不畅、水肿、泻泄、痢疾;又能健脾和胃、化痰止咳、降气平喘,用于治疗咳嗽痰喘诸症;还能疏通经络、调和气血、和胃安眠、强体健身,用于治疗下肢痿痹、五劳羸瘦,七伤虚乏、胃气不足、脏气虚惫、小儿疳积、胃不和则卧不安诸症。

【伍用功能】

涌泉为肾经井穴,又是回阳九针穴之一,故有通关开窍、醒脑苏厥、泄热开闭、镇静安神之功;足三里为胃经合土穴、下合穴,也是四总穴,有调和气血、行瘀止血、健脾和胃、理气消胀、消食化积、强体健身、发汗解表、聪耳明目、镇静安神、抑制疼痛之功。涌泉以泻为主;足三里以补为要。二穴相合,一泻一补,相互制约,相互为用,补不恋邪,泻不伤正,强心升压,醒脑开窍,苏厥急救之功益彰。

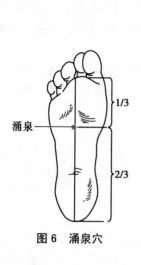

图6 涌泉穴

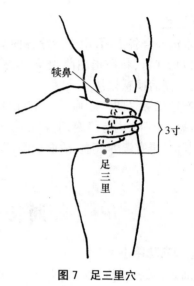

图7 足三里穴

【主治】

1.尸厥诸症。

2.气厥诸症。

3.暑厥诸症。

4.中毒性休克诸症。

5.失眠。

【操作法】

涌泉:仰卧,五趾跖屈,于足跖心前部正中凹陷处取穴,约当足底(足趾除外)的前、中1/3的交点。直刺0.3~0.5寸;灸10~30分钟。

足三里:正坐屈膝,于外膝眼(犊鼻)直下一夫(3寸),在胫骨前缘外侧1横指(中指)处取穴(图7);或用手从膝盖正中往下摸到一突起的高骨(胫骨粗隆),本穴就在胫骨粗隆外下缘直下1寸处。直刺0.5~1.2寸;灸10~30分钟。

【经验】

涌泉—足三里伍用,可用于治疗各种晕厥、休克诸症。据现代医学实验研究表明,针刺涌泉、足三里,对动物出血性休克,可明显兴奋呼吸,回升血压。吕老1961年曾遇低血糖昏迷患者,重灸足三里、涌泉、气海、百会,亦有明显的复苏升压之功。

失眠,古称不寐、不得眠、不得卧。症见入睡困难,或寐而易醒,或彻夜不眠种种。

素髎—内关

【单穴功用】

素髎，又名面正、准头、鼻准、面王。在面部，当鼻尖的正中央(图8)，为督脉经腧穴。穴居鼻端正中央，因为肺开窍于鼻，其色白素(即白色也)，故名素髎。本穴具有调和肺气，泄热开窍，回阳救逆之功。用于治疗鼻塞、鼻息肉、鼻疮、多泪多涕、酒渣鼻、鼻衄、霍乱吐泻、小儿惊风、瘿疣、虚脱。

内关，在前臂掌侧，当曲泽与大陵的连线上，腕横纹上2寸，掌长肌腱与桡侧腕屈肌腱之间(图9①、②)，为手厥阴心包经腧穴。《灵枢·始终》云："阴溢为内关。内关不通，死不治。"按：症之内关

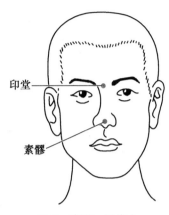

图8　素髎、印堂穴

者，即内格，亦即溢阴上犯症也。盖以阴气闭塞于内，不与外阳协调，致阴气逆行上犯，而为胸中各病，本穴可以治之，故名内关。犹内藏之关隘也。本穴为心包络经络穴，别走少阳三焦，又为八脉交会穴之一，与阴维脉相通。具有清泄包络、疏利三焦、宽胸理气、和胃降逆、镇静止痛、宁心安神之功。用于治疗心胸憋闷、疼痛(类似冠心病心绞痛)、心悸、怔忡、心动过速、心动过缓、呃逆、胃脘痛、恶心呕吐、咳嗽气喘、内伤诸症、痰火积块、虚烦潮热、虚脱晕厥、妇人脏躁、癫狂、痫证、热病、肘臂疼痛。

【伍用功能】

素髎为督脉经腧穴，位于鼻端，有调和肺气、泄热开窍、回阳救逆之功；内关为手厥阴心包经腧穴，有理气宽胸、强心安神、和胃止痛、清热除烦，疏利三焦之效。素髎位于鼻尖，入走上焦，以泄热开窍为主；内关居于腕上，行于上焦，以理气强心为要。二穴伍用，并走于上，心肺同治，宣肺行气，泄热开窍，强心升压，回阳救急之功益彰。

【主治】

1. 尸厥诸症。

2. 暑厥诸症。

3. 休克诸症。

4. 赤鼻(酒渣鼻)。

5. 触电。

6. 中风。

9

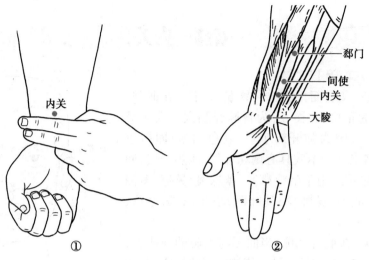

图9 间使、内关、大陵穴

【操作法】

素髎：正坐仰靠或仰卧，当鼻背下端之鼻尖处取穴。从下向上斜刺0.1~0.3寸。

内关：伸臂仰掌，于掌后第1横纹正中（大陵）直上2寸，当掌长肌腱与桡侧腕屈肌腱之间取穴（图9①、②）。直刺0.5~1寸。

【经验】

素髎—内关伍用，善治休克诸症，经验表明，对休克患者确有升压作用，一般在半小时以内升压，血压稳定大都在1~12小时。治休克时，宜与足三里伍用；用于触电后急救，常与涌泉穴配伍。针刺手法以雀啄术为宜。

鼻赤，出自《魏书·王慧龙传》，症见鼻准发红，久则呈紫黑色。甚至可延及鼻翼，皮肤变厚，鼻头增大，表面隆起，高低不平，状如赘疣。恙由肺胃湿热上熏于肺所致。

膻中—内关

【单穴功用】

膻中，又名元儿、元见、上气海、胸堂。在胸部，当前正中线上，平第4肋间，两乳头连线的中点（图10），为任脉经气所发，穴居两乳之间，为宗气之海，又善治气病，故称气之会穴。又是心包络之募穴，足太阴少阴、手太阳少阳与任脉之交会穴，本穴具有调气降逆、清肺化痰、止咳平喘、宽胸利膈之功。用于治疗气短、哮喘、肺痈、咳嗽、唾脓、咯血、心胸疼痛、心中懊侬、噎膈、妇人乳汁少、脏躁、尸厥、冠心病心绞痛。

内关(见第9页)。

【伍用功能】

膻中为八会穴之一——气之会穴，又是心包络的募穴。穴居胸之中央，两乳之间，其功善调胸中大气，而理气散瘀，宽胸利膈，降气平喘，清肺化痰。内关为手厥阴心包经腧穴、络穴，又是八脉交会穴之一，通于胃、心、胸，功专宽胸理气，镇静安神，强心定志，活络止痛。二穴伍用，并走上焦，协力为用，开胸散结，降气化痰，通窍醒神，强心止痛之功益彰。

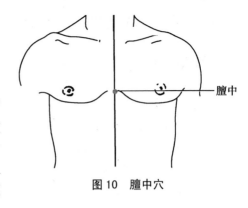

图10　膻中穴

【主治】

1. 气厥诸症

2. 脏躁。是一种发作性精神病，以女性患者为多，故又称妇人脏躁。未发作时，常有精神忧郁、幻觉、情绪易激动、知觉过敏或迟钝等先期症状。发作时自觉烦闷，急躁，无故叹气或悲伤欲哭，甚至抽搐，但面色不苍白，意识亦不完全消失。本证类似于癔症，盖由心肝血虚，兼有情志抑郁、血躁肝急所致。

3. 失音(失语)，属功能性者。

4. 冠心病心绞痛。

5. 哮喘。

【操作法】

膻中：仰卧，男性于胸骨中线与两乳头连线之交点处取穴；女性则于胸骨中线平第4肋间隙处取穴。斜刺0.3~0.5寸。亦可施以鸡爪刺(合谷刺)，即向前、后、左、右斜刺，并施以泻法，其目的在于行气、散气，消瘀止痛是也。

内关：伸臂仰掌，于掌后第1横纹正中(大陵)直上2寸，当掌长肌腱与桡侧腕屈肌腱之间取穴。直刺0.5~1寸。

【经验】

膻中—内关伍用，对胸中大气紊乱，气机郁结，窍络闭阻，气滞血瘀所引起的诸多病症均有良效。秦生其先生曾守法施治癔症性失语、外伤性昏厥均获立竿见影之效。高永星先生运用此组对穴治疗风湿性心脏病、肥大性心肌病、冠心病心绞痛、心肌梗死诸症亦有良效。笔者常伍以三阴交治心脏疾病，对缓解症状，提高生活质量确有实效。现代研究证实，针刺膻中穴能够达到调节神经功能、松弛平滑肌，扩张心脏冠状动脉及改善消化道微循环等作用，治疗呼吸系统、循环系统、消化系统疾病，如哮喘、胸闷、心悸、心烦、心绞痛等。同时，由于该穴居于胸腺部位,故刺激该穴,还能起到增强机体免疫力、抗感染、延缓衰老的作用。

气厥案例

焦某,女,32岁,工人。1979年10月15日初诊。

主诉:(同事代诉)神志不清、抽搐1小时。

病史:昔日精神抑郁,最忌惊恐刺激,1小时前,正值上班之际,一妇人从背后惊叫恐吓,以致突然昏倒,不省人事,牙关紧闭,胸高气满,四肢抽搐,两手握固,状如鸡爪,急送我院就医。

查体:面色红润,双侧瞳孔对称缩小,呼吸气粗,四肢僵直、欠温,未引出病理征,舌质淡黯,苔白腻,脉弦滑。

诊断:气厥(癔症)。

治则:调气散郁,宣窍启闭。

处方:膻中、内关。

操作:以快速刺入进针,针刺用泻法。

当膻中行针半分钟后,患者自云心胸畅快,前后留针30分钟,共行针3次,病即告愈,嘱其回家静养,不必多虑,随访20年,未见再发。

按语:膻中、内关伍用,善治气厥、脏躁失语,证属气滞,尚无器质性改变者。膻中穴居胸之中央,两乳之间,其功善调胸中大气,而理气散瘀,宽胸利膈,降气平喘;内关通于胃、心、胸,功专宽胸理气,镇静安神,强心定志,活络止痛,二穴伍用,并走上焦,协力为用,其功益彰。

水沟—会阴

【单穴功用】

水沟(见第3页)。

会阴,又名平翳、下极、金门、屏翳、下阴别、海底。在会阴部,男性当阴囊根部与肛门连线的中点,女性当大阴唇后联合与肛门连线的中点(图11),穴居两阴之间,故名会阴。本穴隶属任脉经穴,又是任脉、督脉、冲脉之交会穴(督脉起于小腹内,下出于会阴部,向前后行于脊柱的内部……任脉起于小腹内,下出于会阴部,向前进入阴毛部……冲脉起于小腹内,下出于会阴部,而行于足少阴经)。故针一穴而调三经之气,以收助阳益肾、强精补脑、醒神救急、平冲降逆之功。用于治疗癫狂、产后昏迷、溺水、阴痒、阴汗、阴痛、阴挺、月经不调、肛门瘙痒、肛门肿痛、痔疮、遗精、大小便不通。

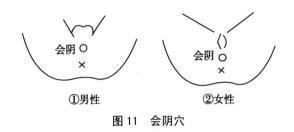

①男性　　　②女性
图11　会阴穴

【伍用功能】

水沟位居督脉之巅,有祛风清热、醒脑开窍、回阳救逆之功;会阴居于下焦,任脉之端,助阳强精益肾,助三焦而补脑,降逆气而醒脑。二穴配伍,一上一下,直通任脉,调阴阳、和气血、苏厥逆、清神志、镇静安神之功益彰。

【主治】

1. 溺水窒息诸症。

2. 癫狂。

【操作法】

水沟:正坐仰靠或仰卧,于人中沟中线的上、中1/3交点处取穴。从下向上斜刺0.2~0.5寸。

会阴:截石位,男子于阴囊后根部与肛门前端连线的中点取穴;女子于大阴唇后联合与肛门前端连线的中点定取。从下向上直刺0.5~1寸;艾条灸5~10分钟。

【经验】

水沟—会阴伍用,可用于急救溺水窒息者,动作宜快,将溺水者倒置出水,在排出呛入水液的同时,迅速以针刺之,若见尿屎排出者,尚有救活之望,否则不可挽回。为增强通心络,开神窍,促复苏之功,亦可与中冲穴伍用。

曲池—中冲

【单穴功用】

曲池,又名鬼臣、阳泽。在肘横纹外侧端,屈肘,当尺泽与肱骨外上髁连线中点(图12),为手阳明大肠经脉气所入,犹如水注池中,又取穴时,屈曲其肘而得,故名曲池。配属五行,属合土穴,又为十三鬼穴之一。本穴具有疏风解表、清热退热、调和气血、通经活络、利水除湿之功。用于治疗伤寒余热未尽、热病(时行感冒)、目赤肿痛、咽喉肿痛、咳嗽、哮喘、上肢不遂、屈臂无力、头痛、眩晕、吐泻、便秘、痢疾、肠痈、消渴、水肿、月经不调、瘰疬、瘾疹、丹毒、湿疹、疔疮。

中冲,在手中指末节尖端中央(图13),为手厥阴心包经脉气冲出之处,故名中冲。配属五行,为井木穴。本穴具有清心热、通心络、开心窍、醒神志、回阳救逆之功。用于治疗中风、中暑、晕厥、不省人事、小儿惊风、热病烦心、身热如火、舌本强痛、胃脘疼痛、吐泻、掌中热。

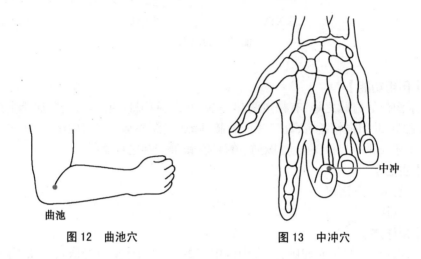

图 12 曲池穴 　　　　　　　　　　图 13 中冲穴

【伍用功能】

曲池为手阳明大肠经腧穴,乃本经脉气所入,为合土穴,有调和气血、疏风解表、通经活络、利水除湿之功;中冲为手厥阴心包经腧穴,乃本经脉气所出,为井木穴,有清心退热、开窍苏厥、回阳救逆之效。曲池以清肺降浊为主;中冲以清心开窍为要。曲池主降;中冲主升。二穴伍用,升降和合,心、肺、大肠俱清,和胃降逆,止呕除晕之功益彰。

【主治】

1. 晕车、晕船诸症。

2. 中暑。

【操作法】

曲池:屈肘成直角,当肘弯横纹尽头处。直刺 0.5~1.2 寸。

中冲:仰掌,于中指尖的中点,距指甲游离缘约 0.1 寸处取穴。针尖微向上斜刺 0.1 寸,或三棱针点刺出血。

印堂—上脘

【单穴功用】

印堂,为督脉腧穴,在额部,当两眉头之中间(图 8)。本穴具有活络疏风、镇静安神之功。用于治疗小儿急、慢惊风,头痛,眩晕,眼病,鼻渊,鼻塞,产后血晕,子痫,面痛(三叉神经痛),失眠。

上脘,又名胃脘、上纪、上管、胃管。在上腹部,前正中线上,当脐中上 5 寸(图14),为任脉经穴,足阳明、手太阳、任脉之交会穴。脘有胃脘之意,本穴正当胃的上口,故名上脘。本穴具有理脾胃、化痰浊、疏气机、定神志之功。用于治疗反胃、呕吐、胃脘疼痛、气满、食不下、食不化、腹胀、腹痛、腹泻、目眩、风痫、惊悸、黄疸、虚劳吐血、恶阻、身热汗不出。

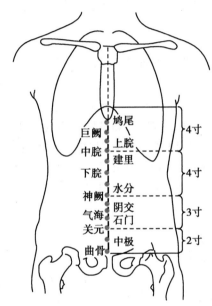

图14　上脘、建里、下脘、水分、阴交、气海、中极穴

【伍用功能】

印堂位于前额,有疏风活络、镇静安神之功;上脘居于上腹,心之旁边,有降逆化痰、和胃止呕、安神定志之效。印堂以清上镇静为主;上脘以降浊和中为要。二穴伍用,清上安下,镇静止呕之功益彰。

【主治】

晕车、晕船诸症,证属脑胃受累,升降功能失调,浊气上逆之故。

【操作法】

印堂:仰靠或仰卧,于两眉头连线的中点取穴。从下向上斜刺 0.2~0.3 寸。

上脘:仰卧,于胸岐骨与脐中连线的上 3/8 与下 5/8 的交点处取穴。或于中脘穴直上 1 寸定取。直刺 0.5~1 寸。

【经验】

印堂—上脘伍用,系吕老之经验。50年前,他曾有晕车之苦,每次发生,始见口中涎沫如涌,头昏、目眩不已,继则胃气上逆,遂有恶心呕吐。为了对付头昏,先针印堂,进针之后,顿觉轻快,若有胃气上逆之感,继针上脘1针,上下同用,其效甚著。嗣后,作为预防晕车之用,于临上车前,先在印堂刺上1针,屡用屡验。

曲泽—委中

【单穴功用】

曲泽,在肘横纹中,当肱二头肌腱的尺侧缘(图15),为手厥阴心包络经腧穴,乃本经脉气所入,为合水穴。穴居肘横纹正中凹陷处,屈肘可得,故名曲泽。本穴具有清心火、除血热、疏上焦、降逆气,通心络、止疼痛,调阴阳,止吐泻,回阳救逆之功。用于治疗伤寒温病、身热、烦渴、口干、逆气、呕吐、胃脘疼痛、心痛善惊、头痛目眩、痧症、霍乱、转筋(腓肠肌痉挛)、风疹、小儿舞蹈病。

委中,又名血郄、委中央、郄中、中郄、腿凹。在腘横纹中点,当股二头肌腱与半腱肌肌腱的中间(图16,图55),因其穴居腘窝正中,委曲之处,故名委中。此

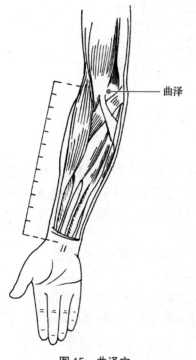

图15 曲泽穴

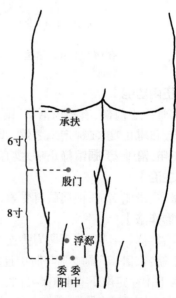

图16 委中、委阳穴

处血络丰盛,视而可见,临床上常用于放血为治,故又名血郄。本穴为足太阳膀胱经腧穴、下合穴,乃本经脉气所入,为合土穴,又是四总穴之一。它具有舒筋活络、强健腰膝、凉血活血、清热解毒之功。用于治疗腰脊强痛、下肢屈伸不利、丹毒、痧症、霍乱(类似急性胃肠炎)、中暑、小腿肚转筋(腓肠肌痉挛)、中风昏迷,半身不遂、风湿痿痹、热病汗不出、疔疮、发背、湿疹、肛门瘙痒、乳痈、遗溺、小便难、虚汗盗汗。

【伍用功能】

曲泽为手厥阴心包经腧穴,乃本经脉气所入,为合水穴,有疏通心络、清泄湿热、调和阴阳、止痛止泻、回阳救逆之功;委中为足太阳膀胱经腧穴、下合穴,有调和阴阳、清热解毒、引血下行、舒筋活络、活血行瘀、祛风湿、利腰膝、止吐止泻之效。厥阴属阴、主里,太阳属阳、主表。曲泽以清里邪为主;委中以散表邪为要。二穴配伍,一阴一阳,一表一里,相互促进,相互为用,调和阴阳,和解表里,行气活血,清热解毒,止痛、止吐、止泻之功益彰。

【主治】

1. 中风,证属闭证者。

2. 感受时疫温邪,症见霍乱吐泻等症。

3. 痧症,是指夏秋之间,感受风寒暑湿之邪,或感受疫气、秽浊之邪所引起的病证。症见身发寒热,头、胸、腹或闷,或胀,或痛,或神昏不清,咽喉疼痛,或上吐下泻,或腰如带束,或甲床青紫,或手足直硬、麻木。

4. 哮喘,发作时宜用。

5. 中暑、暑厥诸症。

6. 疔疮,又名疵疮,因其形小,根深,坚硬如钉状,故名。多因饮食不节,外感风邪火毒及四时不正之气而发。发病较急,变化迅速,初起为粟,坚硬根深。继则焮红发热,肿势渐增,疼痛剧烈,待脓溃疔根出,则肿消痛止而愈。

【操作法】

曲泽:仰掌,微屈肘,于肱二头肌腱的尺侧,当肘弯横纹上取穴。直刺0.3~0.8寸,或三棱针点刺放血。

委中:俯卧,于腘窝横纹中点,二肌腱之间取穴。直刺0.8~1.2寸,或三棱针点刺放血。

【经验】

曲泽—委中伍用,原为民间点刺放血疗法,多于霍乱吐泻急救时采用,每收立竿见影之功。也常用于高血压病,症见面红耳赤,头胀头痛,甚则如裂,头重脚轻,有欲仆之兆,急宜点刺放血,以引血下行,平肝息风,预防中风病作。中风已成,证属闭证者,亦宜选用,尤其是血压甚高者,点刺放血,亦有降低血压之效。按照血升气亦升,血降气亦降之理,点刺放血可治疗气喘诸症。点刺放血还有清热解毒、清热凉血、活血散瘀之功,故可治疗痈疽、疮疡、疔毒,尤其当邪毒攻心之际,更宜选用。

点刺放血,尚须掌握火候,即出血颜色由紫黑转变为鲜红色时为度。若患者尚能直立者,也可取面对墙壁直立,充分暴露腘窝,消毒之后,医者用三棱针缓慢刺入放血为优。切记,医者不可脸对穴位操作,否则有血溅一脸之虞。另外,病属中风患者,还是以卧位操作为妥。

水沟—委中

【单穴功用】

水沟(见第3页)。

委中(见第16页)。

【伍用功能】

水沟为督脉腧穴,位于口鼻之间,有祛风邪,消内热,通窍络,清神志,安心神,苏厥逆,调阴阳,止疼痛之功;委中为足太阳膀胱经腧穴,乃本经脉气所入,为合土穴、下合穴,有舒筋活络,行气活血,清热解毒,调和阴阳之效。水沟行上,以升为主;委中走下,以降为要。二穴相合,一上一下,一升一降,和调阴阳,舒筋活络,理气止痛之功益彰。

【主治】

1. 中暑诸症。

2. 急性吐、泻诸症。

3. 热性病之昏迷,休克诸症。

4. 腰背拘急、疼痛,证属风寒入络,久久不愈者。

5. 腰背疼痛,不可转侧,证属闪挫伤络,经筋受损者。

6. 中风半身不遂者。

【操作法】

水沟:正坐仰靠或仰卧,于人中沟中线的上、中1/3交点处取穴。从下向上斜刺0.3~0.5寸。

委中:俯卧,于腘窝横纹中点,二肌腱之间取穴。直刺1~1.5寸,或三棱针点刺放血,放血多少,应以紫黑色变为红色时为度。

【经验】

水沟—委中伍用,出自《玉龙赋》:"人中委中,除腰脊痛闪之难制。"《卧岩凌先生得效应穴针法赋》:"人中除脊膂之强痛,应在委中。"吕老体验,水沟、委中参合,善治各种腰痛,证属急性者,针刺均用泻法;证属慢性者,水沟以毫针刺之,施以泻法,委中以三棱针点刺放血。因其病久入络,血脉不活,故以放血方法治疗,其目的在于祛瘀活血,通络止痛。

吕老 1965 年曾遇一年过半百男子,因劳动不慎将腰扭伤,前后治疗 2 月余未能治愈,仍疼痛不已,活动受限,晨起尤甚。检查:命门穴、大肠俞穴处有明显压痛,舌质淡黯,苔薄白,脉弦滞。脉证合参,证属气血不活,络脉瘀阻。治宜活血祛瘀,通络止痛。处方:水沟(针刺用泻法),委中(三棱针点刺放血)。依法针治 1 次,疼痛缓解,又针 2 次,病即告愈。

治中风半身不遂时,水沟刺入 0.2~0.3 寸后,捻转 360°,守气、留针,捻转时以流泪为度;委中仰卧屈膝抬腿取穴,刺入后以下肢抽动 3 次为度。此种针法,系吕老同窗石学敏院士发明,多有良效。

内关—内庭

【单穴功用】

内关(见第 9 页)。

内庭,在足背,第 2、3 趾间,趾蹼缘后方赤白肉际处(图 17),为足阳明胃经腧穴,乃本经脉气所溜,属荥水穴。本穴具有清热泻火、降逆止呕、理气止痛、和胃化滞之功。用于治疗口渴、面肿、牙痛、发热、呕吐、泻泄、食入不化、胃痛、腹痛、赤白痢、腹胀满、四肢厥冷。

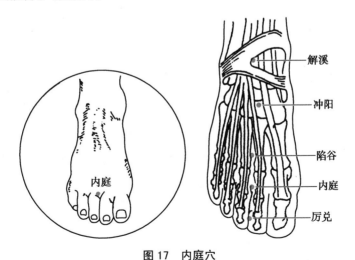

图 17 内庭穴

【伍用功能】

内关为手厥阴心包经腧穴、络穴,别走手少阳三焦,与阴维脉相通,有清热泻火(清心包之暑热,邪火)、宽胸理气、和胃止呕、宁心安神、镇静止痛之功;内庭为足阳明胃经荥穴,按"荥主身热"的道理,有清热利湿(清肠胃之湿热)、和胃降逆、和肠化滞、理气止痛之效。内关行于胸;内庭达于腹。二穴伍用,直奔胸腹,清热泻火,调气和中,行气止痛益彰。

【主治】

1. 中暑受邪,以致吐、泻交作,饮食不能入口,入则即吐,甚则四肢厥冷等。

2. 急性胃肠炎。

【操作法】

内关:伸臂仰掌,于掌后第1横纹正中(大陵)直上2寸,当掌长肌腱与桡侧腕屈肌腱之间处取穴。直刺0.5~1寸。

内庭:仰卧或正坐,于第2、3趾趾缝间的缝纹端取穴。直刺0.5~0.8寸。

【经验】

内关—内庭伍用,原为治疗夏日中暑而设,对急性胃肠炎亦有良效。吕老同窗校友王居易教授尝治一男婴,因饮食不洁,以致胃肠受累,升降失和,发为吐泻无度,米水不入,甚则给药入口2~3分钟后,旋即吐出,患儿精神萎靡,眼球凹陷,皮肤松弛,提捏皱褶久久不能复原,面色㿠白,舌淡苔白,脉细弱。综观全症,证属脾胃不和,阴阳逆乱,气阴两伤,中等失津脱水。先宜清热泻火,调气和中,顺应阴阳为治。处方:内关、内庭,针刺用泻法,不留针。治疗经过:针1次,吐、泻未作,又针1次,即能多量饮水,但仍不欲食,原方加足三里,以增和胃健脾之力,又针2次,病即告愈。

第2章　疏风解表清热类

风池—风府

【单穴功用】

风池,在颈部,当枕骨之下,与风府相平,胸锁乳突肌与斜方肌上端之间的凹陷处(图18),为足少阳胆经腧穴,又为手少阳三焦、足少阳胆、阳维、阳跷之交会穴。按"风从上受"之理,本穴又位居脑后,乃是风邪汇集,入脑的要冲,故名"风池"。本穴具有通经活络、调和气血、祛风解表、疏风清热、醒脑开窍、明目益聪之功。用于治疗伤风感冒、热病汗不出、偏正头风、头昏眩晕、目赤肿痛、迎风流泪、目视不明、鼻塞鼻衄、耳聋耳鸣、颈项疼痛、不得回顾、落枕、风疹块(荨麻疹)、中风不语、失眠、癫症。

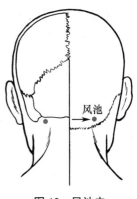

图18　风池穴

风府(见第4页)。

【伍用功能】

风池、风府,同居脑后。均为风邪入侵之门户,皆可通经活络、调和气血、疏风散邪、解表清热、醒脑开窍、镇静安神、明目益聪。二穴相合,互相促进,其功益彰。

【主治】

1.感冒、时行感冒,指感冒病情较重而广泛流行者,症见恶寒高热、头痛、骨节酸痛、神疲乏力、口渴、咽痛、舌红苔白、脉数。

2.中风、舌缓不语、半身不遂等症。

3.头昏目眩,项背强痛(类似高血压病,证属肝阳上扰者)。

4.颈椎病症,多见于中、老年人,以及伏案工作之人,症见项背发僵,活动不灵,甚则头晕、头痛等症。

5. 落枕。

【操作法】

风池：正坐或俯伏，于项后枕骨下两侧凹陷处，当斜方肌上部与胸锁乳突肌上端之间取穴。针尖向咽喉方向刺 1~1.2 寸。

风府：正坐，头微前倾，于后发际正中上 1 寸，当枕外粗隆直下凹陷处。直刺，从后向前刺入 0.5~1 寸。此穴紧靠延髓，故不宜深刺，更不可斜向上方深刺，以防发生针刺意外。若针到一定深度，患者出现触电样针感，并向四肢放散时，立刻停止进针，亦不可再行提插手法，以防发生针刺意外。

【经验】

风池—风府伍用，出自《伤寒论》："太阳病初服桂枝汤，反烦不解者，先刺风池、风府，却与桂枝汤则愈。"《席弘赋》："风府风池寻得到，伤寒百病一时消。"李东垣："少阳头痛，风寒伤上，邪从外入，令人振寒，治在风池、风府。"

古云："风从上受"，风池、风府为风寒之邪侵入的门户，以针刺之，可以祛风散邪，而治一切风疾。吕老体验，若能经常点、按二穴，每次各点、按 60 次，即可调和气血、舒通经络、固表抗邪，以达预防伤风感冒之功，尤其营卫不和，表气不固，常易感冒之人，更宜选用。

吕老治疗感冒，常取羚翘解毒丸一盒，首取 4 丸，水煎 10 分钟，服下，另外 6 丸，分 2 次水煎 10 分钟服下，往往 1 天之后，即可告愈。

对于颈椎病引起的颈源性头痛，可直刺风池 1.5 寸，使针感向头部放散，效果尤佳。

风门—肺俞

【单穴功用】

风门，又名热府。在背部，当第 2 胸椎棘突下，旁开 1.5 寸（图 19），为足太阳膀胱经背部腧穴，又是督脉与足太阳膀胱之交会穴。本穴为风邪侵袭之门户，故名"风门"。针之可疏散风寒，宣泄邪热，调理肺气，止咳平喘；灸之能振奋经气、紧密腠理、固表强卫，以预防伤风感冒。用于治疗伤风感冒、时行感冒、咳嗽、气喘、项强背痛、胸中烦热、风眩头痛、中风、水肿、荨麻疹、百日咳。

肺俞，在背部，当第 3 胸椎棘突下，旁开 1.5 寸（图 19），为足太阳膀胱经腧穴，又是肺脏精气输布于背部的特定腧穴。本穴具有调肺气、止咳喘、清虚热、补劳损、和营血、实腠理之功效。用于治疗骨蒸劳瘵、肺痿肺胀、痰涎壅塞、咳嗽气短气喘、胸胁支满疼痛、腰背强痛、小儿龟背、小儿疳积、呕吐呃逆、胃脘疼痛、消渴、皮肤瘙痒、荨麻疹。

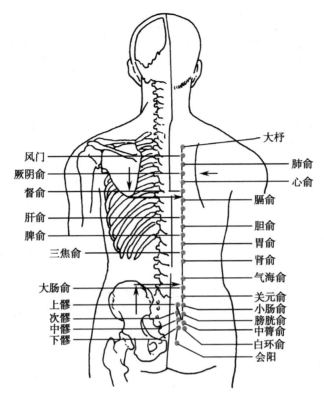

图 19 大杼、风门、心俞、胆俞、脾俞、膈俞、胃俞、肾俞、膀胱俞、白环俞穴

【伍用功能】

按"风从上受""肺合皮毛"之理,风门、肺俞均位于人身上部,故为风邪入侵之门户。风门轻清升散,以疏散风寒,清热解表为主;肺俞肃降下行,以宣肺降气,补虚疗损,肃肺止咳为要。二穴相合,一升一降,一清一补,相辅相成,疏风散寒,解表清热,宣肺止咳,肃肺平喘,其功益彰。

【主治】

1.感冒、时行感冒。

2.急、慢性咳嗽,气短、气喘(急、慢性气管炎,肺炎)等症。

3.哮喘。

4.肺痨(类似肺结核)诸症。

【操作法】

风门:俯伏,于第2胸椎棘突下、后正中线旁开1.5寸处取穴。直刺0.3~0.5寸,斜刺,针尖斜向椎体方向刺0.5~1.2寸。

肺俞:俯伏,于第3胸椎棘突下、身柱穴旁开1.5寸处取穴。直刺0.3~0.5寸,斜刺,针尖斜向椎体方向刺0.5~1.2寸。

【经验】

风门—肺俞伍用，出自《行针指要歌》："或针嗽，肺俞、风门兼用灸。"

吕老体会，风门、肺俞治感冒时，属风寒者，针、灸并用，起针之后，亦可加拔火罐；属风热者，只针不灸，或三棱针点刺拔罐。治疗急性咳嗽气喘时，与治疗感冒类同，唯证属风热者，针后可加拔火罐。治哮喘、肺痨时，在无热象的情况下，均可重灸（直接、间接灸均可选用）。哮喘（支气管哮喘）发作时，亦可与天突、孔最伍用，以资增强平喘之功。

1976年，吕老在援喀麦隆医疗队工作期间，曾遇一中年妇人，罹患支气管哮喘5年余，每遇着凉感寒，旋即发病，发则胸闷气喘，喉中痰鸣，咳吐清稀黏痰，咳吐不易，虽经多方治疗，未能愈可，故邀吕老治之。取风门、肺俞、孔最（双侧），针刺用泻法，进针之后，患者顿觉心胸畅快，随之气短、气喘征象改善，留针半小时，每10分钟行针1次，起针以后，患者状如常人。嗣后，每当发病，均依上法为治，屡治屡验，病症逐渐减轻。

风门—身柱

【单穴功用】

风门（见第22页）。

身柱，又名尘气、智利毛、知利气、知利介。在背部，当后正中线上，第3胸椎棘突下凹陷中（图20），为督脉经穴，乃本经脉气所发，督气充盈，肩负重担，正立直行，功同砥柱，故名"身柱"。本穴具有激发督脉经气，以祛邪退热，清心安神，镇静定志，补肺清营之功。用于治疗癫证、狂证、痫证、瘿疣、小儿惊厥、小儿舞蹈症、虚劳咳喘、身热妄言、胸中烦热、中风不语、腰脊强痛、痹证、疔疮。

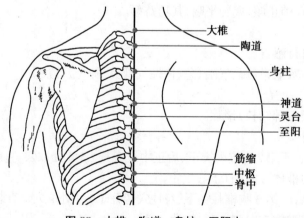

大椎
陶道
身柱
神道
灵台
至阳
筋缩
中枢
脊中

图20 大椎、陶道、身柱、至阳穴

【伍用功能】

风门为足太阳膀胱经腧穴,有疏散风寒、宣泄邪热、调理肺气、止咳平喘、紧密腠理、固表强卫之功;身柱为督脉经腧穴,有祛邪退热、清心安神、镇静定志、补肺清营之效。风门以祛风为主;身柱以清热为要。二穴伍用,祛风清热、解表散邪、宣肺止咳、下气平喘之功益彰。

【主治】

1.感冒、时行感冒。

2.风寒束肺,肺失和降,以致咳嗽气喘,胸闷不舒,恶寒发热等症。

3.小儿顿咳(百日咳)。

【操作法】

风门:俯伏,于第2胸椎棘突下、后正中线旁开1.5寸处取穴。直刺0.3~0.5寸,斜刺,针尖斜向椎体方向刺0.5~1.2寸。

身柱:俯伏或俯卧,于后正中线与两肩胛冈最高点连线之交点处,当第3胸椎棘突下陷窝中。斜向上刺0.5~1寸。

【经验】

风门—身柱伍用,为吕老之经验。用于治疗感冒诸症。证属风热者,只针不灸;证属风寒者,针、灸并用。若体虚经常易于感冒者,单用灸法,每次灸10~20分钟,有强卫固表、预防感冒之功。吕老体会,二穴参合,坚持施灸,有玉屏风散之功。

合谷—曲池

【单穴功用】

合谷(见第5页)。

曲池(见第13页)。

【伍用功能】

合谷为手阳明大肠经腧穴、原穴,有调气活血,清热退热,疏风解表,振奋整体功能之功;曲池为手阳明大肠经腧穴、合穴,按"合治内腑"之理,它有通腑气、疏风解表、调和气血、消肿止痒之效。曲池走而不守;合谷升而能散,二穴相合,清热散风,为清理上焦之妙法。头者,诸阳之会,耳、目、口、鼻、咽喉者,清窍也,故禀清阳之气者,皆能上走头面诸窍也,以合谷之轻,载曲池之走,上行于头面诸窍,而行其清散作用,故能扫荡一切邪秽,消除一切障碍,而使全身功能旺盛矣。

【主治】

1.伤风感冒,时行感冒。

2. 头痛、目痛、牙痛、喉痛、鼻衄，证属风热为患、上扰清窍者。

3. 上肢不遂，肘臂疼痛、麻木，手指挛急等症。

4. 风疹块(荨麻疹)。

【操作法】

合谷：①拇、示指张开，以另一手的拇指关节横纹放在虎口上，当拇指尖到达之处是穴；②拇、示两指并拢，在肌肉的最高处取穴；③拇、示两指张开，当虎口与第1、2掌骨接合部连线的中点。直刺 0.5~1.2 寸。外感病，鼻流清涕不止者宜重灸之，10~15 分钟均可，往往可收立竿见影之功。

曲池：屈肘成直角，当肘弯横纹尽头处。直刺 1~1.2 寸。

【经验】

合谷—曲池伍用，出自《杂病穴法歌》："头面耳目口鼻病，曲池、合谷为之主。"《席弘赋》："曲池两手不如意，合谷下针宜仔细。"为提高疗效，也宜随症加减，如头昏头痛，加风池、头维；目赤肿痛，目翳加丝竹空、睛明；鼻衄、鼻渊，加上星、迎香；耳鸣、耳聋，加翳风、听会；口臭、舌裂，加水沟、劳宫；咽喉肿痛，加扶突、鱼际；龈肿齿痛，加下关；口眼㖞斜，牙关紧闭，加地仓、颊车；外感病发热，加大椎。

吕老于 1965 年孟春，遇一中年妇女，因起居不慎，以致感受风寒，袭于肺卫，正邪相争，恶寒发热(体温 39℃)，头痛、身痛并见，舌苔薄黄，脉浮稍数。脉症合参，此系素有蕴热，复感风寒。治宜疏风解表，清热退热。处方：大椎、曲池、合谷。针刺用泻法，留针半小时，每 10 分钟行针 1 次。治疗经过：当起针之后，患者自觉周身轻快，再测体温，已降至38℃。翌日二诊，热已退清，并无不适之感，此时，仅取双侧足三里穴，调理肠胃，以善其后。

吕老体会：高热欲风动抽搐者，加大椎，三棱针点刺放血；头项强痛者，加后溪，针刺用同步行针法；鼻塞、流涕者，加上星、迎香。

大椎—束骨

【单穴功用】

大椎，又名百劳。在后正中线上，第 7 颈椎棘突下凹陷中(图 20)，为督脉之经穴，又为手、足三阳经与督脉之交会穴，亦称诸阳之会穴。因其椎骨棘突最大，故名大椎。它具有宣通一身阳气之功，故可宣阳解表，祛风散寒，理气降逆，肃肺调气，清心定志，镇静安神。用于治疗伤风感冒、时行感冒、咳嗽寒热、肺胀胁痛、项背强痛、拘急、疟疾、癫痫、五劳七伤、骨蒸劳热、高血压等。

束骨，又名刺骨。在足外侧，足小趾本节(第 5 跖趾关节)的后方，赤白肉际处(图21),为足太阳膀胱经腧穴,乃本经脉气所注,为输木穴。太阳主一身之表,风邪为患,首当其冲,以致表阳被困,阳气不得宣通,营卫不和,发热恶寒也。束骨为其输穴,按"输主体重节痛"之理,故对疼痛之症有良好的止痛作用。正如《灵枢·杂病》云:"项强不能俯仰者取之足太阳"即为本穴,善治项强不能前后运动。五行属木,木能生火,以阳化阴,针之尚有祛风散寒、发汗解表作用。用于治疗头痛、目眩、恶寒发热、目赤肿痛、疔疮、痈肿、肠澼、泻泄、腰背疼痛、落枕。

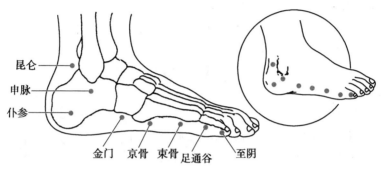

图 21　昆仑、申脉、金门、束骨、至阴穴

【伍用功能】

大椎通调督脉,宣通阳气,疏散表邪,清热退热,突出一个"清"字;束骨宣通太阳经气,疏风散寒,发汗解表,突出一个"解"字。大椎以宣散为主;束骨以疏通为要。二穴相合,宣通上下,调和营卫,解表退热,发汗解肌之功益彰。

【主治】

1. 伤风感冒,时行感冒。

2. 落枕。

【操作法】

大椎:俯卧或正坐低头,于项后隆起最高者为第7颈椎,于其下凹陷处定取。从后略向上针刺1~1.2寸。若针感沿督脉,或沿上肢放散时,即是恰到好处。

束骨:正坐垂足着地,或仰卧,于足外侧缘赤白肉际,当第5跖骨小头后缘处取穴。直刺0.2~0.3寸。

【经验】

大椎—束骨伍用,善治各种类型的感冒。属风寒者,宜针灸并用,亦可针后加拔火罐;属风热者,针刺用泻法,只针不灸,或针后加拔火罐,若能有少许出血,其效更著。

1968年孟冬,吕老曾遇一中年男子,起病2天,因沐浴之际感受风寒,袭于肺卫表分,正邪相争发为恶寒发热,鼻塞流涕,头身疼痛,四肢酸困不适,无汗,饮食如故,二便自调,舌淡苔薄白,脉浮紧。体温:38.5℃。脉症合参,证属风寒感冒。治宜疏风散寒,解表退热。处方:大椎、束骨。针刺用泻法,针后加拔火罐。治疗经过:针下得气之后,自觉周身燥热,额上汗出,此时谨守病机,继续行针,持续捻转,约1分钟后,前胸、后背均有汗出,嗣后疼痛缓解,起针之后,寒热顿除,体温降至正常,嘱患者回家静养,谨防重感风寒为要。

落枕,又名失枕、失颈。出自《素问·骨空论》,多因睡卧姿势不当,或颈部当风受寒,或外伤引起。症见颈部酸痛不适,俯仰转动不灵;重者疼痛延及患侧肩背及上肢,头向一侧歪斜,并有患侧颈部压痛。

天柱—束骨

【单穴功用】

天柱,在项部,大筋(斜方肌)外缘之后发际凹陷中,约当后发际正中旁开1.3寸(图22),为足太阳膀胱经脉气所发,为本经腧穴。穴在天柱骨(人之头位高像天,颈椎骨支柱头部有擎天之象,故称颈椎骨为天柱骨)的两旁,又应天柱星名,故名天柱。本穴具有舒筋活络、调和气血、祛风明目、镇静止痛之功。用于治疗头痛、项强、恶风、肩背疼痛、鼻塞不辨香臭、头昏目眩、视物不明、落枕、小儿惊痫、癫痫、热病汗不出。

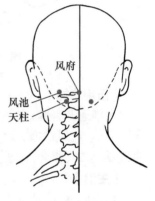

图22 天柱穴

束骨(见第26页)。

【伍用功能】

天柱为足太阳膀胱经腧穴,穴位于首,有宣表散邪、祛风散寒、舒筋活络之功;束骨为足太阳膀胱经腧穴,穴居于本经之末,有疏通经络、解表散邪、引血下行之效。二穴相合,一上一下,上下呼应,宣通足太阳膀胱之气,调和营卫,解表散邪,清热退热之功益彰。

【主治】

1. 伤风感冒。

2. 时行感冒(流行性感冒)。

3. 高血压病,症见项背胀闷、活动不灵等症。

4. 落枕。

【操作法】

天柱:正坐,头稍前倾,先取哑门,再旁开1.3寸,当斜方肌外侧处取之。直刺 0.5~1 寸。

束骨:正坐垂足着地,或仰卧,于足外侧缘赤白肉际,当第 5 跖骨小头后缘处取穴。直刺 0.2~0.3 寸。

【经验】

天柱—束骨伍用,出自《百症赋》:"项强多恶风,束骨相连于天柱。"吕老近年来,在治疗项强恶风的基础上,尝治高血压病,凡证属气血不和,血瘀于上,症见项背僵硬闷胀(即项背强几几)者,方可收效,此即以天柱活血通络,束骨引血下行,一通一降,血压自然下降。治落枕者,症见低头、仰头不能,疼痛加剧者,方为适应证;若左右不能回顾者,宜选天柱配后溪为治,临证不可不辨。

孔最—合谷

【单穴功用】

孔最,在前臂掌面桡侧,当尺泽与太渊连线上,腕横纹上 7 寸(图 23),为手太阴肺经腧穴、郄穴。孔,空穴也。最,聚也。穴为肺经气血深集之处,故名孔最。本穴具有清热解表、宣肺平喘、降气止血之功。用于治疗热性病、头痛、汗不出、咳嗽、气喘、咯血、吐血、咽喉肿痛、音嘶声哑、痔疮下血、肘臂冷痛、不能屈伸。

合谷(见第 5 页)。

【伍用功能】

孔最为肺经郄穴,具有救急之功;合谷为大肠经原穴,能调整一身之元气,振奋一身之功能。孔最走而不守;合谷升而能散。孔最清肺热,宣肺气以解表;合谷调气血,泄大肠热以解表。二穴伍用,一上一下,一肺一肠(大肠),一表一里,协同为用,疏风解表,清热退热,宣肺平喘之功益彰。

【主治】

1. 伤风感冒,时行感冒。

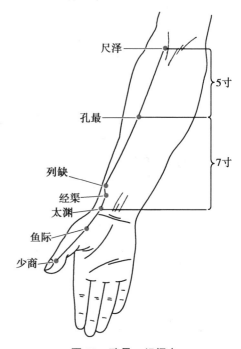

图 23　孔最、经渠穴

2.咳嗽气喘(哮喘病急性发作者可用)。

3.痔疮,大便下血者。

【操作法】

孔最:伸臂仰掌,于尺泽与太渊连线的中点向上1寸,当桡骨内缘处是穴。直刺0.5~1.2寸。

合谷:①拇、示指张开,以另一手的拇指关节横纹放在虎口上,当拇指尖到达之处是穴;②拇、示两指并拢,在肌肉的最高处取穴;③拇、示两指张开,当虎口与第1、2掌骨接合部连线的中点。直刺0.5~1.2寸。

【经验】

孔最—合谷伍用,原为治疗咳嗽气喘而设。根据临床体会,气喘发作时,尚有一定的平喘作用,若内有热象者,用之最宜。以孔最清其肺热,佐合谷清大肠之热,二穴相合,谓之肺肠两清,表里双解,咳喘平矣。兼见风寒者,针后加灸,以散寒解表。治感冒时,不论风寒、风热,均宜选用。证属风热者,只针不灸;证属风寒者,针后加灸。治痔疮出血者,亦可与承山、长强伍用,热象较甚者,还可用三棱针点刺放血。痔疮肛门肿痛者,宜生川军30克,芒硝30克,艾叶15克,黄柏15克,薄荷15克,花椒15克,红花10克,水煎外洗,消肿止痛作用甚速。

大都—经渠

【单穴功用】

大都,在足内侧缘,当足大趾(踇趾)本节(第1跖趾关节)前下方赤白肉际凹陷处(图2),为足太阴脾经腧穴,乃本经脉气所溜,为荥火穴。《难经·六十八难》云:"荥主身热。"故本穴具有清热退热作用。《灵枢·顺气一日分为四时》云:"病变于色者取之荥,"故针刺本穴,有清热退热、回阳救逆、健脾补中之功。用于治疗热病汗不出、身重骨痛、烦热闷乱、胸腹胀满、呃逆、呕吐、胃脘疼痛、消化不良、腰痛不可俯仰、手足厥冷。

经渠,在前臂掌面桡侧,桡骨茎突与桡动脉之间凹陷处,腕横纹上1寸(图23),为手太阴肺经腧穴,乃本经脉气所行,为经金穴。根据《难经·六十八难》:"经主喘咳寒热"的道理,本穴具有宣肺理气、消胀除满、清热消瘀、下气平喘之效。用于治疗胸部胀满、咳逆上气、热病汗不出、心痛欲呕、胃脘疼痛、喉痹、掌中热。

【伍用功能】

大都为足太阴脾经腧穴,乃本经荥火穴,有清热退热、回阳救逆、健脾补中之功。经渠为手太阴肺经腧穴,又是本经经金穴,有宣肺理气、清热消瘀、下气平喘之功。二穴伍用,有同经相应,火金相制,疏邪解表、清热退热、消瘀散结、止咳平喘之功益彰。

【主治】

1. 感冒、时行感冒。

2. 外邪束肺、咳嗽气喘、寒热诸症。

【操作法】

大都:正坐垂足或仰卧,于踇趾内侧缘,当第1跖趾关节前缘凹陷赤白肉际处取穴。直刺0.3~0.5寸。

经渠:手侧伸,拇指与掌心向上,距腕横纹1寸的桡动脉搏动处,亦即医者切脉时中指所着之处。避开桡动脉,直刺0.3~0.5寸。《针灸甲乙经》云:"不可灸,灸之伤人神明。"为什么灸之伤人神明呢?杨上善注云:"口,通气处也,从关上至鱼1寸,五脏六腑之气,皆此中过,故曰寸口,手太阴脉等,五脏五神之气,大会此穴,则神明在于此穴之中,火又克金,故灸之者,伤神明也。"

【经验】

大都—经渠伍用,出自《百症赋》:"热病汗不出,大都更接于经渠。"按:手、足太阴合用,谓之同经相应配穴,它不仅有宣肺平喘之功,而且有培土生金之效。

二间—阴郄

【单穴功用】

二间,又名间谷、周谷。微握拳,在示指本节(第2掌指关节)前,桡侧凹陷处(图24),因穴位于示指侧面,指甲第2节后,故名为二间。为手阳明大肠经腧穴,乃本经脉气所溜,为荥水穴,又是大肠经子穴(大肠属金,金能生水,故为子穴)。具有散邪热、除寒热、利咽喉、止疼痛的作用。用于治疗伤寒之寒热头痛、多卧嗜睡、喉痹、咽中如梗、颔肿、下牙痛、鼻衄、口眼㖞斜。

阴郄,又名石宫、少阴郄。在前臂掌侧,当尺侧腕屈肌腱的桡侧缘,腕横纹上0.5寸(图25),为手少阴心经腧穴,又是心经之郄穴,故名阴郄。具有清心火、潜虚阳、安心神、固表分、止盗汗、止痛止血的作用。用于治疗洒淅恶寒、头痛眩晕、心痛惊悸、霍乱、胃脘疼痛、鼻衄、吐血、喉痹、失音不能言、虚劳盗汗。

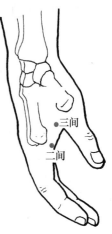

图24 二间、三间穴

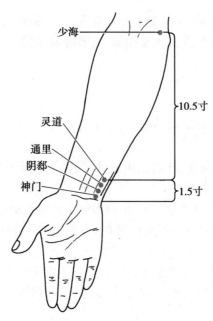

图25 灵道、通里、阴郄、神门穴

【伍用功能】

二间为手阳明大肠经腧穴,乃本经脉气所溜,为荥水穴,又是本经子穴,按"荥主身热","实则泻其子"之理,凡属本经实热之证均可选用。本穴具有散邪热、除寒热、散瘀结、利咽喉、止疼痛之功;阴郄为手少阴心经腧穴,为本经脉气深集之处,有行气血、清心火、安心神、除惊悸、固表分、止盗汗之效。二间突出一个"泻"字;阴郄侧重一个"清"字。二穴伍用,相互促进,清热泻火、解表散邪、止痛止汗之功益彰。

【主治】

1.感冒、时行感冒,证属外寒内热、寒栗恶寒者。

2.盗汗,证属内热偏盛者。

【操作法】

二间:侧掌,微握拳,在示指掌指关节前方桡侧,正当示指第1节指骨小头的前方,赤白肉际间。直刺0.2~0.3寸。

阴郄:仰掌,于尺侧腕屈肌腱桡侧缘,腕横纹上0.5寸处取之。直刺0.3~0.8寸。

【经验】

二间一阴郄伍用,出自《百症赋》:"寒栗恶寒,二间疏通阴郄暗。"吕老体会,诸凡外感证,证属外寒内热(即寒包火)者为宜。治盗汗时,宜审内热为患,还是阴虚之故,此组对穴,以治内热盛者相宜,若阴虚者,宜加太溪穴,以滋肾养阴,清热退热。

合谷—复溜

【单穴功用】

合谷(见第5页)。

复溜,又名复白、伏白、外命、冒阳。在小腿内侧,太溪直上2寸,跟腱的前方(图26),为足少阴肾经腧穴,乃本经脉气所行,为经金穴,金能生水,又是本经母穴。肾为先天之本,内藏真阴真阳。本穴功专温补先天之气,即滋肾以润燥、温肾以回阳救逆、促气化、调玄府、利水湿、消水肿之功。用于治疗伤寒六脉俱无、热病汗不出、汗出不止、盗汗、水肿、腹胀、肠鸣、泻泄、消渴、遗精、善怒多言、舌卷难言、气滞腰痛、足痿。

【伍用功能】

合谷为手阳明大肠经腧穴、原穴,有疏风解表、清热退热、通降肠胃、镇痛安神之功;复溜为足少阴肾经腧穴、经穴,据"经主喘咳寒热"之理,有滋肾润燥、回阳救逆、利水消肿之功。二穴伍用,既能止汗,又能发汗。欲发其汗,泻合谷、补复溜。合谷属阳,清轻走表,泻之以通经络,疏风散邪,托邪外出,随汗出而解;复溜属阴,补之以滋肾回阳,启闭开窍,扶正驱邪。二穴相合,一阴一阳,一补一泻,发汗解表益彰。欲止汗出,补合谷、泻复溜。汗出不止的原因甚多,有气虚、阳虚、血虚、痰阻、伤湿种种。补合谷、泻复溜是指阳虚湿盛所致之汗出不止。合谷为大肠经原穴,原穴与三焦有密切关系,它导源于脐下肾间动气,关系着人体的气化功能,补合谷则可增强人体的气化功能,而达实腠理、固毛窍、止汗出之功,复溜为经金之穴,泻之能宣肺降气、通调水道、利水湿、消水肿。二穴相伍,一补一泻,一固一利,扶正驱邪,止汗益彰。

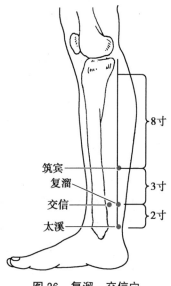

图26 复溜、交信穴

【主治】

1.伤寒表不解、无汗、身痛等症。

2.汗出不止诸症。

【操作法】

合谷:①拇、示指张开,以另一手的拇指关节横纹放在虎口上,当拇指尖到达之处是穴;②拇、示两指并拢,在肌肉的最高处取穴;③拇、示两指张开,当虎口与第1、2掌骨接合部连线的中点。直刺0.5~1.2寸。

33

复溜:正坐或仰卧,先取太溪,于其直上2寸,当跟腱之前缘处取穴。直刺0.5~1寸。

【经验】

合谷—复溜伍用,出自《兰江赋》:"无汗更将合谷补,复溜穴泻好施针,倘若汗多流不绝,合谷收补效如神。"《针灸大成》:"少汗:先补合谷,次泻复溜;多汗:先泻合谷,次补复溜。"《玉龙歌》:"无汗伤寒泻复溜,汗多宜将合谷收。"合谷为手阳明大肠经腧穴、原穴,有疏风解表,清热退热之功;复溜为足少阴肾经腧穴、经穴,按"经主咳嗽寒热"之理,有滋肾润燥,回阳救逆,促气化,调玄腑之效。二穴伍用,既能发汗,又能止汗。合谷属阳,清轻走表,泻之以通经络,疏风散邪,托邪外出,随汗出而解;复溜属阴,补之以滋肾回阳,启闭开窍,扶正祛邪。二穴相合,一阴一阳,一补一泻,发汗解表,对伤寒表不解,无汗身痛等症,以及汗出不止诸症多有良效。

感冒病案

张某,女,27岁,农民。1959年6月3日初诊。

主诉:恶寒发热,头痛1天。

病史:患者1日前,夜卧不慎,感受风寒,遂有恶寒发热,头痛欲裂,身痛无汗,烦躁不安,啼哭不已。

查体:痛苦面容,神倦,体温38.9℃,舌淡苔薄白,脉弦紧。

诊断:感冒,风寒外袭型。

治则:散寒解表,发汗退热。

处方:合谷、复溜。

操作:合谷穴直刺1.2寸,施以泻法,留针半小时,留针过程中每隔10分钟施手法1次。当行针10分钟后,患者额头、鼻尖汗出,热退身爽,头痛已除,查体温37.8℃。起针后,嘱回家静养。翌日随访,患者已下地劳动。

少商—商阳

【单穴功用】

少商,又名鬼信。在拇指末节桡侧,距指甲角0.1寸(指寸)(图27),为手太阴肺经腧穴,乃本经脉气所出,为井木穴。按《灵枢·顺气一日分为四时》云:"病在脏者取之井"的道理,本穴以三棱针点刺放血,具有通经气、活气血、清肺逆、泄脏热、通窍络、苏厥逆、利咽喉、消肿痛之功。用于治疗中风昏仆、牙关紧闭、烦心善哕、心下逆满、呃逆、呕吐、中暑、晕厥、热性病症、咽喉肿痛、暴发火眼、鼻衄、痄腮、脏躁、癫狂。

商阳,又名绝阳。在示指末节桡侧,距指甲角 0.1 寸(指寸)(图 28),为手阳明大肠经腧穴,乃本经脉气所出,为井金穴。依据"病在脏取之井"的原理,针刺本穴,或三棱针点刺放血,具有通经活络、行气活血、醒神开窍、解表退热、开郁散结之功。用于治疗中风、中暑、昏迷、热病汗不出、牙痛、颐颌肿痛、乳蛾、喉痹、耳鸣、耳聋、胸满咳喘、手指麻木、呕吐、泄泻。

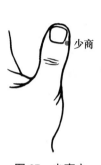

图 27　少商穴

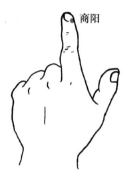

图 28　商阳穴

【伍用功能】

少商为手太阴肺经井穴,五行属木;商阳为手阳明大肠经井穴,五行属金。按生克制化立论,金能克木。以阴阳纳纲,少商属阴、性柔;商阳属阳、性刚。二穴伍用,相互制约,相互为用,刚柔相济,阴阳协合,相得益彰,疏通经脉中之气血凝滞,清泄脏腑之郁热,醒神开窍,启闭开关之功增强。手太阴肺经经脉,属肺络大肠;手阳明大肠经经脉属大肠络肺。肺为脏、属里;大肠为腑、属表。少商突出一个"解"字;商阳侧重一个"清"字。二穴相合,一清一解,表里双解,清热退热,散邪解表之功增强。

【主治】

1.感冒、时行感冒,证属风热为患者。

2.乳蛾以其形似乳头,状如蚕蛾而得名。多因肺胃热壅,火毒熏蒸;或因气滞血凝,老痰肝火结成恶血,或因肝肾阴津亏损,虚火上炎,病发于喉核(即扁桃体)。发于一侧者名单乳蛾,发于两侧者名双乳蛾。症见喉核红肿疼痛,表面可见黄白色之脓性分泌物,口臭便秘,舌苔白腻、汤水难咽,身发寒热。

3.痄腮(即流行性腮腺炎)。

4.中风,证属闭证者。

5.中暑。

6.拇指、示指麻木不仁等症。

【操作法】

少商:侧掌,微握拳,拇指上翘,拇指爪甲桡侧缘和基底部各做一线,相交处取穴。针尖略向上斜刺 0.1 寸,或三棱针点刺放血。

商阳:微握拳,示指前伸,示指爪甲桡侧缘与基底部各做一线,相交处取穴。针尖略向上斜刺 0.1 寸,或三棱针点刺放血。

【经验】

少商—商阳伍用,原为治疗急性咽喉肿痛而设。吕老于 1956 年冬月,正值时行感冒(流行性感冒)大流行时,遇一位学长,年近三十,罹急性咽喉肿痛,咽下疼痛难忍,甚则饮水也感疼痛,伴有发热恶寒,四肢酸痛,烦躁无汗,咽喉焮红,急以三棱针少商、商阳点刺放血,初放之时,血呈紫黑色,待血色转为鲜红时,自觉甚感轻快,令其饮水试之,自云:疼痛减轻一半有余。若与合谷参合,其效更著。另外,本组对穴也是治疗小儿病症的良方,外感兼停食者,加四缝穴;热甚咳喘者,加鱼际、中冲、少冲、少泽;热极生风者,宜取手、足诸井穴,十宣穴三棱针点刺放血以救之。

期门—温溜

【单穴功用】

期门,又名肝募。在胸部,当乳头直下,第 6 肋间隙,前正中线旁开 4 寸(图 29),为足厥阴肝经腧穴,乃十二经穴之终,故以期名,又是人之气血归入门户,故名期门。《标幽赋》云:"原夫起自中焦,水初下漏。太阴为始,至厥阴方终,穴出云门,抵期门而最后。"周而复始,其行各有期限,故以为名。本穴为足厥阴肝经脉气汇集的处所,属肝之募穴,又是足厥阴肝经与足太阴脾、阴维脉的交会穴。肝脉布两胁,肝为藏血之脏,本穴具有疏泄肝胆、调和表里、清热散邪、疏肝理气、活血化瘀、消痞散结之功。用于治疗伤寒热入血室、过经不解、胸胁支满、胁肋胀痛、肝脾肿大、呕吐、呃逆、食欲不振、腹胀腹痛、乳痈、疟疾。

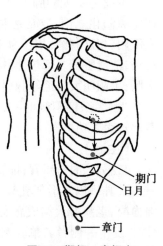

期门
日月

——章门

图 29　期门、章门穴

温溜,又名蛇头、逆注、池头。屈肘,在前臂背面桡侧,当阳溪与曲池连线上,腕横纹上 5 寸(图 30),为手阳明大肠经腧穴、郄穴。郄是人体之间隙,乃气血汇聚之处,溜与留同,含停留之意,阳明为多气多血之经,阳气温热,穴为阳气所注,故名温溜。本穴具有温经散寒、调理肠胃、清热散邪之功。用于治疗头痛、面肿、口舌肿痛、咽喉肿痛、肩臂酸痛、伤寒寒热、肠鸣腹痛。

【伍用功能】

期门为足厥阴肝经腧穴、募穴,有疏泄肝胆、调和表里、疏肝和胃、清热散邪、活血化瘀、消痞散结之功;温溜为手阳明大肠经腧穴、郄穴,有清邪热、理肠胃、温经散寒、宣通痹阻之效。肝为脏、属阴,大肠为腑、属阳。二穴伍用,一阴一阳,一脏一腑,相互制约,相互为用,和解表里,宣通气血,清热退热,通络止痛之功益彰。

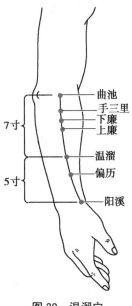

图30　温溜穴

【主治】

1.伤寒项强等症。

2.胁肋疼痛,证属邪居少阳、寒热间作者。

3.急、慢性肝炎。

【操作法】

期门:仰卧,先定第4肋间隙的乳中穴,并于其直下2肋(第6肋间)处取穴。如妇女则应以锁骨中线的第6肋间隙定取。斜刺0.3~0.5寸。

温溜:侧腕屈肘,于阳溪与曲池连线的中点再向前1寸处取穴。直刺0.5~1寸。

【经验】

期门—温溜伍用,出自《百症赋》:"审他项强伤寒,温溜、期门而主之。"吕老体会,期门对急、慢性肝炎所引起的肝区疼痛颇有效验,此乃病所取穴是也,若与支沟—阳陵泉伍用,其效更著。

若肝脾肿大者,可取柴胡10克,黄芩10克,半夏10克,党参10克,合欢皮15克,白蒺藜15克,水煎服。

陶道—肺俞

【单穴功用】

陶道,在背部,当后正中线上,第1胸椎棘突下凹陷中(图20),为督脉经穴,又是督脉与足太阳膀胱经之交会穴。穴在第1、2胸椎棘突之间,椎高如压重累曰陶,为督脉之气通行之道,故名陶道。本穴具有解表退热、宣阳和阴、清肺止咳、补虚益损、镇静安神之功。用于治疗感冒、时行感冒、恶寒发热、汗不出、四肢无力、百节酸痛、头重目眩、脊强、头痛、瘿瘕、疟疾、骨蒸劳热、小儿麻痹。

肺俞(见第22页)。

【伍用功能】

陶道为督脉之腧穴,位居脊背之巅,有斡旋一身之阳气,以宣阳和阴、疏表邪、清肺热、补虚损;肺俞为肺之精气输注的部位,能宣肺气、和表里、止咳喘、清虚热、补劳损。二穴相伍,相互促进,调和阴阳、和解表里、补虚疗损、清热除蒸之功益彰。

【主治】

1.时行发热诸症。

2.肺痨虚损,骨蒸潮热、盗汗等症。

【操作法】

陶道:俯伏或俯卧,先取大椎穴,从大椎向下摸一个棘突,当棘突下凹陷是穴。从后向上斜刺0.5~1寸。治疗精神失常时,以深刺效果较好,但针刺深浅,应根据患者中指长度而定,一般来说,以不应超过本人中指的长度为妥。否则,易发生针刺意外。

肺俞:俯伏,于第3胸椎棘突下、身柱穴旁开1.5寸处取穴。直刺0.3~0.5寸,斜刺时,针尖斜向椎体方向刺0.5~1.2寸。

【经验】

陶道—肺俞伍用,出自《百症赋》:"岁热时行,陶道复求肺俞理。"吕老体会,治时行发热、流行性感冒,针刺用泻法,亦可点刺拔罐。治肺痨骨蒸,针刺宜先泻后补,也可施以隔蒜灸。

膏肓俞—百劳

【单穴功用】

膏肓俞,在背部,当第4胸椎棘突下,旁开3寸(图31),为足太阳膀胱经腧穴。位于心肺(上为肺之魄户,下为心之神堂,本穴在二者之间),即所谓肓之上,膏之下也,故名膏肓俞。它具有通宣理肺、益气补虚、扶正祛邪、调和气血、顺接阴阳、宁心安神、强体健身之功。用于治疗虚损劳伤、劳瘵骨蒸、潮热盗汗、咳逆上气、咯血吐血、四肢倦怠、脾胃虚弱、健忘、遗精、痈疽发背、羊毛疔。

百劳,在项部,当大椎直上2寸,后正中线旁开1寸(图32)。因有扶元杀虫、益气增损、治痨散结之功而得名。用于治疗瘰疬、肺痨、咳嗽、落枕。

【伍用功能】

膏肓俞有补肺健脾、扶元杀虫、治痨益损、宣肺止咳、调和气血、顺接阴阳、回阳救逆之功;百劳有补虚益损、治痨散结之效。二穴伍用,相互促进,补虚抗痨之力增强。

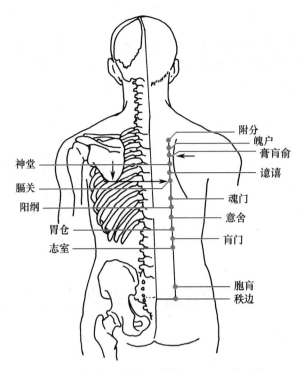

图 31　魄户、膏肓俞、魂门、阳纲、志室穴

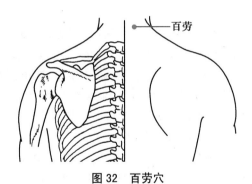

图 32　百劳穴

【主治】

1. 虚损五劳七伤(五劳:心、肝、脾、肺、肾之五脏虚劳病症。七伤:"一曰,大饮伤脾……二曰,大怒气逆伤肝……三曰,强力举重,久坐湿地伤肾……四曰,形寒、寒饮伤肺……五曰,忧愁思虑伤心……六曰,风雨寒暑伤形……七曰,大恐惧,不节伤志。"《诸病源候论·虚劳候》)。

2. 肺痨(类似肺结核)。

3. 瘰疬(类似颈部淋巴结结核)。

【操作法】

膏肓俞:俯伏,于第4胸椎棘突下,后正中线旁开3寸处取穴,斜刺0.5~0.8寸。

百劳:正坐,头微前倾,或俯伏,先定大椎穴,由大椎穴向上量2寸,再旁开1寸处是穴。多用灸法,艾炷灸:5~10壮;艾条灸:20~30分钟。

【经验】

膏肓俞—百劳伍用,出自《行针指要歌》:"或针劳,须向膏肓及百劳。"吕老体会,治劳病时,均以灸法为宜,亦可用隔蒜灸。治外感六淫,饮食内伤,内外交感,气血逆乱,阴阳不相顺接,症见寒热头痛,昏蒙似睡,胸憋气急,肢体麻冷,心烦喜呕,腹痛吐泻者,以三棱针挑刺出血,挑至恶血外流,痛不可忍时为度。治虚损劳疾,多取重灸,艾条灸20~30分钟;也可用艾炷灸,每次灸5~10壮。

治疗颈项淋巴结核,宜加曲池向臂臑方向透刺,其效更著。

膏肓俞—足三里

【单穴功用】

膏肓俞(见第38页)。

足三里(见第7页)。

【伍用功能】

膏肓俞穴居魄户(肺主气,藏魄)与神堂(心主血,藏神)两穴之间,在内为心肺气血存在,交换之枢纽,又为中上两焦之关卡(心下膈上);在外属足太阳膀胱经,主一身之表,具有宣通肺气,下气平喘,益气补虚,扶正祛邪,调和气血,顺接阴阳,宁心安神,强体健身。足三里为足阳明胃经的合土穴。按"合治内腑"之理,本穴善调脾胃功能,而培补后天之本,以收健脾胃、助消化、增食欲、疗虚损、强体健身之功。足三里为何功效如此之大?因为五脏六腑皆赖胃以为营养,故云"有胃气则生,无胃气则死"。盖胃主纳谷、腐熟,为水谷之海。胃气旺盛,则纳谷自畅,营养来源充足。否则脏腑失养,而生气绝矣。夫胃者戊土也,三里者合土穴也,胃又为五脏六腑之枢纽,后天精华之所根也。胃又为五脏六腑之海,取其合穴,能壮一身之元阳,补脏腑之亏损,风寒气积聚的癥瘕,皆得温而化之,湿浊弥漫的肿胀,亦得燥而消之。膏肓俞走上焦,强心补肺;足三里入中焦,补中升阳,升清降浊,导痰行滞。二穴同用,上中合治,培土生金,补虚抗痨之功益彰。

【主治】

1.肺痨(类似肺结核)。

2.五劳诸不足之证。

【操作法】

膏肓俞:俯伏,于第 4 胸椎棘突下、旁开后正中线 3 寸处取穴。斜刺 0.5~0.8 寸,艾条灸 20~30 分钟。

足三里:正坐屈膝,于外膝眼(犊鼻)直下一肤(3 寸),距离胫骨前缘 1 横指(中指)处取穴。直刺 1~2 寸。

【经验】

膏肓俞—足三里伍用,出自《卧岩凌先生得效应穴针法赋》:"三里却五劳之羸瘦,华佗言斯" 应在膏肓。临证之际,膏肓俞宜用灸法,亦可取隔蒜灸;足三里针刺用补法,亦可先泻后补。

内关—三阴交

【单穴功用】

内关(见第 9 页)。

三阴交,又名承命、太阴、下之三里。在小腿内侧,当足内踝尖上 3 寸,胫骨内侧缘后方(图 33),为足太阴脾经经穴。又为足太阴、足少阴、足厥阴三经之交会穴,

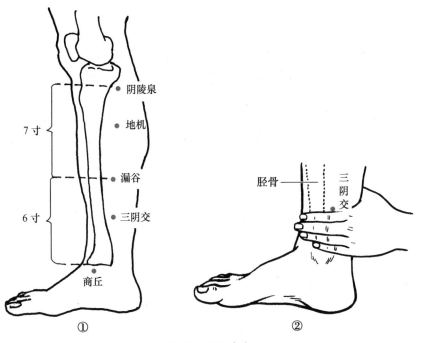

图 33 三阴交穴

故命名为"三阴交",又是回阳九针穴之一。具有补脾胃、助运化、利水湿、疏下焦、理肝肾,通气滞、调血室、理精宫,通经络、祛风湿之功。用于治疗消化系统病证(脾胃虚弱、消化不良、脘腹胀满、肠鸣泻泄)、泌尿系统病证(水肿、小便不利、小便频数、遗尿)、生殖系统病证(早泄、遗精、阳痿、阴茎疼痛、月经不调、子宫出血、痛经、带下)。另外,还可治头昏、头晕、失眠、健忘。

【伍用功能】

内关为手厥阴心包经腧穴、络穴,别走手少阳三焦经,能清心胸郁热,使水逆下行,以收宽胸顺气,和胃降逆,理气止痛,清心安神之功;三阴交为足太阴脾经腧穴,有补脾胃、助运化、利水湿,疏下焦、理肝肾,通气滞、调血室、理精宫,通经络、祛风湿之效。内关清上;三阴交滋下。一以和阳,一以和阴,相互为用,阴阳平和,清上安下,补虚疗损,清热除烦,除蒸止汗之功益彰。

【主治】

1.肺痨(类似肺结核),症见骨蒸潮热、盗汗、咳嗽、咯血等。

2.失眠、多梦、梦遗等症,证属阴虚火旺、心肾不交者。

【操作法】

内关:伸臂仰掌,于掌后第1横纹正中(大陵)直上2寸,当掌长肌腱与桡侧腕屈肌腱之间处取穴。直刺0.5~1寸。

三阴交:正坐或仰卧,于胫骨内侧面后缘,内踝间直上四横指(一夫)处取穴。直刺0.5~1寸。

【经验】

内关—三阴交伍用,是为治疗肺痨之证,证属阴虚火旺者而设。吕老多年来亦常用于治疗不寐(类似神经衰弱)之证,凡证属阴虚火旺,心肾不交者均有良效。若心气不足,心神不宁者,亦常与神门伍用,每获良效。内关、三阴交治不寐之理,即以内关清心火,三阴交滋肾阴,二穴相合,滋阴清火,盖火清心不受扰,心气则可下降,肾阴充盛,肾水则可升腾,此即水火既济,心肾相交,不寐顿除矣。吾侪治失眠不寐时,常加神门穴,其效更著。

鱼际—太溪

【单穴功用】

鱼际,又名太泉、鬼心。在拇指本节(第1掌指关节)后凹陷处,约当第1掌骨中点桡侧,赤白肉际处(图34),为手太阴肺经腧穴,乃本经脉气所溜,为荥火穴。穴在拇指本节后,此处肌肉丰满隆起,形如鱼腹,穴又当赤白肉际相合之处,脉行其上,故名鱼际。本穴有宣肺止咳、清热泻火、清利咽喉、消肿止痛、和胃降浊之功。用于治疗发热、头痛、汗不出、咳嗽、咯血、哮喘、失音不语、消渴、肘挛、指肿、掌心热、胃逆霍乱、乳痈、疟疾。

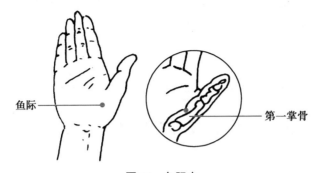

图 34　鱼际穴

太溪,又名吕细。在足内侧,内踝后方,当内踝尖与跟腱之间的凹陷处(图35),为足少阴肾经腧穴,乃本经脉气所注,为输土穴、原穴,又是回阳九针穴之一。太溪,太者大也,溪者川也。肾水出于涌泉,通过然谷,聚流而成太溪,并由此处转注入海,故名太溪。本穴有滋肾阴、退虚热、壮元阳、利三焦、补命火、理胞宫、补肝肾、强腰膝之功。用于治疗咽喉肿痛、牙根酸痛、耳鸣、耳聋、咳嗽、气喘、消渴、月经不调、失眠、遗精、阳痿、胸闷心痛、手足厥冷、小便频数、腰脊疼痛、下肢无力。

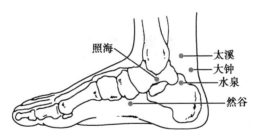

图 35　然谷、太溪、大钟、水泉、照海穴

【伍用功能】

鱼际为手太阴肺经腧穴,乃本经脉气所溜,为荥火穴。有宣肺止咳,清热泻火,清利咽喉,消肿止痛,和胃降浊之功。太溪为足少阴肾经腧穴,乃本经脉气所注,为输土穴、原穴,有滋肾阴、退虚热、壮元阳、利三焦、补命火、理胞宫、补肝肾、强腰膝之效。鱼际突出一个"清"字;太溪侧重一个"补"字。鱼际以泻火为主;太溪以滋阴为要。二穴伍用,一肺一肾,一补一泻,清上安下,水火交济,子母相生,滋阴润燥,清热退热,止咳止血之功益彰。

【主治】

1.虚劳,症见骨蒸潮热、咳嗽、咯血等。

2.温燥,症见头痛身热,干咳无痰、气逆而喘、咽喉干燥、鼻燥、胸满胁痛、心烦口渴、舌干无苔。

3.痄腮。

【操作法】

鱼际:侧掌,微握拳,腕关节稍向下屈,于第1掌骨中点之掌侧赤白肉际处取穴。直刺0.3~0.5寸。

太溪:正坐或仰卧,于内踝后缘与跟腱前缘的中间,与内踝尖平齐处取穴。直刺0.3~0.5寸。

【经验】

鱼际—太溪伍用,为吕老之经验,是为治疗虚劳证而设。虚劳一证,可见骨蒸潮热,干咳少痰,痰中带血,甚则咯血等。详查病机,多由脾肾两亏,阴液枯涸,不能上滋心肺,以致火炎肺痿,秋金被克,遂见损症,施治大法,宜仿喻嘉言清燥救肺汤之意,清火势以减金刑,滋阴液以润肺燥,水火交济,子母相生,庶几有一线生机也。是法君太溪,补水中之土,润燥而生金,臣鱼际泻金中之火,逐邪而扶正,理肾清肺,丝丝入扣,屡见奇功也。

温燥为秋燥之中的一个类型。所谓秋燥,即是新感温病的一种,也就是感受秋季燥气而发生的一种热性病。

大椎—身柱

【单穴功用】

大椎(见第26页)。

身柱(见第24页)。

【伍用功能】

大椎为督脉腧穴,又为手、足三阳经之会穴,纯阳主表,既有宣通诸阳、调和营卫、疏散表邪、解肌清热、行气利水之功,又有除寒祛邪、通经活络、行血止痛之效。身柱为督脉腧穴,为一身之支柱,既有搜风顺气、祛邪退热之功,又有强壮腰脊、镇静安神、息风止惊之效。二药伍用,清热祛风,息风止惊,强壮腰脊,通络止痛之力益彰。

【主治】

1.疟疾,症见寒热往来,发有定时者。

2.小儿高热惊风诸症。

3.阴虚骨蒸潮热等症。

【操作法】

大椎:俯卧或正坐低头位,于后正中线上,第7颈椎与第1胸椎之间的陷窝处取穴,从后略向上斜刺0.8~1.2寸,针刺用泻法,亦可三棱针点刺放血,加拔火罐。

身柱:俯卧位,后正中线上,当第3胸椎棘突下凹陷中,约与肩胛冈最高点相平处取穴,从后略向上斜刺0.5~1.2寸,针刺用泻法。

【经验】

大椎—身柱伍用,原为治疗疟疾而设。1972年秋月,吕老赴省军区家属院出诊时有位老红军说:早在抗日战争最艰苦的岁月,我得了疟疾病,持续2个多月不愈,嗣后,在太行山上有位乡村医生给我在背部先针刺、后拔火罐,连治2天,竟治好了我的病。经他指给我看的针刺部位,大体与大椎、身柱相当。1976年吕老在援喀麦隆医疗队工作时,验之临床,确有实效。

小儿幼阳之体,外感时邪,易于发热,热极生风,时见抽搐,针刺大椎、身柱,确有退热之功,据云:日人治小儿病证,不论何疾,均先取身柱为治,然后,随证加减。

阴虚骨蒸潮热者,宜鱼际、太溪参合,太溪补水中之土,润燥生津;鱼际泻金之火,扶正益肾是也。

吕老曾治脑瘫患者,常取大椎、身柱、脊中、百会、腰俞,以通督醒脑开窍,隔日1次,取得良效。

第3章　祛风止痒类

肩髃—曲池

【单穴功用】

肩髃，又名肩尖、肩骨、中肩井、偏骨、髃骨、扁肩。在肩部，三角肌上，臂外展，或向前平伸时，当肩峰前下方凹陷处（图36），为手阳明大肠经腧穴，又是手阳明与跷脉之交会穴。本穴具有疏风活络、散邪解热、调和气血、通利关节、止痛止痒之功。用于治疗上肢不遂、肩臂疼痛、筋骨酸痛、手臂挛急、头不能回顾、风热瘾疹、瘿气、瘰疬。

曲池（见第13页）。

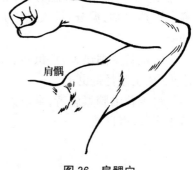

图36　肩髃穴

【伍用功能】

肩髃为阳明大肠经腧穴，有疏风散邪、解表退热、调和气血、通利关节、宣痹止痛之功；曲池为手阳明大肠经腧穴，乃本经脉气所入，为合土穴，有疏风解表、清热退热、调和气血、通经活络、利水除湿、祛风止痒之效。肩髃以散经络之邪为主；曲池以泻脏腑（肺与大肠）之邪为要。二穴同属大肠经穴，合而用之，有珠联璧合、通经接气之妙用，共奏宣气行血、活络止痛、祛风止痒之功。

【主治】

1. 风热瘾疹（类似荨麻疹）。

2. 中风偏枯，上肢不遂。

3. 肩臂酸困、疼痛，活动不利等症。

【操作法】

肩髃：①将上臂外展平举，肩关节部即可呈现出两个凹陷，前面一个凹陷中即为本穴；②垂肩，当锁骨肩峰端前缘直下约2寸，当骨缝之间，手阳明大肠经的循行线上处取穴。直刺 1~1.2 寸。

曲池：①屈肘成直角，当肘弯横纹尽头处；②屈肘，于尺泽与肱骨外上髁连线的中点处取穴。直刺 1~1.5 寸。

【经验】

肩髃—曲池伍用，出自《标幽赋》："肩井、曲池，甄权刺臂痛而复射。"按：肩井即肩髃穴，因本穴又名中肩井。《旧唐书》："甄权，许州扶沟人也……随鲁州刺史库狄嵚苦风患，手不得引弓，诸医莫能疗。甄权曰：'但将弓箭向垛，一针可以射矣。'针其肩髃一穴，应时即射。"

曲池—血海

【单穴功用】

曲池（见第 13 页）。

血海，又名血郄、百虫窠。屈膝，在大腿内侧，髌底内侧端上 2 寸，当股四头肌内侧头的隆起处（图 37），为足太阴脾经腧穴。乃本经脉气所发，为脾血归聚之海，并善治血分病证，故名血海。本穴具有祛风清热、调和气血之功。用于治疗月经不调、痛经、经闭、崩漏、阴部瘙痒疼痛、气逆腹胀、湿疹、荨麻疹、丹毒。

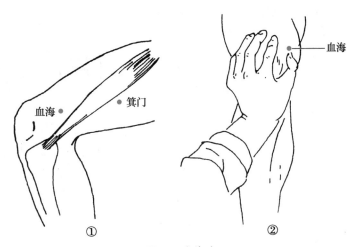

图 37　血海穴

【伍用功能】

曲池为手阳明大肠经腧穴，乃本经脉气所入，为合土穴，善走血分，有疏风解表、调和气血、祛邪热、利水湿、利关节、止痛除痒之功；血海专走血分，为生血之海，有宣通下焦、行血活血、清热凉血、祛风止痒之效。曲池清肺走表；血海调血走里。二穴相合,一表一里,表里双清,调气和血,祛风止痒之功益彰。

【主治】

1.风疹(类似荨麻疹)诸症。

2.痹证,久病入络者。

【操作法】

曲池:①屈肘成直角,当肘弯横纹尽头处;②屈肘,于尺泽与肱骨外上髁连线的中点处取穴。直刺0.8~1.5寸。

血海:①正坐屈膝,于髌骨内上缘上2寸,当骨内侧肌突起中点处取穴;②正坐屈膝,医生面对病人,用手掌按在病人膝盖骨上,掌心对准膝盖骨顶端,拇指向内侧,当拇指尖所到之处是穴(图37②)。直刺0.5~1寸。

【经验】

曲池—血海伍用,善治慢性荨麻疹诸症,若腑行不畅,大便不调,甚则干结不通者,宜与支沟、照海、天枢伍用,其效更著。所谓邪毒从大便而解是也。

屋翳—至阴

【单穴功用】

屋翳者,因乳房隆起如屋,内应于肺(肺为华盖),翳者如屋之顶盖,故名屋翳。在胸部,当第2肋间隙,距前正中线4寸(图38),为足阳明胃经腧穴。具有疏风止痒、活络止痛、下气平喘之功。用于治疗咳逆上气、胸胁支满疼痛、周身风痒疼痛、皮肤不可近衣、乳痈。

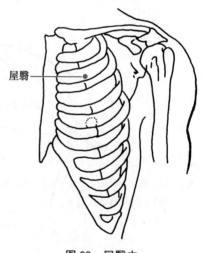

图38 屋翳穴

至阴,在足小趾末节外侧,距趾甲角0.1寸(指寸)(图21),为足太阳膀胱经腧穴,乃本经脉气所出,为井金穴。至阴,至为尽、到之意。其穴位于足小趾外侧,去爪甲角如韭叶处,为足太阳脉气终止处,由此交接于足少阴肾经,表示阳气已尽,阴气将起,由此进入阴经,故名至阴。本穴具有通经活络、调整阴阳、矫正胎位、清头明目、疏风止痛之功。用于治疗头痛(以巅顶痛为主)、鼻塞、鼻衄、目痛生翳、遗精、小便不利、周身瘙痒、足心热、胎位不正、难产、胎衣(胎盘)不下。

【伍用功能】

屋翳为足阳明胃经腧穴,有祛风止痒,活络止痛,下气平喘之功;至阴为足太阳膀胱经腧穴,乃本经脉气所出,为井金穴,有祛风止痒,宣通气机,疏通经络,调整阴阳,清头明目,矫正胎位之效。阳明为多气多血之经;太阳为多血少气之经,合而用之,其功益彰,调和气血,清热泻火,祛风止痒之力增强。

【主治】

1. 皮肤瘙痒症。

2. 风疹块(荨麻疹)。

【操作法】

屋翳:正坐或仰卧,于乳头直上,当第2肋间隙中点取穴。斜刺0.3~0.5寸。

至阴:正坐垂足着地或仰卧,于足小趾爪甲外侧缘与基底部各作一线,两线交点处即是本穴。斜刺0.1寸;艾炷灸3~5壮,艾条灸5~10分钟。

【经验】

屋翳—至阴伍用,出自《百症赋》:"至阴、屋翳,疗痒疾之疼多。"盖屋翳清泄阳明火热,以祛风止痒,至阴疏通太阳经气(太阳主一身之表),以散风止痒,合而用之,其功益彰。治风疹块(荨麻疹)时,宜与曲池、血海参合,其效更著。

荨麻疹是一种过敏性疾病,中医学称为"风疹块""瘾疹""皮肤粟疹"等病名。吕老临床之际,亦常与紫草、浮萍、银柴胡、五味子、炒防风、乌梅、生甘草参合,其效更著。

风市—血海

【单穴功用】

风市为足少阳胆经腧穴,在大腿外侧的中线上,当腘横纹上7寸(图39)。市,指市集、集聚,因该穴主治腿软无力,浑身瘙痒等风症,故命为"风市"。功专祛风化湿,疏通经络。用于治疗中风半身不遂、下肢痿痹、脚气、浑身瘙痒等症。

血海(见第47页)。

【伍用功能】

风市散风寒、清风热、祛风湿、搜风毒;血海补血清血、祛血中之湿邪。风市偏走气分以祛风止痒为主;血海偏走血分以活血止痒为要。二穴伍用,一气一血,养血化湿,祛风止痒之力益彰。

【主治】

1. 风疹、瘰疬(荨麻疹)。

2. 湿疹、疮疡。

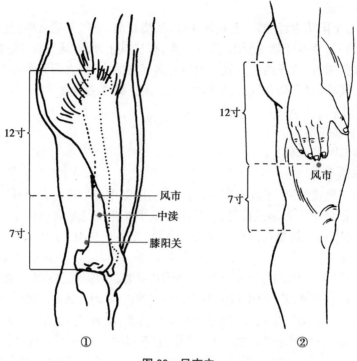

图39 风市穴

3.失眠。

【操作法】

风市:仰卧取穴,在大腿外侧部,腘横纹上7寸,大腿外侧中点;又当直立垂手时,中指端止点处。直刺1~1.3寸,针刺先泻后补;灸5~10分钟。

血海:正坐屈膝,在髌上内上缘上2寸处取穴,直刺1~1.2寸,针刺先泻后补。

【经验】

风市—血海伍用,出自《金针王乐亭》:"风市与血海相配,能养血祛风,专治血虚受风诸证。另外,风市、血海两穴,前者偏于气分,后者偏于血分,两者相配,能搜索深入血分之风湿,故为治疗湿疡、风疹、荨麻疹等证偏于湿盛者之常用配方。"吕老体会,为增强利湿之功,宜与阴陵泉、三阴交伍用。

1964年吕老在京进修期间,同窗学长蒲英儒医师传:风市一针可治失眠,用之临床亦有良效。

第4章 和表里调气血疏肝胆类

大椎—间使

【单穴功用】

大椎(见第26页)。

间使,又名鬼路。在前臂掌侧,当曲泽与大陵的连线上,腕横纹上3寸,掌长肌腱与桡侧腕屈肌腱之间(图40),为手厥阴心包经腧穴,乃本经脉气所行,为经金穴。间,夹隙中也,又间隔也;使,使令,又治事也。心包是心的外膜,附有络脉,是通行气血的道路,具有保护心脏,供给营养,代心行令,代心受邪的作用。故心包称为臣使之官。张隐庵:"心主血,心包主脉,君相之相合……间使者,君相兼行之使道也。"故名间使。本穴具有宁心安神、通经活络、理气宽胸、利膈化痰、疏解厥阴及少阳邪气之功。用于治疗心痛、心悸、胃痛、呕吐、中风、热病、烦躁、疟疾、癫狂、痫证、小儿惊风、腋肿、肘挛、臂痛、风疹块。

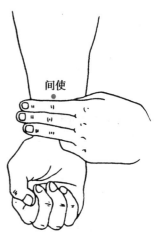

间使

图40 间使穴

【伍用功能】

大椎为督脉与手、足三阳经的交会穴。督脉为"阳脉之海",具有调节全身诸阳经经气的作用。大椎位居督脉高位,尚有宣通一身之阳气,以宣阳和阴、解表退热、祛风散寒、驱邪截疟、镇静安神;间使疏解厥阴、少阳之邪,以宽胸利膈、下气化痰、宁心安神。二穴同用,并走于上,相互促进,相互为用,和表里、散阴邪、除寒热、疗疟疾之功益彰。

【主治】

1.少阳病,邪居半表半里,症见寒热往来,胸胁苦满,不欲饮食,心烦喜呕,口苦咽干,目眩,脉弦等。

2.疟疾。

【操作法】

大椎:俯伏或正坐低头,于项后隆起最高处为第7颈椎,在其下凹陷处定取。从后略向上斜刺0.8~1.2寸。

间使:伸臂仰掌,手掌后第1横纹正中(大陵)直上3寸,当掌长肌腱与桡侧腕屈肌腱之间取穴。直刺0.5~1寸。

【经验】

大椎—间使伍用,善治少阳证,症见寒热往来诸症。若寒多热少,针灸并用,亦可重灸,艾条灸10~30分钟;若热多寒少,只针不灸,或大椎穴三棱针点刺拔罐。欲治疟疾,常与后溪伍用,并于发作前1~2小时施术,针刺用泻法,留针1小时,留针期间每10~15分钟行针1次。大椎穴亦可拔罐。

1959年北京中医学院附属医院针灸科肖友山老师传授云:病家头如戴帽者,取大椎一穴,浅刺入皮,行雀啄针法,往往有立竿见影之效,几十年来验之临床,名不虚传。

大杼—间使

【单穴功用】

大杼,又名背俞、百旁。在背部,当第1胸椎棘突下,旁开1.5寸(图19),为足太阳膀胱经背部腧穴,又是督脉之别络,手、足太阳之会穴,八会穴之一——骨之会穴。本穴位于项后,脊背之首,其深部又是肺脏所居。按"风从上受""肺合皮毛"之理,大杼也是风邪侵袭的门户,亦有祛风散邪、解表退热、宣肺平喘、舒筋脉、调骨节、壮腰膝作用。用于治疗伤风感冒、伤风不解、头痛如裂、伤寒汗不出、身热恶寒、咳嗽气喘、虚劳、颈项强痛不可俯仰、肩背酸痛、疟疾、癫痫、瘰疬、中风。

间使(见第51页)。

【伍用功能】

大杼为足太阳膀胱经腧穴,有疏调手、足太阳和督脉经气,以宣阳和阴、祛风散邪、解表退热、宣肺平喘、舒筋健骨之功;间使为手厥阴心包经腧穴,有疏解厥阴、少阳邪气,祛胸之痰瘀,以和解少阳、祛除寒热、宽胸利膈、宁心安神之效。二穴伍用,相互为用,相互促进,宣阳和阴,和解少阳,平息寒热之功益彰。

【主治】

1.少阳病诸症。

2.疟疾为病,症见热多寒少者。

3.颈椎病。

【操作法】

大杼:俯卧,于第1胸椎棘突下、陶道穴旁开1.5寸处取穴。直刺0.3~0.5寸;斜刺,针尖斜向椎体方向刺0.5~1.2寸。因其深部为肺尖所居,直刺时不宜深刺,若需留针者,亦宜在得气的基础上,将针刺向椎体方向,使针柄与皮肤成45°左右,守气留针即可。

间使:伸臂仰掌,手掌后第1横纹正中(大陵)直上3寸,当掌长肌腱与桡侧腕屈肌腱之间处取穴。直刺0.5~1寸,亦可向支沟方向透刺。

【经验】

大杼—间使伍用,出自《胜玉歌》:"五疟寒多热更多,间使、大杼真妙穴。"吕老认为,二穴伍用,治疗疟疾确有良效,若加大椎,其效更著。针刺时机,多在疟发之前1~2小时为宜,它不仅有治疟之功,而且还有截疟之效。病程日久,正气不足,整体虚弱者,针后加灸,疗效更著。若新病不久,正邪俱盛,亦可大杼、大椎三棱针点刺放血,旋即加拔火罐,往往可收事半功倍之效。

另外,近年来亦习用于治疗伤寒论之少阳证,针刺用泻法,或先泻后补。可收小柴胡汤之功。

支沟—阳陵泉

【单穴功用】

支沟,又名飞虎。在前臂背侧,当阳池与肘尖的连线上,腕背横纹上3寸,尺骨与桡骨之间(图41),为手少阳三焦经腧穴,乃本经脉气所行,为经火穴。穴居腕后两骨之间凹陷处,手臂表面,两筋如沟,其支脉直达本穴,谓之脉之所行,犹如水之注入沟中,故名支沟。本穴具有调理脏腑、通关开窍、活络散瘀、行气止痛、清利三焦、通调腑气、降逆泄火之功。用于治疗热病汗不出、胸脘痞闷、胁肋疼痛、肋间神经痛、咳嗽面赤、目赤目痛、霍乱、呕吐、小便不利、大便秘结、四肢浮肿、妇人经闭、产后血晕、口噤不开、暴暗不语、卒心痛(类似冠心病心绞痛)、丹毒。

阳陵泉,又名阳陵、阳之陵泉。在小腿外侧,当腓骨头前下方凹陷处(图42),为足少阳胆经腧穴,乃本经脉气所入,为合土穴。腿之外侧属阳,腓骨小头隆起比拟如陵,其穴又在隆之前下,故曰阳陵。因其善治筋病,故为筋之会穴。本穴具有和解少阳、疏泄肝胆、清泻湿热、祛除风邪、舒筋活络、缓急止痛之功。用于

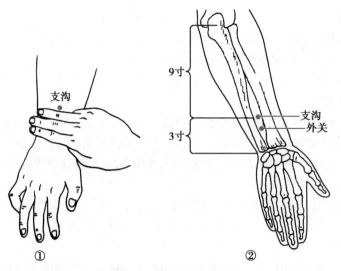

图41 支沟、外关穴

治疗口苦咽干、头晕目眩、呕吐吞酸、寒热头痛、胁肋疼痛、经筋受损、肩关节及膝关节疼痛、半身不遂、下肢冷痹不仁、足冷无血色、坐骨神经痛、癫证、痫证、急惊风、失眠。

【伍用功能】

支沟为手少阳三焦经腧穴,有调理脏腑、通关开窍、活络散瘀、行气止痛、清利三焦、泄热通便之功;阳陵泉为足少阳胆经腧穴,有疏泄肝胆、和解少阳、清热除湿、祛风散邪、舒筋活络、缓急止痛之功。支沟以清利三焦之气为主;阳陵泉以疏调肝胆为要。二穴伍用,一上一下,同经相应,同气相求,相互促进,相得益彰,疏散郁结,和解少阳之力增强。

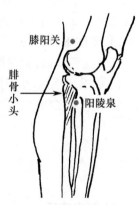

图42 膝阳关、阳陵泉穴

【主治】

1.少阳病,症见往来寒热、胸胁苦满、不欲饮食、心烦喜呕,以及口苦、咽干、目眩、脉弦等。

2.胆囊炎、慢性肝炎,症见胁肋疼痛者。

3.肋间神经痛。

4.习惯性便秘、妇人妊娠期之大便秘结等症。

5.妇人经前乳房胀痛、行经不畅等症。

6.四肢痹病,盖由三焦气机阻滞,风湿之邪痹阻经络,致关节、肌肉疼痛者。

7.带状疱疹。

【操作法】

支沟:伸臂俯掌,于腕骨横纹中点直上3寸,尺、桡两骨之间,与间使穴相对处取穴。直刺0.5~1.2寸。

阳陵泉:正坐屈膝垂足,于腓骨小头前下方凹陷处取穴。直刺0.8~1.5寸;亦可向阴陵泉方向透刺。

【经验】

支沟—阳陵泉伍用,出自《卧岩凌先生得效应穴针法赋》:"胁下肋边者刺阳陵而即止,应在支沟。"吕老于1978年初夏,遇一青年妇女,妊娠4月余,近2个月来,大便秘结,3~5天一行,腹部胀满,舌苔白腻,脉弦滑。脉症合参,证属热郁于内,腑行不畅。治宜清泄湿热,化滞散结,宣导通便。处方:支沟、阳陵泉。针刺用泻法,留针20分钟。治疗经过:针后即感轻快,腹部胀满减轻,当晚大便畅行一次。嗣后,每遇大便难时,均依法施治,每次针后,均有顿挫之功,前后调治2个月余,大便恢复正常。

1984年春节,有位在校学员回乡度假,曾遇一男子,因感受风寒,未能及时治疗,邪传半表半里,症见少阳诸症,投以小柴胡汤和解之。时过2日,又来复诊,告云:因药未配齐,未曾服药,惟口苦咽干益甚,该生忽然想到,支沟、阳陵泉有小柴胡之功,试以针刺治之,先后行针、守气、调气20分钟,患者自诉:头晕目眩之症减轻,全身顿觉轻快,起针后,嘱其回家休息调养之,可不必服药。翌日告云:诸恙悉除,病即告愈。

妇女经前乳房胀痛,用逍遥散亦佳。

梁门—阳辅

【单穴功用】

梁门,在上腹部,当脐中上4寸,距前正中线2寸(图43),为足阳明胃经腧穴,因能破横亘之梁,而开通澈之门,以治心阳失律,谷气寒凝,横胀塞满,类似潜伏之横梁之证而得名。本穴位居中焦,具有调中气、和肠胃、健中宫、助运化、消积滞之功。用于治疗胁下积气、胃脘疼痛、呕吐、不思饮食、腹中结痛、完谷不化、大便滑泄。

阳辅,又名绝骨、分肉。在小腿外侧,当外踝尖上4寸,腓骨前缘稍前方(图44),为足少阳胆经腧穴,乃本经脉气所行,为经火穴,又是本经子穴(胆属木,木能生火,火为木之子)。本穴具有和解少阳邪气、以散寒除热、舒肝解郁、通络止痛之功。用于治疗伤寒不解、邪居少阳以致头痛目眩、目赤肿痛、寒热往来、胸胁疼痛、腋下作肿;又治下肢瘫痪、痿痹、筋脉拘急、诸节酸痛、痛无定处,以及下肢

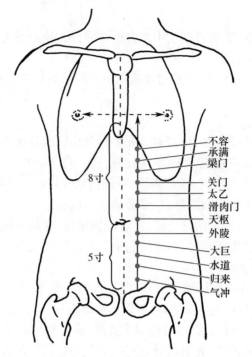

8寸

5寸

不容
承满
梁门
关门
太乙
滑肉门
天枢
外陵
大巨
水道
归来
气冲

图 43　梁门、天枢、水道、归来穴

不遂。

【伍用功能】

梁门为胃经腧穴,穴居上腹,内藏胃腑,与肝、脾为邻,按照"穴位的近治作用",本穴能调中气、和胃肠、健中宫、促运化、消食积;阳辅为胆经火穴,善清少阳经之邪热,以散寒除热、疏肝解郁、通络止痛。二穴伍用,一胃一胆、一阳明、一少阳,相互为用,相互促进,疏肝和胃,和解少阳之功益彰。

【主治】

1.邪居少阳,每日间歇发热者。

2.肝气犯胃,羞由肝气横逆,影响脾胃,以致消化功能紊乱,症见头眩,易怒,胸闷,胁痛,脘腹胀痛,嗳气吞酸,食欲不振,大便不调等。

【操作法】

梁门:仰卧,于脐上 4 寸处,先取中脘,于其

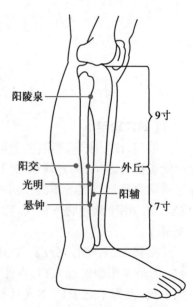

阳陵泉

9寸

阳交
光明
悬钟

外丘
阳辅

7寸

图 44　光明、阳辅、悬钟穴

旁开 2 寸处取穴。直刺 0.8~1.2 寸。

阳辅：正坐或侧卧，于小腿外侧，外踝尖上 4 寸，腓骨前缘处取穴。直刺 1~1.2 寸。

【经验】

梁门—阳辅伍用，善治邪居少阳，症见每日间歇发热。吕老近年来，常用于治疗肝胃不和之证颇有效验，盖梁门以和胃为主，阳辅以疏肝为要。二穴同用，肝胃同治，疏肝和胃，诸恙悉除矣。

外关—阳辅

【单穴功用】

外关，在前臂背侧，当阳池与肘尖的连线上，腕背横纹上 2 寸，尺骨与桡骨之间（图 45，图 41），因与内关相对，故名外关。外关为手少阳三焦经腧穴，又是本经络穴，别走手厥阴心包经，也是八脉交会穴之一，通于阳维脉。本穴具有祛六淫之表邪、疏三焦之壅热、通经络之气滞、调气血而止疼痛之功。用于治疗热病（伤风感冒、时行感冒）、头痛、耳鸣、耳聋、目赤肿痛、瘰疬、胁肋疼痛、疟腮、咳嗽、暑病、霍乱、急惊风、腹痛、便秘、肘臂屈伸不利、示中环指疼痛（甚则不能握物）、手颤。

阳辅（见第 55 页）。

【伍用功能】

外关为手少阳三焦经腧穴，功专疏泄三焦之邪热，以通经活络、疏风解表、泻热清里；阳辅为足少阳胆经腧穴，功擅疏解少阳肝胆之邪，以散寒除热、疏肝解郁、通络止痛。二穴同用，同经相应，同气相求，相互促进，其功益彰，疏泄肝胆，和解少阳，散寒除热之功增强。

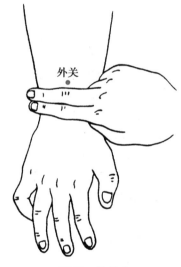

图 45　外关穴

【主治】

1.少阳病诸症。

2.胁肋疼痛，证属肝郁气滞者。

3.肋间神经痛。

4.胆囊炎、慢性肝炎，症见胁肋胀满、疼痛者。

5.手、足少阳之经气闭阻,以致经脉所过的部位麻木、疼痛。

【操作法】

外关:伸臂俯掌,于腕背横纹中点直上2寸,尺、桡两骨之间,与内关穴相对处取穴。直刺0.5~1寸,亦可向内关方向透刺。

阳辅:正坐或侧卧,于小腿外侧,外踝尖上4寸,腓骨前缘处取穴。直刺1~1.2寸。

【经验】

外关—阳辅伍用,谓之同经相应取穴法。根据"经脉相通""同气相求"之理,二穴同用,上下呼应,同心协力,以增强调和气血,和解少阳之功。根据临床体会,这种配穴方法,对其经气闭阻,络道不畅,气血不调所致的疼痛(如扭挫伤所引起的肢体疼痛)等症,颇有立竿见影之效。

太溪—商阳

【单穴功用】

太溪(见第42页)。

商阳(见第34页)。

【伍用功能】

太溪为肾经原穴,为先天之气所发,对其本脏既有调节功能,又有良好的补虚作用,即滋肾阴、壮元阳、补肝肾、强腰膝;商阳为手阳明大肠经脉气所出,配属五行,为井金穴,按"井主心下满"的原理,本穴具有疏泄(疏泄阳明邪热,以宣壅去滞,清热除烦,解表退热)作用,又据"病在脏者取之井"的经旨,它具有疏通经络、行气活血、清泄脏热、醒神开窍。太溪为输土穴,商阳为井金穴,二穴相合,有母子相生之功。太溪以补虚为主;商阳以泻实为要,二穴伍用,一补一泻,相互制约,相互促进,相互转化,扶正祛邪,散寒除热,调和内外,宣通气血,醒脑开窍之功益彰。

【主治】

1.寒疟,多因寒气内伏,秋凉再感疟邪所致,症见先寒后热、寒多热少或但寒不热、腰背头项疼痛、无汗、脉弦紧等。

2.中风、昏厥诸症。

3.咽喉肿痛,证属阴虚火旺者。

【操作法】

太溪:正坐或仰卧,于内踝后缘与跟腱前缘的中间,与内踝尖平齐处取穴。斜刺,针尖略向外踝斜刺0.3~0.5寸。

商阳:微握拳,示指前伸,于示指爪甲桡侧缘与基底部各做一线,相交处是穴。直刺0.1~0.2寸,或三棱针点刺放血。

【经验】

太溪—商阳伍用,出自《百症赋》:"寒疟兮,商阳、太溪验。"吕老体会,二穴伍用,亦可用于治疗中风,证属闭证者,三棱针点刺放血,太溪穴只针不灸,针刺用泻法;证属脱证者,针刺用补法,重用灸法,灸至汗收、肢温、脉起为度。治咽喉肿痛时,太溪针刺用补法,商阳三棱针点刺放血,放至血色由紫黑变为鲜红色为度。

外关—足临泣

【单穴功用】

外关(见第57页)。

足临泣,在足背外侧,当足4趾本节(第4跖趾关节)的后方,伸小趾肌腱的外侧凹陷处(图46),为足少阳胆经腧穴,乃本经脉气所注,为输木穴。又是八脉交会穴之一,通于带脉。因穴临于足,其气上通于目,善治目疾,目者,泣之所出,故名足临泣。本穴具有平肝息风、泻热明目、聪耳、疏肝胆之气滞、化痰热之阻遏、宣通经络、调和气血、散瘀止痛之功。用于治疗胸痹心痛、胸闷气喘、头晕头痛、目外眦痛、眼干目涩、胁肋胀痛、游风疼痛、恶寒发热、月经不调、小腹胀满、乳痈(类似乳腺炎)、瘰疬(类似颈部淋巴结核)、疟疾。

【伍用功能】

外关为手少阳三焦经腧穴、络穴,别走手厥阴心包经,能祛六淫之表邪,疏三焦之壅热,通经络

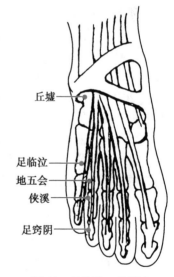

丘墟

足临泣
地五会
侠溪

足窍阴

图46 足临泣、侠溪穴

之气滞,调气血而止疼痛;足临泣为足少阳胆经腧穴,为输木穴、八脉交会穴,能平肝息风、泻热明目、聪耳、疏泄肝胆、调和气血、宣通经络、清化痰热、散瘀定痛。外关以疏风清热、解表散邪为主,足临泣以疏泄肝胆、通调督脉为要。外关通于阳维脉;足临泣达于带脉,两脉相合于外眦、耳后、颊、肩部,善治手、足少阳经经脉所过的部位,以及所络、属之脏腑的病症。二穴伍用,同经相应,同气相求,相互促进,相互为用,清泄肝胆之力倍增。

【主治】

1.少阳病,热象较甚者。

2.头痛,证属肝胆火旺、风热上扰者。

3.目赤肿痛,眼干目涩、羞明,证属肝胆火旺者。

4.鼻衄,证属肝胆火旺、热伤阳络、迫血妄行者。

5.耳鸣、耳聋,牙齿肿痛,咽喉肿痛,证属肝胆火旺、风热上扰、聚于上焦者。

6.高血压病,证属肝阳上扰者。

【操作法】

外关:伸臂俯掌,于腕背横纹中点直上2寸,尺、桡两骨之间,与内关穴相对处取穴。直刺0.5~1寸。

足临泣:正坐垂足着地,于第4、5跖骨底前方,伸小趾肌腱外侧,凹陷处取穴。直刺0.3~0.5寸。

【经验】

外关—足临泣伍用,为八脉交会配穴法,善治外眦、颊、耳、颈和肩部疾病。吕老于1968年夏月,尝治一中年妇人,昔日血压偏高,尤其是着急、生气之后益甚,近因情志不遂,郁怒伤肝,症见头晕,头痛,烦躁不安,夜卧不稳,睡而不实,口苦咽干,两目干涩,红肿疼痛,大便秘结,已有4日未解,舌质红,苔黄腻,脉弦数,血压20/14.7千帕(150/100毫米汞柱)。脉症合参,证属肝胆火旺,上扰清窍,扰乱心神。处方:外关、足临泣,针刺用泻法,留针半小时,每10分钟行针1次。翌日,来诊告云:腑气已通,头目甚感清爽,连针三次,诸症悉除。

外关、足临泣伍用,最早见于《针灸聚英》窦氏八法一节中。窦氏将八脉交会穴的外关(通阳维脉)与足临泣(通带脉)相配伍,用于治疗多种疾病。它又是灵龟八法、飞腾八法中的对穴之一。近人根据经脉循行所过,多用于治疗外眦、耳后、颊、颈、肩部的病变。吕老同窗好友王居易教授对"对穴"颇有研究,经验甚丰,他认为此组"对穴"的作用是"清泄肝胆风热",主治肝胆之火冲逆、风热上攻引起的呕逆、头痛、目赤、鼻塞、耳鸣、齿痛、喉痹等症。收录医案三则,以供参考。

头痛案例

李某,男,60岁,工人。1993年4月1日初诊。

主诉:头痛1天。

病史:患者于2天前因感受风热而咽痛,昨日修车劳累后,自觉头胀痛如裂,以头之右侧及巅顶痛为重,并连及耳部。伴发热,恶风,汗出,咽痛,音哑,咳白黏痰。

查体:痛苦面容,手扶头之右侧,烦躁不安,舌红苔白,脉浮数。察经:少阳经,手太阴经为反应经脉。

诊断:头痛(证属风热上攻)。

治则:法宜清泄少阳兼清肺热。选少阳经手太阴经治之。

处方:外关、足临泣、尺泽、商阳穴。

操作:外关、足临泣、尺泽用泻法,留针 30 分钟,每 15 分钟行针 1 次。商阳用三棱针点刺放血。仅针 1 次头痛消失,诸症悉平。隔日患者又来门诊相告头痛等诸症未再发。

按语:此例头痛因外感风热之邪,循少阳经上扰清空,气壅脉满而发。少阳经为主要病变经脉,属实热证,故其治法拟清泻少阳,取外关足临泣为主穴治之。外关可疏泻风热,足临泣可清泄胆火,二穴相配有较强的疏风清热之功效,风热清则头痛自止。

头晕案例

杨某,女,51 岁,工人,1993 年 3 月 23 日初诊。

主诉:头晕 3 天。

病史:患者 3 天前因劳累后感头晕项强,测血压 20/13.3 千帕(150/100 毫米汞柱)。自服复方降压片、丹参片症减,次日头晕又作,来针灸门诊取穴囟会、昆仑、风池穴治疗未效。现症:头晕,巅顶部胀痛,项强,目干涩,烦躁不宁,伴口干、便秘、腰酸等症,高血压病史 10 年。

查体:面色微红,测血压 16.7/10.7 千帕(125/80 毫米汞柱),舌黯有裂纹,苔白而干,脉沉弦。查经:足厥阴肝经,少阳经为反应经脉。

诊断:头晕(证属肝火上冲)。

治则:治宜阴病取阳,清泄少阳兼以通调督脉。选少阳、督脉、足阳明经治之。

处方:外关、足临泣、丰隆、前顶穴。

操作:外关、足临泣、丰隆用泻法,前顶用补法。留针 30 分钟,此次针后,头晕明显减轻,再以上穴针 2 次头晕止,眠安,仅头顶微胀,舌黯淡、苔薄白,脉沉细。证属阴虚阳亢型,治宜滋阴潜阳,选足少阴肾经、足厥阴肝经、手阳明大肠经调之。取太溪、太冲、合谷穴,针时均用补法。针 1 次,病愈而停针。3 个月后又遇此患者,诉头晕未发。

按语:头晕是以头昏痛为特点的病症,其病因较多,本病例则因素体阴虚阳亢,过劳更伤及阴,阴虚而阳动,化热化火上扰清空而致头晕。其病在肝,为肝火上冲,证属本虚而标实之证。遵"急则治标"和王居易教授"阴经的实热证多取与其相表里的阳经治之"的治疗原则,选对穴外关,足临泣使肝火速降,头昏自止。

失眠案例

杜某,女,46 岁,干部。1993 年 7 月 3 日初诊。

主诉:失眠 1 个半月。

病史：1个多月前(5月10日)夜间因外出感寒与受惊吓致惊恐不寐，头胀痛，低热(体温37.2~37.4℃)，尿频急，经中西医治疗，尿频好转，余症仍在，且逐渐加重，要求针治。目前患者彻夜不寐，五心烦热，体温37.4℃左右，惊惕不安，口干不欲饮，头胀痛而紧，恶风，背汗出，胸闷不舒时呃逆，纳呆，尿频而少，大便正常，平素易感冒。

查体：面色萎黄，精神倦怠，手足心烦热，口干，舌黯淡，苔黄腻，脉细滑略弦。

查经：六阴经、少阳经为反应经脉。

诊断：不寐(证属少阳郁热，心神浮越)。

治则：治宜清泄少阳兼宣通督脉以散风邪，选少阳经，督脉治之。

处方：外关、足临泣、后顶穴。

操作：先针后顶穴用补法，后针外关、足临泣用泻法，留针30分钟。针1次后头痛与五心烦热明显减轻，当晚即安睡7~9小时，汗出减少，体温正常(36.8~37℃)，黄腻苔消退大半。又取外关、足临泣穴针治2次，头痛亦止，但仍感胸闷不舒，时有呃逆，手足心热，尿频不畅，考虑热将尽，但郁未解，故换取支沟、阳陵泉、蠡沟等穴以疏解少阳之郁结。继针2次，除手足心有微热感外，余症悉平，病基本告愈。

按语：《景岳全书·不寐》论之："不寐证虽病有不一，然惟知邪正二字则尽知矣。"本病例素体气血亏虚，肝气郁结，少阳枢机不利则平素易感冒，1个半月前夜冒风寒，表寒不解，郁结于少阳，郁而化热，气郁则津不行，湿热相搏，心神浮越则彻夜不寐，湿热内蕴则见头痛、胸闷、纳呆、低热，表邪未解，卫阳不固则恶风、背汗出。证属本虚标实。但不寐之病机为少阳郁热、心神浮越。取外关、足临泣穴清泄少阳，清郁热，少阳枢转趋于正常，气行津行则湿自化，神自安。本例失眠系湿邪扰神所致，属少阳郁热型，在临床失眠中为少见之证型，选取对穴外关、足临泣，仅针1次即取得临床治愈的疗效。

胆俞—日月

【单穴功用】

胆俞，在背部，当第10胸椎棘突下，旁开1.5寸(图19)，为足太阳膀胱经腧穴，乃胆气转输、输注的处所，是治疗胆病的要穴，故名胆俞。本穴具有清泄肝胆邪热、疏肝和胃、理气宽膈、散郁止痛、清热明目之功。用于治疗胸腹胀满、胁肋疼痛、头痛目眩、口苦咽干、恶寒发热、骨蒸劳热、食欲不振、恶心呕吐、黄疸、雀目、腋下肿。

日月，又名胆募、神光。在上腹部，当乳头直下，第7肋间隙，前正中线旁开

4 寸(图 47),既是足少阳胆经腧穴,又是胆的募穴,还是足少阳、太阴经,阳维脉的交会穴。日月又名神光,神光者,日与月也。神光所现,乃左右目也,目又是阴、阳精气所奉,本穴善治目疾,有明目之功,故名日月。本穴具有疏胆气、化湿热、和胃气、畅中焦、理气机、止疼痛之功。用于治疗肝胆失调、气血不活、胁肋疼痛、肝气犯胃、胃脘疼痛、呕吐、吞酸、呃逆、腹胀、黄疸。

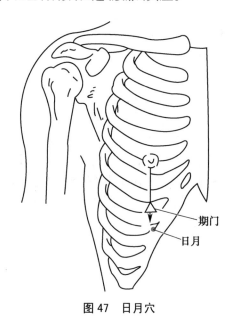

图 47　日月穴

【伍用功能】

胆俞为胆之精气输注于背部的腧穴,可调整胆腑的功能,清泄肝胆之邪,疏调肝胆气机,而行气活血,散瘀定痛;日月为胆的精气募结上腹之处所,本穴的深部,又是肝胆脾胃所居,能疏调肝胆、调和脾胃、清化湿热、理气止血。二穴伍用,一前一后,一阴一阳,两面夹击,直达病所,疏调肝胆,通络止痛之功益彰。

【主治】

1.肝胆失调、厥气横逆、脾胃受累、症见头晕、目眩、易怒、胸闷、胁痛、脘腹胀痛、嗳气、吐酸、食欲不振、大便泄泻。

2.肝胆疾病(急、慢性胆囊炎,胆结石,急、慢性肝炎)。

3.肋间神经痛。

【操作法】

胆俞:俯伏或俯卧,于第 10 胸椎棘突下、中枢穴旁开 1.5 寸处取穴。斜刺0.5~0.8 寸。

日月:正坐或仰卧,于锁骨中线之第 7 肋骨取穴。斜刺 0.5~1 寸。

【经验】

胆俞—日月伍用,谓之俞募配穴法,它对胆腑有良好的调整作用。吕老于1984年初夏尝治一年近半百的女性,罹患发作性胃脘部痉挛疼痛2年余,每因劳累过度,情志不遂即刻发病,发则自觉胃腑不通,抽为一团,恶心呕吐,大汗淋漓,面色苍白,四肢不温,舌苔白腻,脉弦数,经医院诊为胆结石(泥沙型)。脉症合参,证属肝胆失调,温热内蕴,肝气横逆,犯中克土。治宜疏泄肝胆,清化湿热,通络止痛,消积排石。处方:①茵陈30克,栀子、黄芩各10克,大黄(后下)10克,芒硝10克,海浮石15克,鱼枕骨10克,香附10克,郁金10克,青橘叶10克,炒三仙各12克,水煎服;②胆俞、日月,均以单手快速进针法,在得气的基础上,加用电针,连续通电30分钟。治疗经过:每日晨起服药一煎,继则施以针刺,在通以电刺激时,患者自觉胆区收缩,起针后针感消失,心胸舒畅,甚觉轻快,当日腑行通畅,连泻4次,经洗大便收集砂石达20余克,结石小如沙粒,大如黄豆(有3块),连续治疗3次,结石排出达50余克,病人甚喜,要求连续治疗,以资巩固,前后治疗月余,又赴医院复查,证实结石已经排出,嘱患者停服中药,每周施针2次,以清净胆府,防其结石再现。亦可取金钱草若干,泡水代茶饮之,若能坚持为治,也有巩固疗效,防其复发之效。

第5章 清热解毒消肿类

太溪—中渚

【单穴功用】

太溪（见第 42 页）。

中渚，又名下都。在手背部，当环指本节（掌指关节）的后方，第 4、5 掌骨间凹陷处（图 48），渚者，水中间之小块陆地也。三焦者决渎之官，水道出焉。本穴为手少阳三焦经腧穴，乃本经脉气所注，为输木穴，木能遮挡水流，而使其旁流。穴居手小指环指本节（掌指关节）后凹陷处。其脉气由关冲过本穴而走于阳池，穴居其中，如渚，故名中渚。本穴具有疏少阳气机、解三焦邪热、活络止痛、开窍益聪之功。用于治疗头痛、目赤、耳聋、耳鸣、咽喉肿痛、热病汗不出、前臂及肘部挛痛、五指不能屈伸、疟疾。

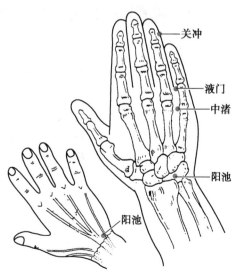

图 48　关冲、液门、中渚、阳池穴

【伍用功能】

太溪为足少阴肾经脉气所注,为输土穴,具有滋肾阴、退虚热、壮元阳、利三焦,补命火、兴阳事,补肝肾、强腰膝之功;中渚为手少阳三焦经脉气所注,为输木穴,具有疏少阳气机、解三焦邪热、活络止痛、开窍益聪之效。太溪以滋补为主;中渚以清泻为要。二穴伍用,一补一泻,木土制化,寓有补不恋邪,泻不伤正之妙,共奏清热解毒、消肿止痛之功。

【主治】

1. 阴虚喉痹,症见口干咽痛、烦躁易怒、腰膝酸软等。

2. 慢性咽喉炎。

3. 耳鸣、耳聋。

【操作法】

太溪:正坐或仰卧,于内踝后缘与跟腱前缘的中间,与内踝尖平齐处取穴。直刺 0.3 寸,或斜向外踝刺 0.3~0.5 寸。

中渚:俯掌,液门穴直上 1 寸,当第 4、5 掌指关节后方凹陷中取穴。直刺 0.2~0.3 寸。

【经验】

太溪—中渚伍用,多用于治疗慢性咽喉炎,证属阴虚火旺者宜用,太溪针刺用补法,以滋补肾阴,中渚针刺用泻法,以泻其火,二穴伍用,一补一泻,滋阴降火,消肿止痛益彰。

液门—鱼际

【单穴功用】

液门,又名腋门、掖门。在手背部,当第 4、5 指间,指蹼缘后方赤白肉际处(图48),"液"指水气,"门"为出入之处。本穴为手少阳三焦经腧穴,乃本经脉气所溜,为荥水穴。三焦者,决渎之官,水道出焉。脉属三焦,穴为水性,为水气出入之门户,故名液门。本穴具有疏少阳气机、解三焦邪热、清热解毒、消肿止痛之功。用于治疗头痛、目赤、耳鸣、耳聋、眩晕、上牙痛、咽喉肿痛、手背红肿、五指拘挛、腕部无力、前臂疼痛、热病汗不出、疟疾寒热。

鱼际(见第 42 页)。

【伍用功能】

液门为手少阳三焦脉气所溜,为荥水穴。按"荥主身热"之理,本穴既有良好的清热作用,又具水穴之性,尚有滋阴降火之功;鱼际为手太阴脉气所溜,为荥火穴;它具有清热泻火,消肿止痛,清利咽喉,凉血止血之功。液门为荥水之穴,清中寓补;鱼际为荥火之穴,清泄力顿。二穴相合,水火同用,相互制约,相互促进,清热泻火,消肿止痛之功益彰。

【主治】

咽喉肿痛,吞咽困难,不论外感、内伤,均宜选用。

【操作法】

液门:微握拳,掌心向下,于第4、5指间缝纹端,当赤白肉际处取穴。直刺0.3~0.5寸。

鱼际:侧掌,微握拳,腕关节稍向下屈,于第1掌骨中点之掌侧赤白肉际处取穴。直刺0.3~0.5寸。

【经验】

液门—鱼际伍用,出自《百症赋》:"喉痛兮,液门、鱼际去疗。"杨维杰先生说:"据经验确有卓效,治疗时不必四穴皆刺,若针左手鱼际,就针右手液门;针右手鱼际,就针左手液门。两边各针一针即可,捻针时,双手齐捻,并令吞咽唾液,动引其气,两穴之气,在喉部交应,可即止喉痛。"

合谷—内庭

【单穴功用】

合谷(见第5页)。

内庭(见第19页)。

【伍用功能】

合谷为手阳明大肠经脉气所过,为本经原穴,具有疏风解表、清热退热、通经活络、行气止痛、镇静安神之功;内庭为足阳明胃经脉气所溜,属荥水穴,具有清热泻火、降逆止呕、理气止痛、和胃化滞之效。合谷以清泻手阳明大肠经之热为主;内庭以清足阳明胃经之热为要,二穴相合,同经相应,同气相求,相互促进,清泻胃肠之热增强。

【主治】

1.咽喉肿痛。

2.风火牙痛、牙龈肿痛、口舌生疮等。

3.寒疟(为疟疾病之一,出自《素问·疟论》,多因寒气内伏,秋凉而感疟邪所致。症见先寒后热,热多寒少或但寒不热,腰背头顶痛,无汗,脉弦紧等)。

4.胃痉挛、胃脘痛。

5.腹胀、肠鸣等症。

【操作法】

合谷：①拇、示指张开，以另一手的拇指关节横放在虎口上，当拇指尖到达之处是穴；②拇、示两指并拢，在肌肉的最高处取穴；③拇、示两指张开，当虎口与第1、2掌骨接合部连线的中点。直刺0.5~1.2寸。

内庭：仰卧或正坐，于第2、3跖趾缝间的缝纹端取穴。直刺0.3~0.5寸。

【经验】

合谷—内庭伍用，出自《长桑君天星秘诀歌》："寒疟面肿及肠鸣，先取合谷后内庭。"吕老体会，二穴伍用，治疗急性咽喉炎、扁桃体炎所引起的咽喉肿痛诸症，证属阳明热盛者，针刺用泻法，均有良效。病情重者可加刺扶突（令针感直达病所），以增疗效。

足三里—二间

【单穴功用】

足三里（见第7页）。

二间（见第31页）。

【伍用功能】

足三里为足阳明胃经脉气所入，为合土穴，有理脾胃、调中气、化积滞、降浊逆、通经络、调气血、扶正气、补元气、强体健身、祛邪防病之功；二间为手阳明大肠经脉气所溜，为荥水穴，有散邪热、利咽喉、止疼痛之力。足三里突出一个"补"字；二间侧重一个"泻"字。二穴合用，一补一泻，相互制约，相互为用，清热利咽，消肿止痛之力益彰。

【主治】

1. 牙痛，证属风火上扰者。

2. 头痛，证属阳明燥热，随经上窜者。

3. 喉痹，即咽喉肿痛。

【操作法】

足三里：①正坐屈膝，于外膝眼（犊鼻）直下一夫（3寸），距离胫骨前缘一横指处取穴；②正坐屈膝，用手从膝盖正中往下摸取胫骨粗隆，在胫骨粗隆外下缘直下1寸处是穴；③正坐屈膝，以本人之手按在膝盖，示指抚于膝下胫骨，当中指尖着处是穴。直刺0.5~1.2寸。

二间：侧掌，微握拳，在示指掌指关节前方桡侧，正当示指第1节指骨小头的前方，赤白肉际处。直刺0.2~0.3寸。

【经验】

足三里—二间伍用,出自《长桑君天星秘诀歌》:"牙痛、头痛兼喉痹,先刺二间后三里。"吕老体会,二穴伍用,对于牙痛、头痛、咽喉肿痛诸症,证属阳明热盛,随经上窜者,均宜选用。针刺手法:足三里先泻后补,或平补平泻;二间施以泻法,或三棱针点刺放血。二穴参合,泻不伤正,补不恋邪,相辅相成,其功益彰矣。

二间—太溪

【单穴功用】

二间(见第 31 页)。

太溪(见第 42 页)。

【伍用功能】

二间为手阳明大肠经脉气所溜,为本经荥水穴,又是本经子穴,大肠属金,金能生水,按"荥主身热""实则泻其子"的道理,本穴具有较好的清热泻火,消肿止痛之功;太溪为足少阴肾经脉气所注,为本经输土穴,又称水之土穴,本穴具有良好滋肾阴、退虚热、壮元阳、理胞宫,促气化、利三焦,补肝肾、强腰膝之力。二间以清泻为主;太溪以滋补为要。二穴伍用,一清一滋,一补一泻,相互制约,相互促进,滋阴清热,泻火解毒,消肿止痛之功益彰。

【主治】

1.牙痛,证属肝肾阴亏,虚火上炎,牙齿浮动、隐痛者。

2.慢性咽喉肿痛诸症,证属肾水不足,水亏火旺,热聚咽喉者。

【操作法】

二间:侧掌,微握拳,在示指掌指关节前方桡侧,正当示指第 1 节指骨小头的前方,赤白肉际处。直刺 0.2~0.3 寸。针刺用泻法。

太溪:正坐或仰卧,于内踝后缘与跟腱前缘的中间,与内踝尖平齐处取穴。直刺 0.3~0.5 寸;或斜向外踝前方刺 0.3~0.5 寸。针刺用补法。

【经验】

二间—太溪伍用,出自《卧岩凌先生得效应穴针法赋》:"牙齿痛吕细堪治应在二间"。吕老体会,临床应用时,二间针刺用泻法,太溪针刺用补法,才能获其良效。为了提高疗效,亦可与肾俞伍用,以增强补肾之力。

下关—合谷

【单穴功用】

下关,在面部耳前方,当颧弓与下颌切迹所形成的凹陷中(图 49),为足阳明胃经腧穴。又是足少阳与足阳明之交会穴。关,开合之枢机也。穴居颧弓的下缘,又为牙齿之开合,故名下关。本穴具有疏风活络、开窍益聪之功。用于治疗耳聋、耳鸣、耳痛、牙痛、口眼㖞斜、牙关开合不利、下颌脱臼。

合谷(见第 5 页)。

【伍用功能】

下关为足阳明胃经腧穴,又是足阳明与足少阳之会穴,故能疏泄阳明、少阳气机,而疏风开窍、活络止痛;合谷为手阳明大肠经气所过,又是本经之原穴,而能调整全身功能,以疏风解表、清肺泄热、通经活络、镇静止痛、通降胃肠、清上降浊。二穴配伍,同经相应,同气相求,调和胃肠,升清降浊,泄热止痛之功益彰。

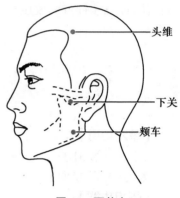

图 49　下关穴

头维

下关

颊车

【主治】

1. 牙痛,证属阳明热盛者。

2. 面瘫(面神经麻痹)。

3. 下颌关节功能紊乱症。

4. 三叉神经痛。

【操作法】

下关:正坐或侧伏,闭口,于耳屏前约 1 横指处,当颧弓下的凹陷处取穴。此穴合口有孔,张口即闭。直刺 0.5~1 寸。

合谷:①拇、示指张开,以另一手的拇指关节横放在虎口上,当拇指尖到达之处是穴;②拇、示两指并拢,在肌肉的最高处取穴;③拇、示两指张开,当虎口与第 1、2 掌骨接合部连线的中点。直刺 0.5~1.2 寸。

【经验】

下关—合谷伍用,为吕老之经验,以治上牙痛著称。下关为病所取穴,以舒调局部经气为主;合谷为循经远道取穴,以舒调经脉之气,清泄阳明之热为要。二穴相合,和降阳明之气,清泄阳明邪热,故其功益彰。吕老体会,下关穴以深刺较好,病人半边面颊部有针感者,其效更著。合谷穴针刺用泻法。必要时,在得气的基础上,双手同时持针、捻转、震颤之,用以通经活络,行气止痛,增强治疗效应。

手三里—太溪

【单穴功用】

手三里,又名上三里、鬼邪。在前臂背面桡侧,当阳溪与曲池连线上,肘横纹下2寸(图50),为手阳明大肠经腧穴。里,有居之意,穴距肘髎为3寸,故名手三里。本穴具有通经活络、祛风散邪、消肿止痛、和胃利肠之功。用于治疗牙痛、颊颔肿、肩膊疼痛、上肢不遂、手臂顽麻、急性腰扭伤、落枕、坐骨神经痛、腹痛吐泻、伤风感冒。

太溪(见第42页)。

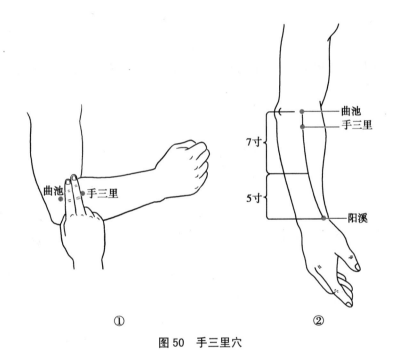

① ②

图50 手三里穴

【伍用功能】

手三里为手阳明大肠经腧穴,阳明为多气多血之经,刺之有通经活络、祛风散邪、消肿止痛、和胃利肠之功;太溪为足少阴肾经脉气所注,为输土穴,有滋肾阴、退虚热,壮元阳、利三焦、强腰膝、理胞宫之力。手三里以清热祛邪为主;太溪以滋补扶正为要。二穴合用,一补一泻,相辅相成,通经活络,消肿止痛之功益彰。

【主治】

1.牙痛,证属阴虚火旺者。

2.耳痛、耳下肿痛等症。

3.落枕。

4.急性腰扭伤。

5.坐骨神经痛。

【操作法】

手三里:侧腕屈肘,在阳溪与曲池连线的上1/6与下5/6的交点处取穴。直刺0.5~1.5寸。

太溪:正坐或仰卧,于内踝后缘与跟腱前缘的中间,与内踝尖平齐处取穴。直刺0.3~0.5寸。

【经验】

手三里—太溪伍用,以治耳痛、牙痛诸症。耳痛、牙痛是肾、大肠之气上逆之故,今以手三里清泄阳明而降逆,以太溪滋肾清热而泻火,合而用之,其功益彰。

廉泉—中冲

【单穴功用】

廉泉,又名舌本、本池。在颈部,当前正中线上,喉结上方,舌骨上缘凹陷处(图51),为任脉之腧穴,阴维脉与任脉之交会穴。穴居喉结之上,因其喉头结节如棱,舌本下有孔窍,为口中津液所出,犹如清泉,故名廉泉。本穴具有利窍络、生津液、清火逆、降痰浊之功。用于治疗舌下肿痛、舌缓流涎、中风舌强不语、暴喑、咽食困难、消渴、咳嗽上气、口疮。

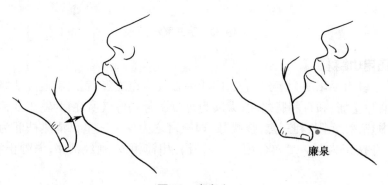

图51　廉泉穴

中冲(见第 13 页)。

【伍用功能】

廉泉为任脉经腧穴,位居舌本,以利窍络、疗失音,生津液、止口渴,降痰浊、平喘逆为主;中冲为手厥阴心包脉之所出,为井木穴,以通心络、开心窍、清心火、退邪热、回阳救逆为要。廉泉以疏调局部(舌本)经气、消肿止痛为主;中冲以清泄心经火热、启闭开窍、苏厥醒神为要。二穴合用,相得益彰,清热解毒,消肿止痛之力增强。

【主治】

1. 舌下肿痛。

2. 中风舌强不语。

3. 暴喑,喉喑之一。出自《灵枢·寒热病》。又名金实不鸣、卒喑。指突然发生的失音,多属实证。由风寒袭肺或风热犯肺,气道受遏,肺气壅塞,以致肺实不鸣。相当于急性喉炎、痉挛性失音等。证属风热者。

【操作法】

廉泉:正坐仰靠,于喉结上方,当舌骨体下缘与甲状软骨切迹之间处取穴。简易取法:医者将拇指朝下,指间关节横纹放在下颌骨正中(即颏三角),当指尖到达的地方,就是本穴(图 51)。针尖斜向上方刺入 0.5~1 寸,以舌根有针感为度。

中冲:仰掌,于中指尖的中点,距指甲游离缘约 0.1 寸处取穴。针尖略向上方斜刺 0.1~0.2 寸,或三棱针点刺放血。

【经验】

廉泉—中冲伍用,出自《百症赋》:"廉泉、中冲,舌下肿痛堪取。"吕老体会,诸凡心经热盛,聚于咽喉,舌窍闭阻,遂有舌下肿痛、失语等症均可选用。盖心开窍于舌,故主取中冲清心开窍,佐以廉泉疏通舌本窍络,合而用之,其功益彰。

阳谷—侠溪

【单穴功用】

阳谷,在手腕尺侧,当尺骨茎突与三角骨之间的凹陷处(图 52),为手太阳小肠经腧穴,乃本经脉气所行,为本经经火穴。穴在手外侧(尺侧),当兑骨(尺骨茎突前外下方)凹陷处,形如小谷,故名阳谷。本穴具有疏调经气、清热泻火、消肿止痛之功。用于治疗颈颔肿、手腕及前臂外侧(尺侧)疼痛、热病无汗、头眩目痛、耳鸣耳聋、牙痛、舌强不能吮乳、小儿瘛疭。

侠溪,又名夹溪。在足背外侧,当第 4、5 趾间,趾蹼缘后方赤白肉际处(图 46),为足少阳胆经腧穴,乃本经脉气所溜,为本经荥水穴。侠溪者、水也,有水可称为溪。穴居足小趾、次趾歧骨间,本节前之凹陷处,因其两趾相夹之间如溪,故名侠溪。本穴具有清热泻火、平肝息风、通络止痛之功。用于治疗眼外眦(外眼角)肿痛、头痛、目眩、耳鸣、耳聋、颊颌肿、胁肋痛、足背红肿、五趾痉挛、足心发热、热病汗不出。

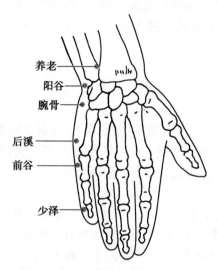

图52 少泽、前谷、腕骨、阳谷穴

【伍用功能】

阳谷为手太阳小肠经脉气所行,为本经经火穴。火性炎上、属阳,有清热泻火,消肿止痛之功;侠溪为足少阳胆经脉气所溜,为本经荥水穴。按"荥主身热"之理,有清热泻火、滋水涵木、平肝息风、通络止痛之力。二穴配伍,协力而行,清热泻火,消肿止痛之力增强。

【主治】

1. 目赤肿痛,证属肝胆火旺者。

2. 颌肿口噤诸症。

3. 胸胁胀满、疼痛等症。

4. 伤寒热病汗不出等。

【操作法】

阳谷:侧掌,手心向前,由腕骨直上,相隔一骨(三角骨)的凹陷处取穴。直刺0.2~0.3寸。

侠溪:正坐垂足着地,于足背第4、5趾缝端取穴。斜刺0.2~0.3寸。

【经验】

阳谷—侠溪伍用,出自《百症赋》:"阳谷、侠溪,颌肿口噤并治。"《医宗金鉴》："侠溪主治胸胁满,伤寒热病汗难出,兼治目赤耳聋痛,颔肿口噤疾堪除"。盖一以阳谷疏解太阳经气,而清热泻火,解表退热,消肿止痛;一以侠溪疏解少阳经气,而清热泻火,通络止痛。合而用之,太阳、少阳二经并行,故清热泻火,消肿止痛,解表退热之力增强。

身柱—委中

【单穴功用】

身柱(见第 24 页)。

委中(见第 16 页)。

【伍用功能】

身柱为督脉经穴,上通于脑,下贯于脊,立柱而顶千斤,能总督一身之阳气,以祛邪退热,清心安神,镇静定志,补肺清营;委中为足太阳膀胱经气所入,为本经合土穴,有通调腰、背之阳气,以舒筋活络,强健腰膝,凉血活血,清热解毒。身柱以扶正为主;委中以散邪为要。二穴伍用,一上一下,一补一泻,清热解毒,通经活络,消肿止痛之力益彰。

【主治】

疔疮。

【操作法】

身柱:俯伏或俯卧,于后正中线与两肩胛冈高点连线之交点处,当第 3 胸椎棘突下间陷中是穴。从背侧向上斜刺 0.5~1.2 寸;艾炷灸 3~5 壮,艾条灸 20~30 分钟。

委中:俯卧,于腘窝横纹中点,二肌腱之间取穴。直刺 0.5~1 寸,或三棱针点刺放血。

【经验】

身柱—委中伍用,用于治疗疔疮初起诸症。身柱多取灸法,委中多用三棱针放血之法为治。为了提高疗效,同时可取紫花地丁、蒲公英各 30 克,丹参 15 克,牡丹皮 10 克,金银花、青连翘各 15 克,水煎服。

委中—膈俞

【单穴功用】

委中(见第 16 页)。

膈俞,在背部,当第7胸椎棘突下,旁开1.5寸(图19),为足太阳膀胱经腧穴,又为八会穴之一——血之会穴。本穴内应横膈,又善治膈肌病证,故名膈俞。本穴具有清血热、止出血、益气血、疗虚损、和胃气、宽胸膈、止呃逆之功。用于治疗呕吐、噎膈、饮食不下、呃逆、咳嗽、气喘、潮热、盗汗、胃脘疼痛、两胁胀痛、腹中痞积、热病汗不出、怠惰思卧、各种血证(吐血、咯血、大便下血)。

【伍用功能】

委中为足太阳膀胱经下合穴,"下"指下肢而言,"合"有汇合的含义,下合穴乃六腑相合于下肢阳经的腧穴,按照《内经》:"合治内腑"的原则,本穴具有调整膀胱经的经气,奏舒筋活络、强健腰膝、凉血活血、清热解毒之功。膈俞为血之会穴,有清热凉血、益气止血、和胃降逆、宽胸快膈之力。委中以泻血热为主;膈俞以清血热为要。委中突出一个"降"字;膈俞侧重一个"升"字。二穴相合,一清一泻,一升一降,相互制约,相互为用,清热解毒,消肿止痛之力增强。

【主治】

1.丹毒,此症多因风热化火,湿热化火,外伤感染所致。病之初起,患部嫩红一片,边缘清楚、灼热、痒痛间作,迅速蔓延扩大,发热恶寒,头痛,口渴,甚者壮热烦躁,神昏谵语,恶心呕吐等毒邪内攻之症。

2.头痛,证属瘀血阻络者。

【操作法】

委中:俯卧,于腘窝横纹中点,二肌腱之间取穴。直刺0.5~1寸,或三棱针点刺放血。

膈俞:俯卧,于第7胸椎棘突下、至阳穴旁开1.5寸处取穴,约与肩胛骨下角相平。向下斜刺0.3~0.5寸,或向脊柱方向斜刺0.5~1.2寸。

【经验】

委中—膈俞伍用,治丹毒时,委中以三棱针点刺放血为法,膈俞先用针法,继用拔火罐,以出血为度。盖放血治之称为放血疗法,是属古之刺络法的范畴。其治疗作用有解表退热、祛风止痒、醒脑开窍、凉血止血、消肿止痛、镇吐止泻等。

瘀血头痛案例

京城名医于书庄先生1987年7月17日治疗一患有瘀血性头痛之男性患者,病起于20岁时右头部被重物击伤,即见局部青紫肿痛,几天后瘀血被吸收,但出现右侧头隐痛,持续10余年,未予治疗。近2年来转为闪电样刺痛,多在午后、晨起时发作,阴雨天加重,每次发作持续30秒钟左右,疼痛重时用手指按压可减轻。舌质红,脉弦细。血压15/11.4千帕(114/86毫米汞柱),头颅CT未见异常。证属瘀血阻络。治宜活血化瘀、通络止痛。处方:膈俞、委中、阳陵泉。操作：上穴用平补平泻手法，每日一次，留针 20 分钟。针刺膈俞有柔和酸胀之针感，针委中有触电样感觉，针阳陵泉有较强的酸胀感，有上述感觉者为得气，气至病所。治疗 2 次后，头痛缓解，又针 3 次，以资巩固。随访 3 个月，未见再发。

按语：患者系外伤损络、血瘀气滞、阻塞络脉，故见头痛经久不愈，虽未见有舌质紫黯或舌有瘀斑、脉涩等血瘀之舌脉之象，但根据痛有定处，其痛如针刺样的症状判断，职是血瘀头痛无疑。治宜活血化瘀、通络止痛。膈俞乃血之会穴，委中为膀胱经之合穴，二穴伍用，有较强的活血化瘀之功，阳陵泉为筋之会穴，足少阳之合穴，因其痛在侧头，属少阳之位，故针之以疏通少阳经气，活血化瘀而止痛。作者在临证之际，治疗多例脑外伤之头痛，皆用此法，无不收效。

委中—女膝

【单穴功用】

委中（见第 16 页）。

女膝，又名女须、女婿、丈母，出自《癸辛杂识》。穴居足后跟部，跟骨中央，赤白肉际处（即跟腱附着部下缘处）（图 53），本穴具有调和阴阳、镇静安神、舒筋活络、消炎止痛之功。用于治疗吐泻转筋、牙槽风、齿龈炎、惊悸、癫狂、气逆等症。

【伍用功能】

委中清血泄热、凉血解毒、舒筋活络、祛风湿、利腰膝；女膝调和阴阳、镇静安神、舒筋活络、消炎止痛。委中以清降为主；女膝以镇降为要。二穴配伍，协力为用，清热解毒，消炎止痛之力益彰。

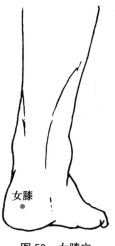

女膝

图 53　女膝穴

【主治】

发际疮，生于项后头发边沿处，初起形如粟米，渐大如黍豆，坚硬高起，顶白根赤，痛痒较甚，破后流少量脓液，时破时敛，缠绵难愈；亦可治牙槽风（牙龈脓肿）。

【操作法】

委中：俯卧，于腘窝横纹中点，二肌腱之间取穴。直刺 0.5~1 寸，亦可三棱针点刺放血。

女膝：俯卧或侧卧，于足跟后正中线赤白肉际处取穴。直刺 0.2~0.3 寸；艾炷灸 3~7 壮,艾条灸 5~15 分钟。

【经验】

委中—女膝伍用,用于治疗发际疮(类似多发性毛囊炎),可伍用大椎穴三棱针点刺放血,并加拔火罐,其效更著。然而本病往往经久不愈,故宜坚持治疗,切勿半途而废。据传:刘汉卿郎中患牙槽风,经针刺委中、女膝,是日脓出血止。

归来—太冲

【单穴功用】

归来,又名溪谷、溪穴。在下腹部,当脐下 4 寸,距前正中线 2 寸(图 43),为足阳明胃经腧穴。穴居天枢穴下 4 寸,中极穴旁开 2 寸处。既可纳气归元(归根),又可治气分病(男子囊缩,女子阴挺),而使其复原,故名归来。本穴具有疏调下焦气机、行气止痛、暖宫散寒、升阳举陷之功。用于治疗腹痛、疝气、睾丸肿痛、经闭、阴挺、带下、阴冷肿痛。

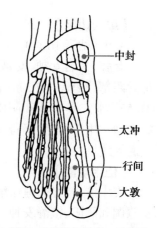

太冲,又名大冲。在足背侧,当第 1 跖骨间隙的后方凹陷处(图 54),为足厥阴肝经腧穴,乃本经脉气所注,既是本经"原"穴,又是输土穴。太,大也;冲,通道也。比喻本穴为肝经通道所在,也是元(原)气所居之处,故名太冲。本穴具有舒肝理气、活血通络、清降肝阳、镇肝息风、清利下焦湿热之功。用于治疗胸胁支满、疼痛、呕逆食少、眩晕头痛、头重脚轻、烦躁失眠、惊风抽搐、癫痫、目赤肿痛、崩漏、疝气、遗溺、小便不通、内踝前缘痛。

图 54 大敦、行间、太冲穴

【伍用功能】

归来位于下焦,有调理气机、纳气归元、行气止痛、温经散寒、升阳举陷之功;太冲处于踇趾本节后,能疏肝理气、活血通络、平肝潜阳、镇肝息风、清利湿热。归来以升清为主;太冲以清降为要。归来突出一个"补"字;太冲侧重一个"泻"字。二穴伍用,一升一降,一补一泻,相互制约,相互为用,升阳举陷,清热利湿,消肿止痛之功益彰。

【主治】

1.睾丸肿痛。

2.阴挺(子宫脱垂、阴道壁膨出)。

3. 小肠气痛,疝气诸症。

【操作法】

归来:仰卧,先取耻骨联合上缘凹陷处的曲骨穴,于其旁开2寸,再向上1寸处是穴。直刺0.5~1寸,向前阴方向斜刺1~2寸。

太冲:正坐垂足,于足背第1、2跖骨之间,跖骨底接合部前方凹陷处,当踇长伸肌腱外缘处取穴。直刺0.5~1寸。

【经验】

归来—太冲伍用,为吕老之经验,善治前阴之病证。归来多取向前阴方向斜刺,针感若向前阴部放散,甚至有收缩感者,其效更著。吕老曾治一中年妇女,罹患阴挺(子宫脱垂)1年余,自觉气短乏力,小腹坠胀,站立尤甚,卧之减轻,腰膝酸软,面色㿠白,舌淡苔薄白,脉细弱。脉症合参,证属肾气不足,中气下陷。治宜补气升提,培补肝肾。处方:归来、太冲、太溪,针刺用补法,留针20分钟。治疗经过:先针刺归来,向前阴方向沿皮斜刺,当前阴部位有收缩、升提感时,立刻滞针守气,在得气的基础上,施以补法,太溪、太冲均直刺0.3~0.5寸,针刺用补法。前后治疗10次,二度子宫脱垂,竟能痊愈,随访1年,亦未见复发。

承山—三阴交

【单穴功用】

承山,又名肠山、鱼腹、肉柱、鱼腰、伤山。在小腿后面正中,委中与昆仑之间,当伸直小腿或足跟上提时腓肠肌肌腹下出现尖角凹陷处(图55),为足太阳膀胱经腧穴。穴居小腿肚丰肉(腓肠肌)分叉下,丰肉如山之高起,穴在其下,颇有承上分肉之状,犹如承山而得名。本穴具有舒筋活络、通调腑气、凉血止血、消肿止痛之功。用于治疗腰背疼痛、腿痛转筋、膝下肿、足跟痛、便秘、痔疮、脚气、小儿惊厥。

三阴交(见第41页)。

【伍用功能】

承山通调腑气、舒筋活络、凉血止血、和肠疗痔、消肿止痛;三阴交补脾胃、助运化,疏下焦、理胞宫,调和气血,通经活络。承山以泻为主;三阴交以补为要。二穴伍用,一补一泻,相互制约,相互为用,清热解毒,消肿止痛之功益彰。

【主治】

1. 肛门肿痛诸症。

2. 睾丸肿痛诸症。

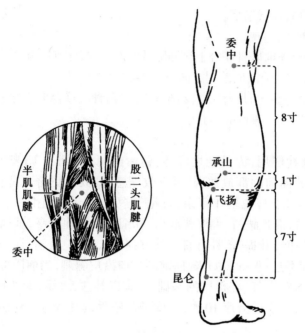

图 55　委中、承山、飞扬穴

【操作法】

承山：①俯卧，下肢伸直，足跖挺而向上，其腓肠肌部出现"人"字陷纹，从其尖下取穴；②直立，两手上举按着墙壁，足尖着地，在腓肠肌下部出现"人"字陷纹，当"人"字尖下取穴。直刺 0.8~1.2 寸。

三阴交：正坐或仰卧，于胫骨内侧面后缘，内踝尖间直上 4 横指（一夫）处取穴。从内向外直刺 0.5~1 寸。

【经验】

承山—三阴交伍用，用于治疗睾丸肿痛（类似急性睾丸炎）、肛门肿痛诸症，证属湿热为患者效佳，针刺用泻法，只针不灸，承山穴亦可三棱针点刺放血，消肿止痛之功甚著，缘由足太阳膀胱经之经别经由肛门是也。

委中—承山

【单穴功用】

委中（见第 16 页）。

承山（见第 79 页）。

【伍用功能】

委中为足太阳膀胱经腧穴、下合穴,依据《内经》"合治内腑"的原则,该穴调整足太阳膀胱经的经气,具舒筋活络、强健腰膝、凉血活血、清热解毒、消肿止痛之功;承山为足太阳膀胱经腧穴,本经之经别又通于肛门,本穴具有通调腑气、舒筋活络、凉血止血、消肿止痛之效。二穴相配,合力力用,舒筋活络,消肿止痛之力益甚。

【主治】

1.痔疮为患,肛门肿痛等症。

2.腰部扭伤诸症。

3.坐骨神经痛,邪居太阳,以小腿肚疼痛为主者。

4.小腿肚转筋(腓肠肌痉挛)诸症。

5.霍乱,多因饮食生冷不洁,或感受寒邪、暑湿、疫疠之气所致,以起病突然、大吐大泻、烦闷不舒、小腿肚拘急等症为特征。

【操作法】

委中:俯卧,于腘窝横纹中点,二肌腱之间取穴。直刺0.5~1寸,或三棱针点刺放血。

承山:①俯卧,下肢伸直,足跖挺而向上,其腓肠肌部出现"人"字陷纹,从其尖下取穴;②直立,两手上举按着墙壁,足尖着地,在腓肠肌下部出现"人"字陷纹,当"人"字尖下取穴。直刺0.5~1寸,或三棱针点刺出血。

【经验】

委中—承山伍用,出自《马丹阳天星十二穴治杂病歌》:"委中配承山……"吕老体会,二穴伍用,治病甚广,疗效颇著,详查其由,二穴均居膝下,合而用之,有同心协力、推波助澜、通经接气之妙用。属急性病症者,针刺多用泻法,或三棱针点刺出血。属寒证者,针灸并施,重灸承山穴,艾条灸20~30分钟。古云:委中穴禁灸,何故使然? 世人认为,委中穴处血管丰富,又是大的血脉,灸之有伤血脉之虞。另外,火性炎上,易于伤阴,甚至发生火逆之疑。以余之见,如属寒证,施以温和灸,也未尝不可,用时注意,千万不能发生灸疮,在这样的前提下,可放心用之。二穴配伍为何能治肛门疾病呢? 此即足太阳膀胱经的经别有一条支脉分布到肛门的关系,它弥补了正经主治上的不足,从而扩大了治疗范围。

委阳—天池

【单穴功用】

委阳,在腘横纹外侧端,当股二头肌腱的内侧(图16),为足太阳膀胱经腧穴。

又是三焦经的下合穴。穴居腘横纹外侧端,与委中相平,因穴在委中外侧,故名委阳。本穴具有疏调三焦气机、通调水道、清利膀胱、利尿消肿之功。用于治疗胸满、身热、腋下肿、小腹胀满、小便不利、筋脉拘急、腰脊强痛、下肢疼痛。

天池,又名天会。在胸部,当第4肋间隙,乳头外1寸,前正中线旁开5寸(图56),为手厥阴心包经腧穴,又是手厥阴、足少阳之交会穴。穴在胸廓,谓之天位,穴处凹陷似池,又应天池星名,故名天池。本穴具有理气宽胸、宣肺止咳、清凉散热、通络止痛之功。用于治疗咳嗽气喘、胸膈烦满、腋下肿痛、胁肋疼痛、瘰疬、热病汗不出、头痛。

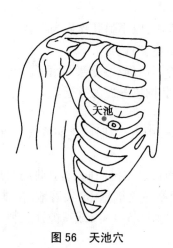

图56 天池穴

【伍用功能】
委阳以疏调三焦气机为主;天池以调理心包经气为要。委阳以通调水道、利尿消肿为主;天池以清凉散热、理气宽胸、通络止痛为要。二穴合用,表里同治,气血双调,理气行滞,消肿止痛之力增强。

【主治】
1.腋下肿痛。
2.胸闷、胁肋疼痛等症。

【操作法】
委阳:俯卧,于腘窝横纹正中委中穴旁开1寸处取穴。直刺0.5~1寸。
天池:仰卧,先定第4肋间隙,然后于乳头中点旁开1寸处取穴。妇女应于第4肋间隙,锁骨中线向外1寸处定穴。斜刺0.3~0.5寸。

【经验】
委阳—天池伍用,出自《百症赋》:"委阳、天池,腋肿针而速散。"吕老体会,亦可与调气汤(桔梗、枳壳、薤白、杏仁)参合,其效更著。

三间—后溪

【单穴功用】

三间,又名少谷、小谷。微握拳,在示指本节(第2掌指关节)后,桡侧凹陷处(图24),为手阳明大肠经腧穴,乃本经脉气所注,为输木穴。穴在示指之拇指侧(桡侧),本节后凹陷处,穴当本经第三个穴位,故名三间。本穴具有疏调大肠腑气、宣泄邪热、清利咽喉、消肿止痛之功。用于治疗目痛、牙痛、咽喉肿痛、肩背疼痛、手指及手背红肿、身热、胸满肠鸣、气喘、大便不通、多卧善睡。

后溪,在手掌尺侧,微握拳,当小指本节(第5掌指关节)后的远侧掌横纹头赤白肉际(图57),为手太阳小肠经腧穴,乃本经脉气所注,为输木穴。又是八脉交会穴之一,通于督脉,与阳跷脉、申脉穴相交会(即沟通之意)。穴在手小指外侧(尺侧),本节(掌指关节)后之凹陷处。握拳时,穴处肌肉隆起如山峰,按之似小溪之曲处,故名后溪。本穴具有宣通阳气、宁心安神、清利湿热、通络止痛之功。用于治疗头项强痛、落枕、颈部扭伤、目赤肿痛、面肌眴动、耳鸣耳聋、热性病证、疟疾、癫痫、小便赤涩、时疫病症、黄疸、肘臂手指挛急。

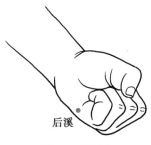

图57 后溪穴

【伍用功能】

三间为手阳明大肠经脉气所注,为本经输木穴,有疏调大肠腑气,宣泄邪热,清利咽喉,消肿止痛之功;后溪为手太阳小肠经脉气所注,为本经输木穴,有通调督脉、宣导阳气、宁心安神、清热利湿、通络止痛之力。二穴相合,输木合力,通调腑气,清泻大肠、小肠之功益彰。

【主治】

1.手背红肿疼痛等症,证属湿热为患者。

2.妇人鸡爪风。指妇女阵发性手足拘挛,状如鸡爪,疼痛难伸。多因产后血亏,筋失所养,复感风寒所致。

【操作法】

三间:侧掌,微握拳,在示指掌指关节后方桡侧,正当第2掌骨小头的后方,赤白肉际处。直刺0.2~0.3寸。

后溪:握拳,于第5掌指关节后缘,当手掌横纹头赤白肉际处取穴。从外向内直刺0.5~1寸。

【经验】

三间—后溪伍用,不仅能治湿热为患,手背红肿疼痛等症,而且又常用于鸡爪风诸症。

吕老于1965年仲春曾于北京市延庆县治疗一中年妇人,因产后受惊感寒,遂致两手麻木,继则抽掣,状如鸡爪,牙关发紧,下肢发僵,行走不能,15年来,病情反复发作,均以静脉注射钙制剂(葡萄糖酸钙)治疗,面色㿠白,舌质淡红,边有齿痕,左脉弦细,右脉细弱。脉症合参,证属气血不足,虚风内动。治宜健中益气养血,舒筋通络止抽。处方:三间、后溪、气海、足三里、阳陵泉。诸穴除气海穴施以隔姜灸(每次灸5~10壮)外,其余各穴针刺用补法,并施以温针灸,每次灸5壮。前后治疗10次,患者饮食倍增,精神振奋,面色转为红润,苔脉如常,未见发作,半年后追访,状如常人。

第6章　清热明目类

足三里—肝俞

【单穴功用】

足三里(见第 7 页)。

肝俞,在背部,当第 9 胸椎棘突下,旁开 1.5 寸(图 19),为足太阳膀胱经腧穴。为肝气转输、输注于背部的处所,内应于肝,又治肝病,故名肝俞。本穴具有清泄肝胆湿热、平肝息风、安神定志、补血消瘀、养阴明目、通络止痛之功。用于治疗黄疸、肝病、积聚痞痛、胁肋疼痛、吐血、鼻衄、目赤、目眩、夜盲、青盲、脊背痛、疝气、筋脉拘急、小儿惊风、癫狂、痫证。

【伍用功能】

足三里为足阳明经腧穴、下合穴,乃本经脉气所入,为合土穴,有疏通经络、调和气血、健脾和胃、消食化积、扶正培元、强体健身、驱邪防病、益寿延年之功;肝俞为肝之精气输注的处所,有清泄肝胆、平肝息风、安神定志、养阴明目、补血消瘀、通络止痛之力。足三里以培补中土为主;肝俞以疏泄肝木为要。足三里有降浊之功,肝俞有升清之力。二穴伍用,一补一泻,一升一降,相互制约,相互促进,舒肝和胃,健脾补中,补益气血,养阴明目之效益彰。

【主治】

1.头昏眼花,视物不明,证属肝血不足者。

2.肝胃不和、脾胃不健、气血不足、饮食少进、失眠多梦、倦怠无力等症。

3.慢性肝炎,证属肝脾不和者。

【操作法】

足三里:①正坐屈膝,于外膝眼(犊鼻)直下一夫(3 寸),距离胫骨前缘 1 横指处取穴;②正坐屈膝,用手从膝盖正中往下摸取胫骨粗隆,在胫骨粗隆外下缘直下 1 寸处是穴;③正坐屈膝,以本人之手按在膝盖,示指抚于膝下胫骨,当中指尖着处是穴。直刺 1~1.2 寸;重灸,每次艾炷灸 5~10 壮。

肝俞：俯伏或俯卧，于第9胸椎棘突下、筋缩穴旁开1.5寸处取穴。斜刺1.5~1寸；艾条灸10~15分钟。

【经验】

足三里—肝俞伍用，出自《玉龙歌》："肝家血少目昏花，宜补肝俞力便加，更把三里频泻动，还光益血自无差。"吕老体会，二穴伍用，确有调和肝脾、益气养血、镇静安神之功。盖肝藏血，脾统血，目受血而能视，肝血不足，故头昏、眼花、视物不明也。主取肝俞，针刺用补法。以增强肝之藏血功能；佐以足三里，针刺先泻后补，以清虚热、促运化，增加血之来源。二穴参合，肝胃同治，调和肝脾，益气养血，清头明目之功益彰。

攒竹—三间

【单穴功用】

攒竹，又名员在、小竹、始光、眉中、光明、夜光、员柱、元柱、明光、眉本、眉头。在面部，当眉头陷中，眶上切迹处（图58），为足太阳膀胱经腧穴。眉如竹叶，穴在眉内侧端凹陷处，为诸阳气攒聚之所，犹新竹之茂，故名攒竹。本穴具有宣泄太阳经气、祛风散邪、清热明目、通络止痛之功。用于治疗寒热头痛、眉棱骨痛、面赤颊痛、视物不明、流泪、目赤肿痛、雀目、眼睑瞤动、视网膜出血、视神经萎缩、尸厥。

三间（见第83页）。

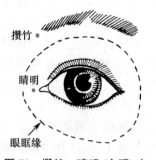

攒竹
睛明
眼眶缘

图58　攒竹、睛明（右眼）穴

【伍用功能】

攒竹宣调太阳经气，祛风散邪，清热明目，通络止痛；三间疏调大肠腑气，宣泄邪热，清利咽喉，消肿止痛。攒竹以升清为主，三间以降浊为要。攒竹以解表为主；三间以清里为要。二穴伍用，一升一降，一清一解，相互制约，相互为用，清热解毒,消肿止痛之力益彰。

【主治】

1.视物不明,证属肝胆火旺者。

2.目赤肿痛(类似急性结膜炎)。

【操作法】

攒竹:正坐仰靠或仰卧,于眉头边缘,入眉毛约 0.1 寸处取穴。沿皮刺,向下或向外斜刺 0.3~0.5 寸,也可三棱针点刺出血。

三间:侧掌,微握拳,在示指掌指关节后方桡侧,正当第 2 掌骨小头的后方,赤白肉际处。直刺 0.2~0.3 寸。亦可向后溪方向透刺。

【经验】

攒竹—三间伍用,出自《百症赋》:"目中漠漠,即寻攒竹、三间。"盖目中漠漠即视物不明也。然视物不明,有肝胆火旺者,有肾水不足者。二穴伍用,以治前者为主,针刺用泻法,或三棱针点刺出血。吕老于 1956 年夏月曾遇一青年男子,患目赤肿痛,怕光,流泪,视物模糊不清已 3 天,西医诊为急性结膜炎。舌苔薄黄,脉弦数。以三棱针于攒竹、鱼腰、三间穴点刺出血,针后旋即视物明亮,疼痛减轻,依法连治 3 次,病即告愈。嗣后,每遇此证,均依法施治,屡用屡验。

亦可于背部胸₁~胸₇、督脉和膀胱经第一侧线刮痧,将瘀点点刺放血拔罐,亦有良效。还可口服牛黄清心丸,半丸,每日 2 次。

攒竹—商阳

【单穴功用】

攒竹(见第 86 页)。

商阳(见第 34 页)。

【伍用功能】

攒竹宣调太阳经气,祛风散邪,清热明目,通络止痛;商阳疏泄阳明邪热、解表退热、清肺利咽、醒神开窍。攒竹以清上为主;商阳以清泄为要。二穴伍用,清上泄下,通调太阳阳明,实寓表里双解、清热泄火、祛风明目、消肿止痛之妙用。

【主治】

1.目赤肿痛,证属风热为患者。

2.风热感冒,头痛不已等症。

【操作法】

攒竹:正坐仰靠或仰卧,于眉头边缘,入眉毛约 0.1 寸处取穴。沿皮刺,向下或向外斜刺 0.3~0.5 寸,也可三棱针点刺放血。

商阳:微握拳,示指前伸,示指爪甲桡侧缘与基底部各做一线,相交处是穴。斜向上刺 0.1 寸,或三棱针点刺放血。

【经验】

攒竹—商阳伍用,善治风热聚于上焦,以致目赤肿痛、头痛不已等症,针刺多用泻法,或三棱针点刺出血,往往可收立竿见影之效。另外,攒竹穴亦可向鱼腰方向透刺,善治眉棱骨痛,屡收良效。

睛明—行间

【单穴功用】

睛明,又名泪孔、精明、泪腔、目内眦、内眦外。在面部,目内眦角稍上方凹陷处(图 58),为足太阳膀胱经腧穴,乃诸阳之气、五脏六腑之精气所聚,善治目疾,使人目视明亮,故名睛明。本穴具有疏风散邪、清热泄火、消肿止痛、通络明目之功。用于治疗目赤肿痛、迎风流泪、内外翳障、雀目(夜盲症)、目内眦痒痛、视网膜炎、视神经萎缩、近视。

行间,在足背侧,第 1、2 趾间,趾蹼缘后方赤白肉际处(图 54),为足厥阴肝经腧穴,乃本经脉气所溜,为荥火穴,又是肝经子穴。本穴具有疏肝泄火、清热凉血、镇肝息风、疏经活络、理气止痛之功。用于治疗头痛、目眩、目赤肿痛、失眠、善怒、咽干、烦渴、癫痫、瘰疬、胸满、胁痛、月经过多、尿道疼痛、遗溺、小便不通、疝气、疔疮、乳痈、膝部红肿疼痛,干湿脚气。

【伍用功能】

肝为风木之脏,体阴而用阳。肝藏血,开窍于目,目受血而能视。睛明者,亦是肝之精血所奉,故双目犹如日月明亮。本穴具有疏风散邪、清热泄火、清肝明目、消肿止痛之功。行间为肝经荥穴,按"荥主身热"之理,有清热泄火、凉血明目、平肝息风、理气止痛之力。又据"实则泻其子"的原理,本穴可治肝经实热之证。睛明以清上为主;行间以泻下为要。二穴伍用,一上一下,上下呼应,清热泄火,凉血明目,消肿止痛之功益彰。

【主治】

1. 目赤肿痛,证属肝胆火旺者。

2. 雀目(夜盲症),证属肝气郁结者。

【操作法】

睛明:正坐或仰卧,于目内眦向内 0.1 寸,再向上 0.1 寸处,近目眶骨内缘处取穴。闭目取穴,针尖靠近眼眶边缘直刺 0.3~0.6 寸,不提插、不捻转,出针时以棉球按压针孔片刻,防止刺破血管而引起出血。

行间:正坐垂足,于足背第1、2趾缝端凹陷处取穴。直刺0.3~0.5寸。

【经验】

睛明—行间伍用,出自《百症赋》:"观其雀目肝气,睛明、行间而细推。"《卧岩凌先生得效应穴针法赋》:"行间治膝肿目疾,应在睛明。"吕老体会,二穴伍用,善治肝气郁结,久郁化火,上扰清空,以致目赤肿痛、视物不明等症。睛明穴依法刺入即可,不做任何手法;行间穴针刺用泻法,亦可用三棱针点刺出血,其效更著。

雀目又叫夜盲症,俗称鸡蒙眼。有先天、后天两种。先天者称高风雀目,多因肾阳不足、脾失健运所致;后天者多属肝虚雀目,由脾失健运引起,常见于疳积上目早期,症见黑夜或暗处视物不清。

睛明—合谷

【单穴功用】

睛明(见第88页)。

合谷(见第5页)。

【伍用功能】

睛明为五脏六腑精气所聚,又为足太阳膀胱经之起始穴,有疏风散邪、清热泄火、清肝明目、通络止痛之功;合谷为手阳明大肠经脉气所过,为本经之原穴,有通经活络、疏风解表、清泄肺气、通降肠胃、镇静止痛之力。睛明以清上为主;合谷以降浊为要。二穴伍用,一升一降,升降协和,清泄太阳、阳明之热益彰。二穴相合,一上一下,上下呼应,疏通经络,消肿止痛之力增强。

【主治】

1.目赤肿痛、迎风流泪等症。

2.急性结膜炎,证属风热者。

【操作法】

睛明:正坐或仰卧,于目内眦向内0.1寸,再向上0.1寸处,近目眶骨内缘处取穴。直刺0.3~0.6寸。本穴易于出血,故针刺时不提插、捻转,出针时一定要以棉球按压针孔片刻。

合谷:①拇、示指张开,以另一手的拇指关节横放在虎口上,当拇指尖到达之处是穴;②拇、示两指并拢,在肌肉的最高处取穴;③拇、示两指张开,当虎口与第1、2掌骨接合部连线的中点。直刺0.5~1寸,多用泻法。

【经验】

睛明—合谷伍用,出自《卧岩凌先生得效应穴针法赋》:"眼痛则合谷以推之,应在睛明。"吕老体会,目赤肿痛一症有肝胆火旺引起者,有风热为患所致者,前者宜睛明—行间,后者宜用睛明—合谷。

合谷—光明

【单穴功用】

合谷(见第5页)。

光明,在小腿外侧,当外踝尖上5寸,腓骨前缘(图44),为足少阳胆经腧穴、络穴,别走足厥阴肝经。肝胆相表里,肝开窍于目,肝胆之脉又通于目,本穴又主治目疾,使目恢复光明,故名光明。本穴具有疏调肝胆、祛风明目、清利湿热、通络止痛之功。用于治疗一切目疾(目痛、夜盲、视神经萎缩、近视等)、乳胀痛、膝痛、下肢痿痹、小腿肚转筋(腓肠肌痉挛)、热病汗不出。

【伍用功能】

合谷为手阳明大肠经气所过,为本经原穴,有通经活络、疏风解表、清泄肺气、通降肠胃、镇静止痛之功。光明为足少阳胆经脉气所注,为本经络穴,别走足厥阴肝经。按照络穴的特性,而有调和肝胆两经,清泄肝胆之火,祛风明目,通络止痛之力。合谷以宣清导浊为主;光明以升清泻火为要。二穴伍用,一升一降,升降和化,清热泻火,祛风明目之力益彰。

【主治】

1.目赤肿痛,证属肝胆火旺者。

2.假性近视、夜盲症、视神经萎缩等病症。

【操作法】

合谷:①拇、示指张开,以另一手的拇指关节横放在虎口上,当拇指尖到达之处是穴;②拇、示两指并拢,在肌肉的最高处取穴;③拇、示两指张开,当虎口与第1、2掌骨接合部连线的中心。直刺0.5~1寸。

光明:正坐或侧卧,于小腿外侧,外踝尖上5寸,腓骨前缘处取穴。从外向内直刺0.5~1寸。

【经验】

合谷—光明伍用,出自《席弘赋》:"睛明治眼未效时,合谷光明安可缺。"善治一切眼病,根据临床体会,不论是外眼病变,还是内眼病症,均宜使用。证属肝胆火旺,或阳明燥热者,针刺均用泻法。若虚实不太明显者,针刺可用平补平泻手法。

近年来,吕老尝治青少年假性近视多人,近期疗效尚属满意,视力均可提高0.3~0.5。患者,刘某,女,18岁,于1981年3月10日初诊。自诉:半年来上课时,突然发现教师写的板书模糊,继则看不见,伴有头昏、头痛,经某医院检查,诊为:近视。视力:左眼0.5,右眼0.3。近视度数:左眼210度,右眼275度。处方:合谷、光明。治疗经过:进针10分钟后,自云:视物明亮。前后守法治疗5次,又复查视力:左眼1.0,右眼0.8。

天柱—养老

【单穴功用】

天柱(见第28页)。

养老,在前臂背面尺侧,当尺骨小头近端桡侧凹陷中(图59),为手太阳小肠经腧穴,又是本经郄穴。本穴有补益之性,有益于老年人的健康,令人耳目聪明,故名养老。用于治疗目视不明,视神经萎缩,肩、背、肘、臂酸痛。

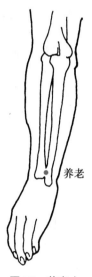

养老

图59　养老穴

【伍用功能】

天柱为足太阳膀胱经腧穴,有舒筋活络,调和气血,祛风明目,镇静止痛之功;养老为手太阳小肠经腧穴,有调和经气、促体液之转化、聪耳明目、益寿延年之效。天柱以清上为主;养老以安下为要。二穴伍用,一上一下,同经相应,同气相求,通调经脉,调和气血,聪耳明目之功益彰。

【主治】

1.头昏目眩、视物不明等症。

2.高血压病,症见头晕目眩者。

3.颈椎病,症见头项强痛、转侧不灵等症者。

【操作法】

天柱:正坐,头稍前倾,先取哑门,再旁开1.3寸,当斜方肌外侧处取之。直刺0.5~1寸,亦可三棱针点刺出血。

养老:①屈肘,掌心向胸,在尺骨小头的桡侧缘上,与尺骨小头最高点平齐的骨缝中是穴。②掌心向下,用另一手指按揉在尺骨小头的最高点上,然后掌心转向胸部,当手指滑入的骨缝中是穴。斜刺0.2~0.3寸。

【经验】

天柱—养老伍用,出自《百症赋》:"目觉𥉂𥉂,急取养老、天柱。"临证体会,治精气不足,气血虚弱,以致目视不明,项背强急者,针刺多用泻法,亦可用通经活络法,以通便调气血,活血祛瘀,改善血液循环,吕老认为,此种针法,有葛根汤、冠心二号方之效应。

风池—合谷

【单穴功用】

风池(见第21页)。

合谷(见第5页)。

【伍用功能】

风池为足少阳胆经腧穴。穴在脑后,按"风从上受"之理,既是风邪汇集入脑的要冲,又是祛风解表、疏风清热、镇静息风的要穴;合谷为手阳明大肠经经气所过,为本经原穴,既能促进人体的气化功能,又有通经活络、行气开窍、疏风解表、宣通阳明、清热退热之力。风池以祛风为主;合谷以清热为要。风池有升清之功;合谷有降浊之效。二穴伍用,一散一清,一升一降,气机和化,气血调和,疏风解表,清热退热,泻火明目之力增强。

【主治】

1.头晕目眩等症,证属风热上扰者。

2.伤风感冒,时行感冒,发热、头痛等症。

3.高血压病,症见后脑痛甚、项背强痛、活动不利等。

4.过敏性鼻炎。

【操作法】

风池:正坐或俯伏,于项后枕骨下两侧凹陷处,当斜方肌上部与胸锁乳突肌上端之间取穴。向鼻尖方向直刺1~1.2寸;艾条灸10~20分钟。

合谷:①拇、示指张开,以另一手的拇指关节横放在虎口上,当拇指尖到达之处是穴;②拇、示两指并拢,在肌肉的最高处取穴;③拇、示两指张开,当虎口与第1、2掌骨接合部连线的中点。直刺0.5~1寸,艾条灸5~15分钟。

【经验】

风池—合谷伍用,出自《卧岩凌先生得效应穴针法赋》:"头晕目眩要觅于风池,应在合谷。"吕老经验,证属风热者,针刺用泻法;证属风寒者,针灸并施;若鼻流清涕不止者,重用灸法(艾条灸5~20分钟),往往可收鼻通,流涕大减之功。治过敏性鼻炎,亦可与迎香穴伍用,其效更佳。为提高疗效,还可针药并用,方用乌梅10克,五味子10克,银柴胡10克,辛夷10克,苍耳子10克,白芷10克,细辛3克,薄荷10克,甘草6克,水煎服。

风池—水泉

【单穴功用】

风池(见第 21 页)。

水泉,在足内侧,内踝后下方,当太溪直下 1 寸(指寸),跟骨结节的内侧凹陷处(图 35),为足少阴肾经腧穴、郄穴,为肾之气血深集之处。肾为水脏,穴似深处之水源,如水之所出,故名水泉。本穴具有疏泄下焦、利水消肿、滋阴清热、调和经血之功。用于治疗月经不调、痛经、阴挺、目昏花不可远视、小便不利。

【伍用功能】

风池为足少阳胆经腧穴,有祛风解表、疏风清热、通络行血、平肝息风、镇静止痛之功;水泉为足少阴肾经腧穴,有疏调气机、利水消肿、滋阴清热、调和经血之效。风池以散邪为主;水泉以扶正为要。二穴伍用,一补一泻,补不滞邪,散不伤正,相互制约,相互为用,疏风清热,滋水涵木,益肾明目之功益彰。

【主治】

1.头昏目眩,视物不明,证属阴虚火旺、肝阳上扰者。

2.高血压病,证属阴虚火旺、肝阳上扰者。

3.轻度近视。

【操作法】

风池:正坐或俯伏,于项后枕骨下两侧凹陷处,当斜方肌上部与胸锁乳突肌上端之间取穴。直刺 0.5~1 寸。

水泉:正坐或仰卧,先取太溪,于其直下 1 寸之跟骨上取穴。直刺 0.3~0.4 寸。

【经验】

风池—水泉伍用,一以风池清上,一以水泉安下,一上一下,相得益彰,尚有滋水涵木,平肝潜阳,清头明目,降低血压之效。诸凡阴虚火旺,肝阳上扰之证,均宜选用。

支正—飞扬

【单穴功用】

支正,在前臂背面尺侧,当阳谷与小海的连线上,腕背横纹上 5 寸(图 60),为手太阳小肠经腧穴、络穴。正,正经也;支,络脉也,离走也。穴在腕后 5 寸,居手太阳正经之上,其支别络脉由此别走手少阴之脉,故名支正。本穴具有疏调经气、舒筋活络、解表清热、清心定志之功。用于治疗项强、肘挛、手指疼痛、头痛、目眩、颌肿、热病、发热恶寒、癫狂。

飞扬，又名厥阳、厥扬。在小腿后面，当外踝后，昆仑穴直上7寸，承山外下方1寸处(图55)，为足太阳膀胱经腧穴、络穴。穴在外踝上7寸，经气由此飞而走向足少阴肾经，针之能使人扬步似飞，故名飞扬。本穴具有宣通太阳经气、舒筋活络、清热利湿、消肿止痛之功。用于治疗头痛、目眩、鼻塞、鼻衄、腰痛、小腿肚肿痛、筋急不得屈伸、下肢软弱无力、癫痫、痔疮。

【伍用功能】

支正为手太阳小肠经络穴，别走手少阴心经，有沟通表里二经、疏调经气、舒筋活络、解表清热、清心安神之功；飞扬为足太阳膀胱经络穴，别走足少阴肾经，有沟通表里二经、宣通经气、舒筋活络、清热利湿、消肿止痛之力。二穴伍用，同经相应，同气相求，有通调心、小肠、肾、膀胱诸经功能，并可增强舒筋活络，利水渗湿，消肿止痛，清热明目之力。

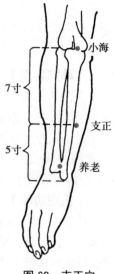

图60　支正穴

【主治】

1.头昏目眩，兼有表证者。

2.风寒为患，袭于经络，以致经气闭阻，四肢疼痛等症。

3.热性病，恶寒发热不除者。

4.扭、挫受伤，经筋受损，痛在四肢太阳经脉所过之处者。

【操作法】

支正：手上举，本穴在阳谷上5寸，当阳谷与小海的连线上，尺骨的里侧面上。直刺0.3~0.8寸。

飞扬：正坐垂足着地，于承山穴斜下1寸，直对昆仑穴处取穴。直刺0.5~1.2寸。

【经验】

支正—飞扬伍用，出自《百症赋》："目眩兮支正、飞扬。"吕老体会，二穴伍用，不仅可治目眩诸症，也可用于伤寒表证，还可用于肢体的扭、挫伤诸症，除了循经取穴之外，亦可选同名经上下相对应的部位进行针刺，其效亦著。

肝俞—少泽

【单穴功用】

肝俞(见第85页)。

少泽，又名小吉。在手小指末节尺侧，距指甲角 0.1 寸（指寸）（图 61），为手太阳小肠经腧穴，乃本经脉气所出，为井金穴。穴在小指外侧（尺侧）端，少阴心脉络通于此。少者小也，泽者润泽也。手太阳之脉主液，液有润泽全身的功能，穴为井穴，脉气初出尚微，故名少泽。本穴具有清心火、散郁热、调经气、开窍络、通乳汁之功。用于治疗热性病、中风昏迷、舌强不语、咽喉肿痛、目生云翳、胸膈闷痛、鼻衄、乳痈肿痛、乳汁不通。

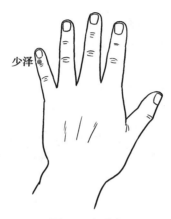

图 61　少泽穴

【伍用功能】

肝俞为肝气转输、输注于背部的处所，内应肝脏，有疏通经络、调和气血、健脾和胃、消食化积、扶正培元、强体健身、益寿延年之功；少泽为手太阳小肠经井金穴，有清心泻火、活络散瘀、开窍救急、通乳消胀、安神定志之力。肝俞突出一个"补"字；少泽侧重一个"泻"字。二穴配伍，一补一泻，相互制约，相互为用，清热泻火，清肝明目，祛瘀消翳之功益彰。

【主治】

目翳、视物不明等症。

【操作法】

肝俞：俯伏或俯卧，于第 9 胸椎棘突下、筋缩穴旁开 1.5 寸处取穴。斜刺 0.3~0.5 寸。

少泽：微握拳，掌心向下，伸小指，于小指爪甲尺侧缘和基底部各作一线，两线相交处取穴。斜刺，针尖略向上方刺 0.1 寸，或三棱针点刺出血。

【经验】

肝俞—少泽伍用，出自《百赋症》："攀睛攻少泽、肝俞之所。"亦可与太冲、太溪参合，其效更著。

攀睛又叫胬肉攀睛，即翼状胬肉。多因心肺二经风热壅盛、气滞血瘀所致。

亦可由阴虚火旺引起。症见淡赤胬肉由眦角发出似昆虫翼状,横贯白睛,渐侵黑眼,甚至掩其瞳神,自觉磣涩不适,影响视力。

丝竹空—攒竹

【单穴功用】

丝竹空,又名巨髎、目髎、月髎。在面部,当眉梢凹陷处(图62),为手少阳三焦经腧穴。穴在眉梢外侧凹陷处,眉毛状如丝竹,穴又为手、足少阳脉气所发,故名丝竹空。本穴具有疏调三焦气机、清热泄火、平肝息风、明目止痛之功。用于治疗头痛、目眩、目赤肿痛、眼睑𬌗动、视物不明、牙痛、癫痫。

攒竹(见第86页)。

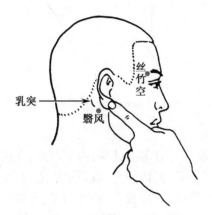

图62 丝竹空、翳风穴

【伍用功能】

丝竹空疏调少阳经气、散风止痛、清热泄火、泻肝明目、平肝息风;攒竹疏调太阳经气、祛风散邪、清热明目、通络止痛。二穴伍用,太阳、少阳二经并治,疏风散邪,清热泻火,泄热明目,消肿止痛之功益彰。

【主治】

1. 目赤肿痛。

2. 眉棱骨疼痛。

【操作法】

丝竹空:正坐或侧伏,于额骨颧突外缘,眉梢外侧凹陷处取穴。从外向内沿皮刺0.3~0.5寸。

攒竹:正坐仰靠或仰卧,于眉头边缘,入眉毛约0.1寸处取穴。从内向外沿皮刺 0.3~0.5 寸。

【经验】

丝竹空—攒竹伍用,出自《胜玉歌》:"目内红痛苦皱眉,丝竹、攒竹亦堪医。"吕老治目赤肿痛除守上法针刺外,常用三棱针点刺出血也有良效,尤其在消肿止痛方面,其效更著。眉棱骨痛,攒竹向鱼腰处透刺更佳。

第7章　通窍亮音益聪类

翳风—听会

【单穴功用】

翳风，在耳垂后方，当乳突与下颌角之间的凹陷处(图62)，为手少阳三焦经腧穴，又是手、足少阳经交会穴。穴在耳后凹陷中，四周隆起，既能蔽风，又能驱风，故名翳风。本穴具有疏调三焦气机、疏风通络、清热泄火、开窍益聪、镇静止痛之功。用于治疗耳鸣、耳聋、口眼㖞斜、牙关紧闭、颊肿、目视不明、瘰疬。

听会，又名听呵、后关、机关。在面部，当耳屏间切迹的前方，下颌骨髁突的后缘，张口有凹陷处(图63)，为足少阳胆经腧穴。穴在耳前凹陷处，针之能使听觉得以聚会，故名听会。本穴具有疏通气机闭塞、清泄肝胆湿热、驱风邪开耳窍之功。用于治疗耳鸣、耳聋、耳内疼痛、下颌关节脱位、牙痛、腮肿、口眼㖞斜。

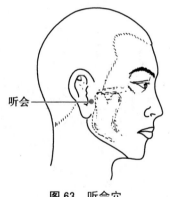

听会

图63　听会穴

【伍用功能】

翳风为手少阳三焦经腧穴，有调三焦气机、疏风通络、清热泄火、开窍益聪之功；听会为足少阳胆经腧穴，有疏调肝胆气机、清泄肝胆湿热、祛风开窍益聪之效。二穴伍用，同经相应，同气相求，祛风清热，宣通络道，启闭开窍之功益彰。

【主治】

1.耳鸣、耳聋，证属肝胆火旺、气机闭阻者。

2.口眼㖞斜(面神经麻痹)。

【操作法】

翳风：正坐或侧伏，耳垂微向内折，于乳突前方凹陷处取穴。从外后向内前斜刺 0.5~1.5 寸。

听会：正坐仰靠或侧伏，于屏间切迹前方，下颌骨髁状突后缘，张口时呈凹陷处取穴。直刺 0.5~1 寸。

【经验】

翳风—听会伍用，出自《百症赋》："耳聋气闭，全凭听会、翳风。" 二穴伍用，善治肝胆火旺，上扰清窍，气机闭阻之耳闷、耳鸣、耳聋等症。盖听会位于耳前，翳风位于耳后，此即两面夹击，直达病所，故效力益彰也。吕老近年来亦常用于治疗面瘫（面神经麻痹）急性期患者，症见耳后（翳风穴周围）疼痛者为佳。实践证明，依法刺之，往往针 1~2 次则有消炎止痛之功。

天牖—四渎

【单穴功用】

天牖，又名天听。在颈侧部，当乳突的后方直下，平下颌角，胸锁乳突肌的后缘（图 64），为手少阳三焦经腧穴。穴在侧颈项部，天容后、天柱前、完骨下、发际上。天牖者，天指上、指头，牖指窗开旁墙、有头窍之意也，故名天牖。本穴具有疏通气机、清热去火、消肿止痛、通气开窍之功。用于治疗头晕、目昏、目痛、暴聋、面肿、项强痛不能回顾、肩背臂部疼痛。

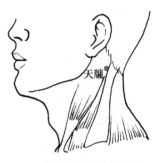

图 64 天牖穴

四渎，在前臂背侧，当阳池与肘尖的连线上，肘尖下 5 寸，尺骨与桡骨之间（图 65），为手少阳三焦经腧穴。三焦者，中渎之府，决渎之官，穴通水道，位于三阳络之后，故名四渎。本穴具有疏调本经经气、促进气化功能、通调水道、引热邪下行之功。用于治疗暴喑、耳聋、下牙痛、前臂及肘关节疼痛。

【伍用功能】

天牖穴居少阳天位，邻近耳区，有疏调耳窍气机、开窍益聪、清热泻火、消肿止痛之功；四渎穴在本经前臂肘前 5 寸，有疏调少阳经气、通经活络、通调水道、引邪热下行之力。二穴同为少阳经穴，一上一下，通经接气，疏通经络，宣窍启闭之功益彰。

【主治】

1.暴聋，羞由邪热居于少阳，以致经气闭阻，发为耳聋等症。

2.神经性聋。

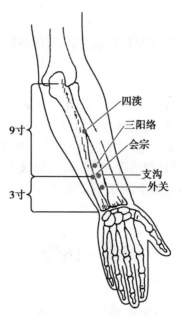

图65 四渎穴

【操作法】

天牖:正坐,与下颌角平齐,胸锁乳突肌后缘处取穴。从外向内直刺0.5~1寸。

四渎:伸臂俯掌,于手背腕横纹上7寸,尺、桡两骨之间处取穴。直刺0.5~1.2寸。

【经验】

天牖—四渎伍用,以治风火相扇,上扰耳窍,气机闭阻,发为耳聋诸症。天牖为局部取穴,四渎为循经远道配穴,远、近相合,疏调本经气机,通窍启闭之力增强。

听会—金门

【单穴功用】

听会(见第98页)。

金门,又名梁关、关梁。在足外侧,当外踝前缘直下,骰骨下缘处(图21),为足太阳膀胱经腧穴、郄穴,又是阳维脉别属。足太阳膀胱之气血申时(申支属金)注入此门户,故名金门。本穴又为寒水所生之门,故有滋水平肝、镇静息风、调和气血、舒筋活络之功。用于治疗癫痫、小儿惊风、尸厥、霍乱转筋、眩晕、腰痛、外踝痛、下肢痹痛。

【伍用功能】

听会位于耳前,有疏通局部经气、清泄肝胆湿热、启闭开窍聪耳之功;金门为足太阳膀胱经郄穴,阳维脉之别属,既有平肝息风救急之功,又有调和气血、舒筋活络之力。听会以疏解少阳经气为主;金门以调和太阳经气为要。二穴伍用,太阳少阳二经双调,解表散邪,启闭开窍之力增强。

【主治】

伤寒耳聋诸症。

【操作法】

听会:正坐仰靠或侧伏,于屏间切迹前方,下颌骨髁状突后缘,张口时呈凹陷处取穴。直刺0.5~1寸。

金门:正坐垂足着地,或仰卧,于申脉穴前下方0.5寸,骰骨外侧凹陷中取穴。针尖向后下方斜刺0.2~0.3寸。

【经验】

听会—金门伍用,出自《席弘赋》:"但患伤寒两耳聋,金门、听会疾如风。"盖伤寒耳聋即风寒外袭,化热传里,随经上窜,耳窍气机闭阻,发为耳聋。今以金门疏风散寒,滋水平肝,引邪热下行;以听会清泄少阳邪热,防其邪热深入。二穴相合,相得益彰,解表散邪,启闭开窍之力增强。

听会—迎香

【单穴功用】

听会(见第98页)。

迎香,又名冲阳。在鼻翼外缘中点旁,当鼻唇沟中(图66),为手阳明大肠经腧穴。又是手、足阳明之会穴。穴在鼻旁5分处,刺之可通鼻窍,有助于增进嗅觉功能,故名迎香。本穴具有通鼻窍、散风邪、清肺泄火之功。用于治疗鼻塞不闻香臭、鼻衄、鼻渊、口眼㖞斜、面痒、浮肿、胆道蛔虫症。

【伍用功能】

听会为足少阳胆经腧穴,位居耳前凹陷处,有清泄肝胆湿热、疏通耳窍气机、启闭开窍益聪之功;迎香穴居鼻旁,有宣肺气、通鼻窍、散风邪、清火热之力。听会以清泄肝胆为主;迎香以宣肺清肠(大肠)为要。二穴相合,清泄散邪,启闭通窍之功益彰。

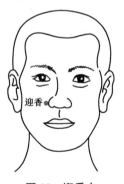

图66 迎香穴

【主治】

1. 耳聋诸症,证属气闭者。

2. 鼻塞不闻香臭,证属肝胆火旺,木火刑金,清窍闭阻者。

【操作法】

听会：正坐仰靠或侧伏，于屏间切迹前方，下颌骨髁状突后缘，张口时呈凹陷处取穴。直刺 0.5~1 寸。

迎香：正坐仰靠，于鼻唇沟与鼻翼外缘中点平齐处取穴。针尖向内上方斜刺 0.3~0.5 寸。

【经验】

听会—迎香伍用，出自《席弘赋》："耳聋气闭听会针，迎香穴泻功如神。"盖耳聋气闭者，多为气闭导致耳聋，其治疗大法，应以通窍启闭为先，取听会以通耳窍为主，佐迎香宣肺气以通鼻窍，耳鼻相通，双管齐下，故通窍启闭益聪之力增强。

迎香—合谷

【单穴功用】

迎香（见第 101 页）。

合谷（见第 5 页）。

【伍用功能】

迎香为手阳明大肠经之终端穴，它位居鼻旁 5 分处，有宣肺气、通鼻窍、散风邪、清火热之功；合谷为手阳明经脉气所过，为本经原穴，有通经活络、疏风解表、清泄肺气、通降肠胃、镇静止痛之力。迎香以舒调局部经气为主，合谷以宣通经络之气为要。二穴相合，一上一下，通经接气，开窍启闭益彰。

【主治】

1. 外感风寒、鼻流清涕、鼻塞不通等症。

2. 慢性鼻炎、萎缩性鼻炎、过敏性鼻炎。

3. 面痒、唇肿。

【操作法】

迎香：正坐仰靠，于鼻唇沟与鼻翼外缘中点平齐处取穴。针尖向内上方斜刺 0.3~0.5 寸。

合谷：①拇、示指张开，以另一手的拇指关节横放在虎口上，当拇指尖到达之处是穴；②拇、示两指并拢，在肌肉的最高处取穴；③拇、示两指张开，当虎口与第 1、2 掌骨接合部连线的中点。直刺 1~1.2 寸。

【经验】

迎香—合谷伍用，出自《针灸大成》："面痒肿，迎香、合谷。"吕老临床应用，善治各种急、慢性鼻塞不通等症，针刺均用泻法，证属寒证者，合谷加灸，艾条灸

10~20 分钟,其效更著。

迎香—足三里

【单穴功用】

迎香(见第 101 页)。

足三里(见第 7 页)。

【伍用功能】

迎香为手阳明大肠经腧穴,位居鼻旁 5 分处,为手、足阳明之交会穴,故有刺一穴而调两经的作用,有通鼻窍、散风邪、清泄阳明邪热之功;足三里为足阳明胃经脉气所入,为合土穴,有疏通经络、调和气血、行瘀止血、发汗解热、理肠和胃、化痰平喘、行气消胀、强体健身、明目聪耳之力。迎香以疏调局部经气通鼻窍为主;足三里以清泄阳明邪热为要。二穴相合,一上一下,通降合力,清泄邪热,启闭通窍之功增强。

【主治】

1. 外感风寒、鼻流清涕、鼻塞不通等症。

2. 各种急、慢性鼻炎,萎缩性鼻炎。

【操作法】

迎香:正坐仰靠,于鼻唇沟与鼻翼外缘中点平齐处取穴。针尖向内上方斜刺 0.3~0.5 寸。

足三里:①正坐屈膝,于外膝眼(犊鼻)直下一夫(3 寸),距离胫骨前缘 1 横指处取穴;②正坐屈膝,用手从膝盖正中往下摸取胫骨粗隆,在胫骨粗隆外下缘直下 1 寸处是穴;③正坐屈膝,以本人之手按在膝盖,示指抚于膝下胫骨,当中指尖着处是穴。直刺 1~1.5 寸。

【经验】

迎香—足三里伍用,善治各种鼻炎,症见鼻塞不通者,均宜选用。针刺用泻法,一般来说,均有立竿见影之效,但起针后,往往有反复现象,此时不必多虑,应当坚持治疗,切勿半途而废。

上星—迎香

【单穴功用】

上星,又名神堂、名堂、鬼堂。在头部,当前发际正中直上 1 寸(图 67),为督脉

103

经穴。穴在颅上直鼻中央,入发际1寸凹陷处,为五脏精气所聚,督脉经气所发,如星之居上,喻黑夜之明灯,故名上星。本穴具有疏调局部经气、祛风明目、清热止血、散邪通窍之功。用于治疗头痛、目痛、鼻衄、鼻渊、热病汗不出、癫狂。

迎香(见第101页)。

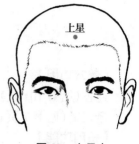

图67 上星穴

【伍用功能】

上星位于鼻根直上方,有激发督脉经气,以通经活络,祛风明目,清热止血,散邪通窍;迎香居于鼻之两旁,能清泄阳明邪热,以启闭通窍益嗅觉。二穴伍用,上下夹击,直达病所,疏调局部经气,启闭开窍之功益彰。

【主治】

1. 鼻塞不闻香臭等症。

2. 鼻衄,又名鼻中出血、鼻衄血。若出血不止,名为鼻洪。多因阳热怫郁,或肺热上壅,或胃热熏蒸所致。

3. 过敏性鼻炎。

【操作法】

上星:①正坐或仰靠,于前发际中点入发际1寸处,或于神庭穴后0.5寸处取穴。②若无发际时,可先取百会,向前4寸量取本穴。从上向下斜刺0.3~0.5寸。

迎香:正坐仰靠,于鼻唇沟与鼻翼外缘中点平齐处取穴。针尖向内上方斜刺0.3~0.5寸。

【经验】

上星—迎香伍用,出自《卧岩凌先生得效应穴针法赋》:"鼻塞无闻,迎香可引,应在上星"。吕老体会,若与合谷、足三里伍用,其效更著;鼻塞不通,鼻流清涕等症,均有立竿见影之功。

廉泉—通里

【单穴功用】

廉泉(见第72页)。

通里,在前臂掌侧,当尺侧腕屈肌腱的桡侧缘,腕横纹上1寸(图25),为手少阴心经腧穴,又是本经络穴。按其络穴的性质,它的脉气既通于表(手太阳小肠),又达于里(手少阴心),成为经脉在体表循行传注的纽带。本穴又以通为用,故名通里。它具有调心气、通窍络、疗失语、镇静安神之功。用于治疗心悸、怔忡、头晕、目眩、咽喉肿痛、暴喑、舌强不语、失眠、脏躁(神经官能症)、狂症、遗尿、月经过多、热病懊恼、肘臂内侧疼痛、腕部疼痛。

【伍用功能】

廉泉为任脉腧穴,有调经气、利窍络、疗失音,生津液、止口渴,降痰浊、平喘逆之功;通里为心经腧穴,有调心气、通窍络、疗失语,镇静安神之效。廉泉位于舌本,以调整局部经气,利窍络,疗失音为主;通里以舒调心经之气,宣通窍络,疗失语为要。二穴伍用,一上一下,直达病所,通窍增音之力甚妙。

【主治】

1. 中风不语。

2. 癔症性失语。

【操作法】

廉泉:正坐仰靠,于喉结上方,当舌骨体下缘与甲状软骨切迹之间处取穴。针尖斜向上后方刺入 0.5~1 寸,令针感直达舌本为佳。

通里:仰掌,于尺侧腕屈肌腱桡侧缘,腕横纹上 1 寸取之。直刺 0.3~0.5 寸。

【经验】

廉泉—通里伍用,可用于治疗各种失语诸症。盖廉泉位于舌本,舌为心之苗,心开窍于舌,故一以廉泉疏调舌本经气,一以通里舒调心气,二穴参合,通经接气,直达病所,通窍增音之力益彰。

哑门—涌泉

【单穴功用】

哑门,又名舌根、喑门、舌厌、厌舌、横舌、舌横、舌肿。在颈部,当后发际正中直上 0.5 寸,第 1 颈椎下(图 4),为督脉之经穴,督脉与阳维脉之交会穴,回阳九针穴之一。因其穴联系舌本,俾使发音,故名哑门。本穴具有疏通经络、醒脑开窍、利于发音之功。用于治疗暴喑、中风、舌强不语、声音嘶哑、头痛、颈项强急、癫狂痫证、瘰疬、尸厥、鼻衄。

涌泉(见第 7 页)。

【伍用功能】

哑门位于脑后(项后正中入发际 5 分凹陷中),为督脉经穴,直通于脑,并联系于舌根,有通经络、开神窍、清神志、利发音之功;涌泉为足少阴肾经井木穴,又是回阳九针穴之一,按"病在脏取之井"的原则,本穴具有通关开窍、苏厥回逆、镇静安神、清热降火、平肝息风之力。哑门以清上为主;涌泉以降泄为要。二穴合用,清降合法,相互促进,相得益彰,醒脑开窍,清热泄火,苏厥回逆,通络增音之功增强。

【主治】

1. 中风不语,证属闭证者。

2. 癔症性失语。

3. 尸厥。

【操作法】

哑门:正坐,头稍前倾,于后正中线入发际 0.5 寸取穴。直刺 0.3~0.8 寸。此穴靠近延髓,故不宜深刺,也不宜斜向上刺,否则有发生针刺意外的危险。进针时,若有触电样针感向四肢放散时,则应立即退针,切勿再行刺入为要。另外,在行针时,也不能采用提插捻转手法,否则有内出血的倾向。

涌泉:仰卧,五趾跖屈,于足心前部正中凹陷处取穴,约当足底(足趾除外)的前、中 1/3 的交点,当第 2、3 跖趾关节稍后处。直刺 0.5~1 寸。

【经验】

哑门—涌泉伍用,善治各种失语,证属急证、实证者宜用。吕老于 1957 年暑月尝治一中年妇人,因情志不遂,突发尸厥、神昏不语,面色红润,双目怒视,牙关紧闭,四肢握固,身热汗出,脉弦滑而数。急拟醒脑开窍为治。先针哑门,速刺不留针,继针涌泉,针刺用泻法,当行针 5 分钟后,病人旋即苏醒,自云:头昏、胸闷较甚,继刺百会、内关二穴治之,针刺用调气之法,前后行针 30 分钟,病即告愈。

哑门—关冲

【单穴功用】

哑门(见第 105 页)。

关冲,在手环指末节尺侧,距指甲角 0.1 寸(指寸)(图 68),为手少阳三焦经腧穴,乃本经脉气所出,为井金穴。穴在环指(无名指)端,距爪甲角一分许。心包络井穴为中冲,心经井穴为少冲,本穴在二者之间,故名关冲。本穴具有疏通经络气火、解散三焦郁热、醒神开窍、回阳救逆之功。用于治疗头痛、目赤、咽喉肿痛、疟腮、舌卷、舌强、霍乱、中暑、疟疾、热病汗不出、心烦、掌热、肘及前臂疼痛不举。

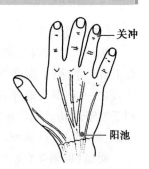

图 68 关冲穴

【伍用功能】

哑门位于脑后,为督脉经穴,入通于脑,内联于舌本,有通经络、开窍络、清神志、利发音之力;关冲为手少阳三焦经井穴,按"病在脏取之井"的原则,针刺本穴能宣通三焦经之气火、郁热,而醒神开窍、回阳救逆。哑门以清上为主;关冲以降泄为要。二穴伍用,清降合法,相互促进,相得益彰,醒脑开窍,清热泻火,通络增音之力加强。

【主治】

1. 中风不语,证属闭证者。

2. 舌缓不语。

3. 暑厥,恙由暑热闭窍所致。症见猝然闷倒,昏不知人,身热汗微,手足厥冷,气喘不语,牙关微紧或口开,状如中风,但无口眼㖞斜,脉洪濡或滑数等。

【操作法】

哑门:正坐,头稍前倾,于后正中线入发际 0.5 寸取穴。直刺 0.3~0.8 寸。

关冲:俯掌,沿环指尺侧缘和基底部各做一平线,相交处取穴。斜向上刺 0.1寸,或三棱针点刺出血。

【经验】

哑门—关冲伍用,出自《百症赋》:"哑门、关冲,舌缓不语而要紧。"盖哑门为病所取穴,关冲为循经远道配穴,二穴相合,通经活络,开窍增音之力益彰。

哑门—廉泉

【单穴功用】

哑门(见第 105 页)。

廉泉(见第 72 页)。

【伍用功能】

哑门为督脉腧穴,位居脑后,其脉入通于脑,与舌本相关连,有通经络、开神窍、清神志、利发音之功;廉泉为任脉经穴,位于舌本下,有舒调局部经气、通窍络、利发音,生津液、止口渴,降痰浊、平喘逆之力。二穴伍用,一前一后,一任一督,两面夹击,直达病所,通调督任,平衡阴阳,通窍增音之力益彰。

【主治】

1. 中风失语。

2. 聋哑。

3. 癔症性失语。

4. 急性腰扭伤。

【操作法】

哑门:正坐,头稍前倾,于后正中线入发际 0.5 寸取穴。直刺 0.3~0.8 寸。

廉泉:正坐仰靠,于喉结上方,当舌骨体下缘与甲状软骨切迹之间处取穴。

针尖斜向上方刺入 0.5~1 寸。

【经验】

哑门—廉泉伍用,导源于俞募配穴法。吕老遵照俞募配穴法的原理,从而衍生出前后配穴法。所谓前后配穴,即前面取一穴,与其相对应的后面配上一穴。这种配穴法,寓有阴阳配伍之意,它对病所明确,病性单纯诸证疗效颇著,不仅内脏病症可用,就连肢体上的病痛(如扭伤)也可选用,若能辨证施治,灵活运用,往往可收立竿见影之效。

天鼎—间使

【单穴功用】

天鼎,又名天顶。在颈外侧部,胸锁乳突肌后缘,当结喉旁,扶突穴与缺盆连线中点(图 69),为手阳明大肠经腧穴。穴在颈缺盆上,扶突下 1 寸处,因穴居天位(肩以上为天),“鼎”为古代食器,鼎有两耳,人也有两耳,人首如鼎,故名天鼎。本穴具有清肺气、利咽喉、消肿止痛之功。用于治疗咽喉肿痛、暴喑、气梗、瘰疬、瘿气、饮食不下。

间使(见第 51 页)。

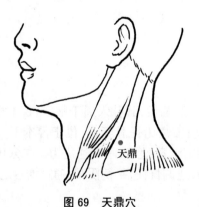

图 69　天鼎穴

【伍用功能】

天鼎为手阳明大肠经腧穴,居于天位,接近咽喉,疏调大肠、肺之经气,以清肺气,利咽喉,消肿止痛;间使为手厥阴心包经经金之穴,专走上焦,以通经活络,宽胸理气,祛痰散瘀,行气止痛,和解少阳,宁心安神。天鼎以理窍络,利发音为主;间使以通经活络,祛痰散邪为要。二穴伍用,一上一下,病所循经相合,利窍络,增发音之力益彰。

【主治】

1. 失音。

2. 咽喉肿痛。

【操作法】

天鼎:正坐,头微侧仰,先定结喉旁开3寸,约当胸锁乳突肌的胸骨头与锁骨头之间的扶突穴,再从扶突穴直下1寸,当胸锁乳突肌后缘处取穴。从外向内直刺0.3~0.5寸。

间使:伸臂仰掌,手掌后第1横纹正中(大陵)直上3寸,当掌长肌腱与桡侧腕屈肌腱之间处取穴。直刺0.5~1寸。

【经验】

天鼎—间使配伍,出自《百症赋》:"天鼎、间使,失音嗫嚅而休迟。"盖天鼎为病所取穴,间使为循经远道配穴,二穴相合,通经活络,消肿止痛,利咽增音之力益彰。

第8章 止咳平喘类

天突—尺泽

【单穴功用】

天突，又名玉户、天瞿。在颈部，当前正中线上，胸骨上窝中央(图70)，为任脉之经穴，任脉与督脉之交会穴。人之胸腔喻天，腹腔喻地，本穴位居胸腔之上，穴处之脉气突起于天部，故名天突。穴居至高，其气以通为顺，尚有宣肺化痰、下气平喘、利咽开音之功。用于治疗哮喘、咳嗽、咳逆上气、喉中水鸣声、暴暗不能言、咽肿、喉中生疮不得下食、呕吐、噎膈、黄疸、瘿瘤(甲状腺肿大)、肺痈。

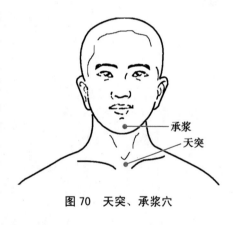

图70 天突、承浆穴

尺泽，又名鬼堂、鬼受。在肘横纹中，肱二头肌腱桡侧凹陷处(图71)，为手太阴肺经腧穴，乃本经脉气所入，为合水穴，按金水相生之理，又为肺经子穴。本穴具有疏调上焦气血，以清肺热、泻肺火、降逆气、止咳喘、舒筋活络、缓急止痛之功。用于治疗咳嗽、咯血、肺痨、潮热、胸部胀满、咽喉肿痛、小儿惊风、肘臂挛痛、遗尿、闭经、乳痈、无脉症。

【伍用功能】

天突为任脉经腧穴，居于喉结下，通于天气，有宣肺化痰、下气平喘、利咽开音之功；尺泽为肺经腧穴、合穴，有清肺泻火、降气平喘、舒筋活络、缓急止痛之效。天突以宣肺为主；尺泽以降气(降肺气)为要。二穴合用，一宣一降，宣降合法，止咳平喘之功益彰。

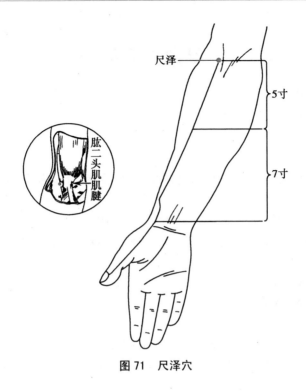

图 71 尺泽穴

【主治】

1. 咳嗽诸症,内伤、外感咳嗽均宜选用。

2. 哮喘诸症。

3. 咽喉肿痛(类似急性咽喉炎、扁桃体炎)。

【操作法】

天突:正坐仰靠,于璇玑上 1 寸,胸骨上窝正中处取穴。针尖沿胸骨柄后缘气管前缘向下方斜刺 1~1.2 寸,若有窒息感时,切勿再向里进针深刺,也不得施用强刺激手法,以免发生针刺意外。

尺泽:手掌向上,肘部微弯曲,于肱二头肌肌腱桡侧缘的肘横纹上取穴。直刺 0.5~1 寸,亦可三棱针点刺放血。

【经验】

天突—尺泽伍用,以治咳喘为主。盖咳嗽一症,多由肺气不宣,肃降失常使然。天突有宣肺开窍之功,尺泽有降气(即《难经·六十八难》:"合主逆气而泄"之理)平喘之力。尺泽在五行属水,为肺经子穴,按"实则泻其子"之理,故凡肺经实证(如咳喘气急、胸满息高、不能平卧、喉间痰鸣等症),均可取本穴泻之。所谓泻之含义有二:一是针刺用泻法,二是三棱针点刺放血。此外,若热象较重者,亦常与鱼际穴伍用,以增强清热之功。

111

肺俞—天突

【单穴功用】

肺俞(见第 37 页)。

天突(见第 110 页)。

【伍用功能】

肺俞为肺之精气输注的处所,有调肺气、止咳喘、清虚热、补劳损、和营卫、实腠理之功;天突位于结喉下、胸骨上窝正中,有宣肺化痰、顺气平喘、利咽开音之效。肺俞居于背;天突位于胸。肺俞调肺气,天突宣肺气。二穴合用,一前一后,一阴一阳,前呼后应,两面夹击,直达病所,止咳平喘之功益彰。

【主治】

1. 外感咳嗽诸症。

2. 慢性咳嗽、气喘诸症。

【操作法】

肺俞:俯伏,于第 3 胸椎棘突下、身柱穴旁开 1.5 寸处取穴。斜刺 0.5~1 寸。

天突:正坐仰靠,于璇玑上 1 寸,胸骨上窝正中处取穴。针尖沿胸骨柄后缘与气管前缘向下方斜刺 1~1.2 寸。

【经验】

肺俞—天突伍用,出自《百症赋》:"咳嗽连声,肺俞须迎天突穴。"吕老体会,不论何种喘嗽,针灸均有良效。亦可于肺俞处加拔火罐、水罐,均有平喘之功。多数病人在施术过程中,都可感到心胸舒畅,呼吸均匀。为了预防喘咳发作,肺俞穴亦宜常灸,每次灸 5~10 分钟。

另外,根据实验报道,针刺肺俞、天突等穴治疗支气管哮喘,可减低吸气、呼气的气道阻力,对降低呼气阻力更为明显。

天突—膻中

【单穴功用】

天突(见第 110 页)。

膻中(见第 10 页)。

【伍用功能】

天突穴居胸腔之上,其气以通为顺,功专宣肺化痰,下气平喘,利咽开音。膻中位于两乳之间,正处胸之中央,善调胸中大气,以理气散瘀,宽胸利膈,降气平喘,清肺化痰。天突以宣通为主;膻中以宣降为要。二穴合用,宣调心肺之气,开瘀散结,下气平喘,安神定志之功益彰。

【主治】

1. 咳嗽气短、胸闷痰盛、咳吐不易等症。

2. 哮喘诸症。

3. 气厥诸症。

4. 梅核气。

【操作法】

天突:正坐仰靠,于璇玑上1寸,胸骨上窝正中处取穴。针尖沿胸骨柄后缘,气管前缘向下方斜刺1~1.2寸。

膻中:仰卧,男性于胸骨中线与两乳头连线之交点处定取;女子则于胸骨中线平第4肋间隙处定取。针尖沿皮向下斜刺0.3~0.5寸。

【经验】

天突—膻中伍用,出自《玉龙赋》:"天突、膻中医喘嗽。"《玉龙歌》:"哮喘之症最难当,夜间不睡气遑遑,天突妙穴宜寻得,膻中着艾便安康。"盖咳喘一症,多以痰饮为患。咳喘发作,亦是痰随气升,阻塞气道之故。治疗大法,以顺气祛痰为先,故以天突通气导痰,以膻中降逆化痰,二穴合用,下气平喘甚捷。近代名医张锡纯先生创治痰厥点天突法云:"点时屈手拇指(指甲长者须剪之)以指甲贴喉,指端着穴,直向下用力(勿斜向里),其气即通。指端,当一起一点,令痰活动,兼频频挠动其指端,令喉痒作嗽,其痰即出。"高式国先生以中指点按天突穴治疗大怒气厥之证,每获捷效,可见张氏之法灵验矣。吕老认为:张氏治痰厥点天突穴法,就是指针疗法。所谓指针疗法,即以指代针是也。它适用于各种急性病证,在无针具的情况下,均宜选用,往往可收急救之功。运用指针时,要掌握刺激强度与持续时间,不可突然用力,或指甲强力切压,否则遗留后遗感较甚。

梅核气,多由肝郁气滞痰凝、咽部痰气互结所致。患者自觉咽部如有梅核堵塞(亦即《金匮要略》所谓"咽中如有炙脔"),吞之不下,吐之不出。常兼见胸脘痞闷,气郁不畅,呃逆恶心。多见于癔症、慢性咽炎等。可针药并施,口服调气汤(桔梗、枳壳、杏仁、薤白)合半夏厚朴汤。

肺俞—中府

【单穴功用】

肺俞(见第37页)。

中府，又名膺中俞、肺募、府中俞、膺俞。在胸前壁的外上方，云门下1寸，平第1肋间隙，距前正中线6寸(图72)，为手太阴肺经腧穴，乃藏气结聚之所，故为肺之募穴，又是手、足太阴两脉的交会穴。本穴具有清宣上焦、疏调肺气、止咳平喘之功。用于治疗咳嗽、哮喘、胸痛、肺胀满、呕逆上气、肩背痛。

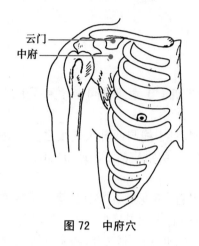

云门
中府

图72　中府穴

【伍用功能】

肺俞调肺气、止咳喘，清虚热、补劳损，和营卫、实腠理；中府清宣上焦，疏调肺气，止咳平喘。肺俞为肺脏气血输布、聚集于背部的处所，又是虚邪贼风易于侵入的部位。所以，凡是阴气不足，风寒侵袭，经络凝滞，从阳行阴，由表入里的病症，均可取肺俞为治，正如李东垣所说："……故以治风寒之邪，治其各脏之俞。"中府为肺脏气血聚会、聚集在前胸的处所。所以，肺脏有病，可取其中府穴为治。李东垣说："凡治腹之募，皆为原气不足，从阴行阳，皆取脏腑之募。"即是此意。二穴合用，一俞一募，俞募相合，谓之俞募配穴法。二穴相合，一前一后，一阴一阳，相互制约，相互转化，相互促进，宣肺散邪，调和肺气，止咳平喘之功益彰。

【主治】

1.咳嗽诸症。

2.哮喘诸症。

3.胸膜炎引起的咳嗽、气喘等症。

【操作法】

肺俞：俯伏，于第3胸椎棘突下、身柱穴旁开1.5寸处取穴。斜刺0.5~1寸。

中府：①正坐位，以手叉腰，先取锁骨外端(肩峰端)下方凹陷处的云门穴，当云门穴直下约1寸，与第1肋间隙平齐处是穴；②仰卧位，自乳头(指男子)向外2寸处，直线向上摸取3根肋骨的第1肋间隙处。直刺0.3~0.5寸。

【经验】

肺俞—中府伍用，谓之"俞募配穴法"。源于《灵枢·官针》："偶刺者，以手直心若背，直痛所，一刺前，一刺后，以治心痹。刺此者，傍针之也。"用于治疗各种原因(肺炎、支气管炎、肺结核、胸膜炎)引起的咳嗽、气喘等症，均有良效。属寒证者，针灸并用；属热证者，只针不灸，针刺用泻法。另外，属急性咳喘之症，针后还可加拔火罐、水罐，以增强散邪平喘之功。

乳根—俞府

【单穴功用】

乳根，又名薛息。在胸部，当乳头直下，乳房根部，第5肋间隙，距前正中线4寸(图73)，穴居乳房之根部，故名乳根，为足阳明胃经腧穴。本穴具有宣通乳络、活血化瘀之功。用于治疗咳嗽气喘、胸下满痛、噎膈、乳痈(乳腺炎)、乳汁分泌不足。

俞府，又名输府。在胸部，当锁骨下缘，前正中线旁开2寸(图74)，为足少阴肾经腧穴，乃肾之经气聚合之处，故名俞府或输府(输、俞、腧三字通用)。本穴具有激发肾之经气，以下气平喘、理气消胀、活络止痛之功。用于治疗咳嗽、气喘、胸痛、呕吐、不思食。

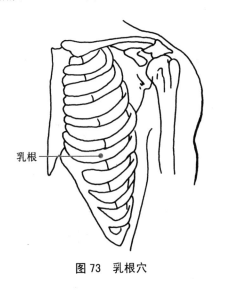

图73　乳根穴

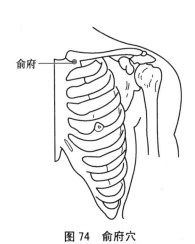

图74　俞府穴

【伍用功能】

乳根通经活络，活血散瘀，宣通乳汁；俞府下气平喘，理气消胀，活络止痛。

胃气以降为顺,肾气以升为常。二穴伍用,一升一降,清升浊降,气机通畅,咳喘即可平息。

【主治】

1.气嗽,多因肺虚邪壅、气机不利、胸膈满闷、咳嗽不已等所致。

2.痰喘,恙由痰湿蕴肺、阻塞气道所致。症见呼吸急促、喘息有声、咳嗽、咯痰黏腻不爽、胸中满闷等。

【操作法】

乳根:仰卧,于乳头直下,当第5肋间隙中点取穴。斜刺0.3~0.5寸。

俞府:正坐或仰卧,于胸骨中线与锁骨中线之间的中点,当锁骨下缘处取穴。斜刺0.5~0.8寸。

【经验】

乳根—俞府伍用,出自《玉龙歌》:"吼喘之症嗽痰多,若用金针疾自和,俞府、乳根一样刺,气喘风痰渐渐磨。"《玉龙赋》:"乳根、俞府,疗气嗽痰哮。"吕老体会,乳根、俞府治气嗽痰喘确有实效。临床之际,亦可加拔火罐、水罐,疗效更著。

俞府为足少阴肾经腧穴,有降逆平喘之功,足少阴肾经与足阳明胃经并行,而冲脉又隶属于阳明,故三经皆有一定的联系,其功能降冲逆之气,调理肾气,疏通肺气,故咳喘得以平息。乳根穴为足阳明胃经脉气所发,能降气化痰,主治咳逆气促,久嗽不止。二穴参合,相互促进,宣肺平喘,化痰止咳之功益彰。

璇玑—气海

【单穴功用】

璇玑,又名旋机。在胸部,当前正中线上,天突下1寸(图75),为任脉经之腧穴。下邻紫宫,居于天位,以应天象,下应心君,喻斗运于天,机运于身之意也,故名璇玑。本穴具有宣发上焦气机、通滞去瘀、消肿止痛、润燥滋枯、下气平喘之功。用于治疗喉痹、咽肿、胸胁满痛、咳逆上气、咳嗽、气喘、肺痈、水浆不下。

气海,又名脖眏、下肓、丹田、季眏、下气海。在下腹部,前正中线上,当脐中下1.5寸(图14),为任脉经腧穴,乃本经脉气所发,男子生气之海,又为大气之所归,犹百川汇集如海,故名

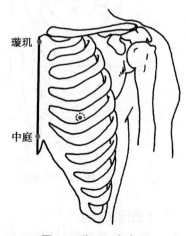

图75　璇玑、中庭穴

气海。本穴具有调补下焦气机,而补肾气、益元气、温下焦、祛寒湿、和营血、理经带、纳肾气、止虚喘之功。用于治疗真气不足、脏气虚惫、肌体羸瘦、四肢无力、卒中虚脱、阴冷囊缩、四肢厥冷、妇人崩漏、赤白带下、经闭、月经不调、产后出血、疝气、遗尿、尿闭、遗精、阳痿、腹痛、泻泄、便秘、脱肛、水肿、小便不通、失眠。

【伍用功能】

璇玑宣发气机,通滞去瘀,消肿止痛,滋枯润燥,止咳平喘;气海调气补气,培肾补虚,温阳固精,散寒止痛,利湿消肿,止血止带,纳气平喘。璇玑位于上,以宣通肺气为主;气海居于下,以培补元气为要。二穴合用,一上一下,一补一泻,相互制约,相互为用,互制其短,各展其长,通宣理肺,纳气平喘之功益彰。

【主治】

1. 慢性咳嗽、气喘等症。

2. 慢性支气管炎、支气管哮喘。

3. 虚劳羸瘦,倦怠无力,咳嗽、气喘。

【操作法】

璇玑:仰卧或仰靠,于胸骨中线,第1胸肋关节之间处取穴。斜刺0.3~0.5寸。

气海:仰卧,先取关元,当脐中与关元连线之中点处是穴。直刺0.8~1.2寸;艾条灸5~10分钟,亦可隔姜灸,每次灸5~10壮。

【经验】

璇玑—气海伍用,出自《玉龙歌》:"气喘急急不可眠,何当日夜苦忧煎,若得璇玑针泻功,更取气海自然安。"《玉龙赋》:"尪羸短促,璇玑、气海当知。"盖二穴均为任脉经腧穴,璇玑位于胸,以宣肺平喘为主,气海居于腹,以纳气平喘为要。二穴相合,一宣一纳,止咳平喘之功益彰。

璇玑—巨阙

【单穴功用】

璇玑(见第116页)。

巨阙,又名心募。在上腹部,前正中线上,当脐中上6寸(图14),为任脉经穴,又为心之募穴。本穴内应腹膜,上应膈肌,为胸腹交关,分别清浊之格界,又为食管及动静脉上下通行之关隘,故名巨阙。本穴具有清心安神、理气畅中、化湿行滞、除痰利膈之功。用于治疗胸中痰饮、膈中不利、上气咳逆、胸满短气、胸痛彻背、心烦惊惕、失眠健忘、反胃呕吐、妄言狂怒、癫痫等症。

【伍用功能】

璇玑为任脉腧穴,居于天位,有宣通胸阳、降逆止咳之功;巨阙为任脉腧穴,心之募穴,位于上腹,有和胃利膈,调气安神之效。璇玑走上,宣调肺气为主;巨阙行下,清心安神为要。二穴合用,一上一下,一肺一心,宣导宗气,宽胸利膈,宁心安神之功益彰。

【主治】

1. 咳嗽诸症,证属痰饮为患、宗气不宣者。

2. 胸痹诸症,证属痰浊、血瘀等阴邪凝结,以致胸阳不振、气机闭阻、络脉不通者。

3. 呕吐,证属饮停心下、浊气上逆者。

4. 呃逆(类似膈肌痉挛)。

5. 癫痫。

6. 食管痉挛、贲门痉挛。

【操作法】

璇玑:仰卧或仰靠,于胸骨中线,第1胸肋关节之间处取穴。斜刺,针尖向下斜刺0.5~1寸;灸10~20分钟。

巨阙:仰卧,于(胸)岐骨(剑突)至脐中连线的上1/4与下3/4的交点处取穴,或于上脘与岐骨连线的中点处定取。直刺0.5~1寸,为了安全起见,令患者仰卧扬手取穴、进针,以防刺伤膈肌,或刺伤内脏。

【经验】

璇玑—巨阙伍用,原为治疗由于宗气不宣而引起的痰饮咳喘,胸痛满闷,呕吐呃逆,癫痫等症而设。但用于治疗冠心病心绞痛,恙由痰浊、血瘀所致者亦有良效,若与内关—太溪伍用,其效更著。另外,用于膈肌痉挛、食管痉挛、贲门痉挛等引起的胸膈的神经症状亦每获显效。

中脘—丰隆

【单穴功用】

中脘,又名胃脘、太仓、上纪、中管、胃募。在上腹部,前正中线上,当脐中上4寸(图14),为任脉经穴,又为任脉与手太阳小肠、手少阳三焦、足阳明胃交会穴,胃的募穴,腑之会穴,回阳九针穴之一。有调升降、和胃气、理中焦、化湿滞、祛痰饮之功。用于治疗胃脘痛(类似急、慢性胃炎,萎缩性胃炎,胃、十二指肠球部溃疡)、呕吐、吞酸、食欲缺乏、腹胀、肠鸣、腹痛、便秘、腹泻、痢疾、失眠等症。

丰隆,在小腿外侧,当外踝尖上8寸,条口外,距胫骨前缘2横指(中指)(图76),为足阳明胃经腧穴、络穴,别走足太阴,能沟通脾胃两经。脾为生痰之源,故本穴有清降痰浊之功,为治痰之要穴,可用于治疗痰饮、咳喘诸症。本穴又有和胃气、宁神志、清热化湿之功,用于治疗风痰头痛、头昏眩晕、倦怠思卧、咳嗽多痰、哮喘气急、胸闷胸痛、大便秘结、下肢瘫痪、妇人脏躁(相当于癔症)、癫狂诸症。

【伍用功能】

中脘为任脉腧穴,位于上腹,内与胃相应,有调升降,理三焦,促健运,化湿滞,止疼痛之功;丰隆为足阳明胃经腧穴、络穴,有和胃气,降浊逆,化痰湿,清神志,安心神之效。中脘为病所取穴,以健运为主;丰隆为循经远道配穴,以清降为要。二穴伍用,相互促进,相互为用,疏通经络,燥湿化痰之力增强。

【主治】

1. 咳嗽、哮喘诸症,证属痰饮为患者。

2. 呃逆之症,证属痰湿中阻、胃失和降、胃气上逆者。

3. 胸腹满闷、大便溏薄、食欲缺乏、倦怠无力等症,证属脾胃不健、湿痰阻遏中焦者。

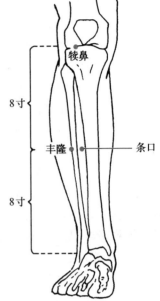

图 76　丰隆穴

【操作法】

中脘:仰卧,于岐骨(剑突)与脐中连线的中点处取穴。直刺 1~1.2 寸,亦可沿皮向下,向两旁斜刺 2~3 寸。

丰隆:正坐屈膝,于外膝眼(犊鼻)与外踝尖连线之中点同高,距离胫骨前嵴约 2 横指处取穴。直刺 1~1.5 寸。

【经验】

中脘—丰隆伍用,为吕老之经验,是为治疗痰饮诸症而设。经云:脾为生痰之源,肺为贮痰之器。中脘为胃之募穴,内应胃腑,针灸本穴,可谓直达病所,故能强中消食,消胀除满,去湿化痰。丰隆为胃经络穴,故与脾经相通,针灸本穴,能健运脾胃,化痰降浊,消阴气弥漫之症。二穴合用,相得益彰,健脾化痰之功增强。吕老体会,痰饮为患,咳喘不发作时针之,颇有苓桂术甘汤温药和之之意。

关元—肾俞

【单穴功用】

关元,又名丹田、次门、下纪、关原、大中、大中极、三结交、大海、溺水、大涠、昆仑、持枢、五城、产门、脖映、子处、血海、命门、血室、下肓、精露、利机、子户、胞门、子宫、子肠、肓之原、气海。在下腹部，前正中线上，当脐中下3寸(图14)，为任脉经腧穴，小肠之募穴、足三阴与任脉之交会穴，又是三焦之气所生之处。穴居肚脐下正中3寸处，为男子藏精，女子蓄血之地，是人生之关要，真气之所存，元阴元阳交关之所，穴属元气之关隘，故名关元。本穴具有培肾固本、补益元气、回阳固脱、温经散寒、调血暖宫、固精止带、分别清浊、调元散邪、强身防病的作用。用于治疗遗精、阳痿、小便频数、遗尿、尿闭、月经不调、经闭、带下、崩漏、阴挺、产后出血、前阴瘙痒、疝气、腹痛、泻泄、痢疾、脱肛、眩晕、失眠、中风。

　　肾俞，又名高盖。在腰部，当第2腰椎棘突下，旁开1.5寸(图19)，为足太阳膀胱经腧穴。穴居第2腰椎下两旁各1.5寸处，是肾气转输、输注的地方，又是治肾之重要腧穴，故名肾俞。本穴具有益水壮火、滋补脑髓、明目聪耳、强健腰膝、温阳化气、利水渗湿之功。用于治疗遗精、阳痿、尿频、尿闭、月经不调、带下、腰酸腰痛、眩晕、耳鸣、耳聋、水肿、洞泄、食不消化、肚腹胀满。

【伍用功能】

　　关元为精血之室、元气之所，是人生命的根本所在。功专培肾固本，补益元气，温中散寒，回阳固脱，暖宫固精，止血止带，分别清浊，祛除寒湿，强壮保健；肾主藏精，为先天之本。肾主水、内寄相火，为水火之脏。肾上连肺，为元气之根，主纳气。肾俞为肾脏之背俞穴，功擅滋补肾阴，温补肾阳，益阴填髓，聪耳明目，促气化、利水湿、壮筋骨、强腰膝、固下元、涩精缩尿止带。关元以补气为主，肾俞以补阴为要。二穴伍用，同走下焦。协同为用，培补先天，温养后天，纳气平喘之功益彰。

【主治】

　　1.虚喘，多因禀赋不足，久喘或大病后真元耗损，脏气虚弱，肺气失主，肾不纳气所致。表现为声音低微，呼吸气短而不得接续，以深吸气为快，甚或动则气喘。

　　2.遗精、阳痿。

　　3.月经不调、经闭、崩漏、带下。

　　4.慢性泻泄、五更泻(即黎明前作泄，多因肾虚所致，泄泻日久不愈，多在黎明前始觉腹痛，不能安卧，欲蹲厕解之，状如清水，或完谷不化，泻后轻快，腹部畏寒，腰膝时冷)。

　　5.尿频、遗尿、尿闭诸症。

　　6.眩晕、耳鸣、耳聋。

　　7.腰腿痛。

【操作法】

关元:仰卧,于脐与耻骨联合上缘中点连线的下 2/5 与上 3/5 的交点处取穴。直刺 0.8~1 寸。

肾俞:俯卧,先取与脐孔基本相对的命门穴,再于命门穴旁开 1.5 寸处取穴。直刺 0.8~1.2 寸。

【经验】

关元—肾俞伍用,善治一切虚弱之症。针刺用补法,肾阳不足者,宜予重灸,艾条灸 20~30 分钟,艾炷灸 7~20 壮。二穴相合,确有健身保健之功,前贤云:"若要安,丹田三里不曾干。"这就是说,只要经常自灸关元、足三里穴,令其发生灸疮,并保持疮面经常呈湿润状态,若能持之以恒,尚有健身却病,益寿延年之效。

列缺—足三里

【单穴功用】

列缺,又名童玄、腕劳。在前臂桡侧缘,桡骨茎突上方,腕横纹上 1.5 寸。当肱桡肌与拇长展肌肌腱之间(图 77),为手太阴肺经腧穴、络穴,别走阳明,又为八脉交会穴之一,通于任脉,也是四总穴之一。本穴具有疏风解表、宣肺平喘、通经活络的作用。用于治疗偏正头痛、颈项强痛、下牙疼痛、咽喉肿痛、口眼㖞斜、半身不遂、口噤不开、牙关紧闭、咳嗽、气喘、呃逆、水肿、手腕无力、感冒发热、热病瘛疭、小儿惊痫。

足三里(见第 7 页)。

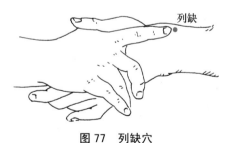

图 77 列缺穴

【伍用功能】

列缺为肺经脉气所集,属本经络穴,别走手阳明大肠经,依据络穴的特性,本穴具有清泄肺、大肠的功效,而祛风散邪,清热解表,宣肺止咳平喘;足三里为足阳明胃经脉气所入,属本经合土穴,按照"合治内腑"的理论,本穴善调脾胃功能,以健脾和胃、理气消胀、消食化积、强体健身、调和气血、发汗解表、镇静安神。

列缺以宣肺止咳平喘为主；足三里以健脾和胃，降浊化痰为要。二穴合用，肺、胃同治，有培土生金，肃肺止咳之妙用。

【主治】

1. 虚劳咳嗽诸症。

2. 哮喘诸症。

【操作法】

列缺：①以病人左右两手虎口交叉，一手示指压在另一手的桡骨茎突上，当示指尖到达之处是穴；②立拳，把拇指向外上方翘起，先取两筋之间的阳溪穴，在阳溪穴上 1.5 寸的桡骨茎突中部有一凹陷即是本穴。向肘部斜刺 0.2~0.3 寸。

足三里：①正坐屈膝，于外膝眼（犊鼻）直下一夫（3 寸），距离胫骨前缘 1 横指处取穴；②正坐屈膝，用手从膝盖正中往下摸取胫骨粗隆，在胫骨粗隆外下缘直下 1 寸处是穴；③正坐屈膝，以本人之手按在膝盖，示指抚于膝下胫骨，当中指尖着处是穴。直刺 0.8~1 寸。

【经验】

列缺—足三里伍用，出自《杂病穴法歌》："喘急列缺、足三里。"吕老体会，二穴合用，适用于慢性咳嗽、气喘诸症。列缺针刺用泻法，足三里针刺用补法。为了增强人体的抗病能力，防止喘病的发作，以资巩固疗效，足三里穴加用艾条灸，每次 5~15 分钟，或用温针灸，每次灸 5~10 壮。吕老认为，针灸并施，治疗咳喘之疾，颇有温药和之的经旨，故疗效佳矣。

肺俞—孔最

【单穴功用】

肺俞（见第 22 页）。

孔最（见第 29 页）。

【伍用功能】

肺俞为肺之气血聚集于背部的处所，又是虚邪贼风入侵的部位，具有宣肺解表、肃肺止咳、下气平喘、补虚劳、清虚热、和营卫、实腠理之功；孔最为肺之气血深集之处，尚有救急之功，能清热解表、凉血止血、润肺止咳。肺俞以宣肺为主；孔最以润肺为要。二穴合用，一宣一润，宣润合法，止咳平喘之功益彰。

【主治】

1. 发热、咳嗽、气喘、胸痛等症。

2. 咽喉肿痛。

【操作法】

肺俞：俯伏，于第 3 胸椎棘突下、身柱穴旁开 1.5 寸处取穴。斜刺 0.5~1 寸。

孔最：伸臂仰掌，于尺泽与太渊连线的中点向上 1 寸，当桡骨内缘处是穴。直刺 0.8~1.2 寸。

【经验】

肺俞—孔最伍用，以治急性咳喘为主，为增强疗效，肺俞穴针后加拔火罐，孔最穴针刺用泻法，只针不灸。若与合谷、内关伍用，其效更著。

身柱—大杼

【单穴功用】

身柱（见第 24 页）。

大杼（见第 52 页）。

【伍用功能】

身柱为督脉腧穴，乃正气所充，是人身之支柱，富有强壮补益之功，既能补肺疗损，止咳平喘，又能祛邪退热，清营凉血，安神定志；大杼为骨之会穴，以治胃病著称，寓有温补之意，既能疏风散邪，解表退热，又能舒筋活络，强壮筋骨。身柱以清泄为主，大杼以宣散为要。二穴相合，相互促进，宣肺散邪，解表退热，温肺化痰，止咳平喘之功益彰。

【主治】

1. 寒痰咳喘，证属心脾阳虚者。

2. 癫痫。

3. 龟背，即脊骨弯曲突起，形如龟背，多由发育障碍所致。

【操作法】

身柱：俯伏或俯卧，于后正中线与两肩胛冈最高点连线之交点处，当第 3 胸椎棘突下间陷中是穴。从背侧面略向上斜刺 0.5~1.2 寸；艾条灸 10~20 分钟。

大杼：俯伏，于第 1 胸椎棘突下、陶道穴旁开 1.5 寸处取穴。直刺 0.3~0.5 寸，斜刺，针尖斜向椎体方向刺 0.5~1.2 寸。因其深部为肺尖所居，直刺时不宜深刺，若需留针者，亦宜在得气的基础上，将针刺向椎体方向，使针柄与皮肤构成 45°左右，守气留针即可。直刺 0.2~0.3 寸，从背侧向前下方（椎体方向）斜刺 0.5~1 寸。笔者认为，斜刺比直刺安全，不易刺伤肺脏而发生针刺意外。

【经验】

身柱—大杼伍用，原为治疗虚劳咳喘而设，经临床观察，诸凡虚损之疾，皆宜选用。若治外感病症，亦有良效，针后加拔火罐，其效更捷。近几年来，吕老常与大椎、筋缩、阳陵泉伍用,尝治小儿发育不良、各种脑炎后遗症、感染性多发性神经炎等症,亦有良效。

感染性多发性神经炎案例

1966年吕老尝治一4岁男孩,四肢软瘫2个月余,曾在河南某县抢救,诊为"感染性多发性神经炎"。检查:患儿面黄肌瘦,全身软瘫,已完全失去独立生活能力,肌张力低下,肌力0级,生理反射消失,未引出病理征,舌苔薄白,脉细弱无力。脉症合参,属于痿证。治宜通调督脉,调和气血。处方:①大椎、身柱、筋缩、大杼;②手足十二针(曲池、外关、合谷、足三里、阳陵泉、三阴交),两组穴位交替针刺,均以快速进针,施以补法,不留针。治疗经过:依法治疗1个月之后,患儿即可自行翻身,时而欲爬行。又治疗1个月,患儿可以坐起用餐,并能扶物站立,但仍不能迈步。再治疗月余,已能扶物行走,但一离物,旋即跌倒,嘱其母扶儿加强锻炼。又过1个月,病情继续恢复,已能自行走路,唯足外翻较甚,加三阴交、照海穴,守法再针。前后治疗半年余,患儿完全恢复正常,嘱其返里,以观后效。2年之后,其祖父告云:小孙已完全治愈,正在小学读书。

列缺—照海

【单穴功用】

列缺(见第121页)。

照海,又名阴跷、漏阴。在足内侧,内踝尖下方凹陷处(图78),为足少阴肾经腧穴,通于阴跷脉,为八脉交会穴之一。穴居然谷之下,然谷为肾经荥火穴,寓水中龙火之象,有普天光照之功,故名为照。照海为肾经脉气归聚,犹如水归大海,故名为海。二穴上下呼应,有化气飞升之能,合其意故名照海。本穴具有通经活络、滋阴降火、清热利咽、养心安神之功。用于治疗月经不调、赤白带下、阴挺、阴痒、疝气、小便频数、大便秘结、咽喉干痛、四肢懈怠、善悲不乐、癫痫夜发、下肢不遂、失眠。

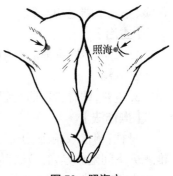

图78 照海穴

【伍用功能】

列缺疏风解表,宣肺平喘,通经活络;照海滋阴降火,清热利咽,养心安神,通经活络。列缺通于任脉,照海通于阴跷脉。两者借任脉使肺、肾之间沟通会合,并使阴跷脉、任脉、肺脉、肾脉四者在肺系(肺与喉咙相联系的部位)处相合会。二穴伍用,善调喉、胸、肺之功能,以收宣肺平喘、宽胸理气、清利咽喉之功。

【主治】

1. 咳嗽、气喘，证属寒痰为患者。

2. 咽喉干燥、疼痛，证属阴虚火旺者。

3. 胸膈胀满、疼痛，证属痰湿阻遏者。

4. 癫证。

【操作法】

列缺：①以病人左右两手虎口交叉，一手示指压在另一手的桡骨茎突上，当示指尖到达之处是穴；②立拳，把拇指向外上方翘起，先取两筋之间的阳溪穴，在阳溪穴上 1.5 寸的桡骨茎突中部有一凹陷即是本穴。向肘部斜刺 0.2~0.3 寸。

照海：正坐，两足跖心对合，当内踝下缘之凹陷处，上与踝尖相直。或于内踝尖垂线与内踝下缘水平线之交点略向下方之凹陷处取穴。直刺 0.3~0.5 寸。

【经验】

列缺—照海伍用，为八脉交会配穴法，善治咽喉、胸膈部的疾病。姜辑君老师尝治"脑血管性精神症"，其效良好，笔录如下：李某，女，56 岁，1980 年 11 月 3 日初诊。精神呆滞 1 年，半年来加重，在某医院诊为"脑血管性精神症"。来诊时沉默不语，智力与理解力均差，问虽能答，但不完整，或仅短哼一声，苔薄，脉滑。辨证：郁痰阻窍，神机失灵。初用神门、后溪、照海等穴，勉可受针轻刺，后以列缺配照海一组穴，并随病情好转，适量加重手法，仍佐后溪等穴，加用中成药礞石滚痰丸。经 7 周后，已愿意接受较强的针刺，能在下车后自行就诊，知所走向，自己按时服药。并能代家人做饭，表情安适，问答能说："比前好些啦！"继续询问，亦能合理对答。1981 年 4 月来诊，平时偶有独自低哼，神智较好。

音嘶案例

刘炳权先生运用此组对穴治疗声音嘶哑症 23 例，除 3 例（因声带息肉，声带结节，声带麻痹）经 10 次治疗，疗效不明显外，余 20 例均经 3~7 次治愈。患者胡某，女，25 岁，广播员。声音嘶哑 5 个月，因感冒后骤然发生，每当下午或晚上加重，不能发音，五官科检查未见异常，多方治疗无效。经针治 5 次而愈，发音正常，重返广播工作。4 个月后随访，未见复发。

按语：声音嘶哑又称音嘶、音哑。骤起者多为外邪乘肺，久病者可因肺脏气阴受损，肾阴不足，津不上承。盖肺为声音之门，肾为声音之根，列缺为肺经的络穴，别走手阳明大肠经，是八脉交会穴，通于任脉上咽；照海是足少阴肾经腧穴，又是阴跷脉所生之处，也是八脉交会穴，两脉合于肺系咽喉。二穴伍用，相辅为功，疏泄肺热，滋肾养阴，利咽喉之功益彰。

丰隆—列缺

【单穴功用】

丰隆（见第 118 页）。

列缺（见第 121 页）。

【伍用功能】

丰隆为足阳明胃经腧穴、络穴，别走太阴，能沟通脾、胃两经，以健脾胃、化痰浊、和胃气、降浊逆，清神志、安心神；列缺为手太阴肺经腧穴、络穴，别走阳明，能沟通肺、大肠两经，以疏风解表，宣肺平喘，通经活络。丰隆以化痰降浊为主；列缺以宣肺止咳为要。丰隆突出一个"降"字；列缺侧重一个"宣"字。二穴伍用，宣降合法，理气和中，燥湿化痰，下气平喘之功益彰。

【主治】

1. 湿痰为患，咳嗽、气喘，恶心呕吐，咳吐白痰，胸膈胀满，胃脘不舒，头眩心悸等症。

2. 急、慢性支气管炎。

【操作法】

丰隆：正坐屈膝，于外膝眼（犊鼻）与外踝尖连线之中点同高，距离胫骨前嵴约 2 横指处取穴。直刺 1~1.5 寸。

列缺：①以病人左右两手虎口交叉，一手示指压在另一手的桡骨茎突上，当示指尖到达之处是穴；②立拳，把拇指向外上方翘起，先取两筋之间的阳溪穴，在阳溪穴上 1.5 寸的桡骨茎突中部有一凹陷即是本穴。斜向肘部刺 0.2~0.3 寸。

【经验】

丰隆—列缺伍用，是为治疗湿痰咳喘而设。出自京华针灸名家单玉堂老师之手，1958 年讲课时曾云：二穴合用，有二陈汤之效，即燥湿化痰，理气和中，下气平喘是矣。

大椎—内关

【单穴功用】

大椎（见第 26 页）。

内关（见第 9 页）。

【伍用功能】

大椎为督脉经腧穴，又是手、足三阳与督脉之交会穴，有宣阳解表、祛风散寒、理气降逆、肃肺调气、清心定志、镇静安神之功;内关为手厥阴心包络经腧穴、络穴,又是八脉交会穴之一,通于阴维脉,有清泄包络、疏利三焦、宽胸理气、和胃降逆、镇静止痛、宁心安神之效。大椎调太阳之气,以助阳散寒为主;内关调心胸之气,以宽胸快膈为要。二穴伍用,并走于上,温阳化饮,降逆止呕,宣肺平喘之功益彰。

【主治】

1. 痰饮咳嗽,即是寒痰饮邪,停于肺胃,症见咳嗽多痰,色白,或如泡沫者。

2. 痰饮喘急,即是痰饮上壅,气机上逆,咳喘上气,不能平卧,喉中痰鸣等症。

【操作法】

大椎:俯伏或正坐低头,于项后隆起最高者为第7颈椎,于其下凹陷处定取。直刺1~1.2寸。

内关:伸臂仰掌,于掌后第1横纹正中(大陵)直上2寸,当掌长肌腱与桡侧腕屈肌腱之间处取穴。直刺0.5~1寸。

【经验】

大椎—内关伍用,为吕老之经验,是为治疗痰饮诸症而设。盖,大椎为手足三阳之会,取此为君,以调太阳之气,犹如烈日当空,阴霾之气全消,而蓄水自行;复取内关为臣,以利三焦疏通淤塞,则有青龙汤、苓桂术甘汤之功,而饮病自除矣。

俞府—云门

【单穴功用】

俞府(见第115页)。

云门,在胸前壁的外上方,肩胛骨喙突上方,锁骨下窝凹陷处,距前正中线6寸(图79),为手太阴肺经腧穴。云,山川之气也,云出天气,天气通于肺,肺者气之本,穴为手太阴脉气所发,乃本经脉气所出之门户,比喻气出如云,故名云门。本穴具有通经行气、肃肺止咳、平喘之功。用于治疗咳嗽、气喘、胸中热、胸痛、肩背痛、胸中烦满。

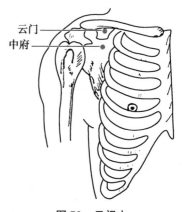

图79　云门穴

【伍用功能】

俞府为足少阴肾经腧穴,有下气平喘,理气消胀,活络止痛之功;云门为手太阴肺经腧穴,有通经行气、肃肺止咳、平喘之效。

云门突出个"宣"字;俞府侧重一个"降"字。二穴伍用,一肺一肾,一宣一降,宣降合法,金水相生,止咳平喘之功益彰。

【主治】

1. 急、慢性咳嗽诸症。

2. 喘息。

【操作法】

俞府:正坐或仰卧,于胸骨中线与锁骨中线之间的中点,当锁骨下缘处取穴。斜刺0.5~0.8寸。

云门:正坐位,用手叉腰,当锁骨外端下缘出现的三角形凹窝的中点处。斜刺0.5~1寸。

【经验】

俞府—云门伍用,为吕老之经验,是为治疗咳嗽、喘息而设。夫咳嗽喘息,固是肺病,然而乃是近因也,标病也,其根本病因,在肾而不在肺,以肾司收纳,冲脉又交于肾经,至胸中而散;若下元空虚,收纳失司,则浊阴之气随冲脉上逆入胸,鼓动肺叶,以致咳嗽而喘息也。取此法君以俞府以降冲气之逆,理肾气之源;佐云门以开胸顺气,导痰理肺,标本兼施,诸症悉除矣。此外,亦有阴火随冲脉上逆,以致胸中结闷,烦热呛咳,此法亦有奇效。

喘息发作时,可以二穴为治疗点,以拔水罐为治,其效甚佳。

天突—中脘

【单穴功用】

天突(见第110页)。

中脘(见第118页)。

【伍用功能】

天突为任脉腧穴,阴维脉、任脉之会穴。穴属喉结下,通于天气,有宣肺化痰,下气平喘,利咽开音之功;中脘为任脉腧穴,又为任脉与小肠、三焦、胃经之交会穴,胃的募穴、腑之会穴、回阳九针穴之一,有调升降、理中焦、和脾胃、化湿滞、除痰饮之效。二穴伍用,调理上、中焦之气机,以收下气平喘,化痰除饮之力。

【主治】

1. 咳嗽、哮喘,证属痰饮为患者。

2. 高血压病,证属痰湿为患者。

3. 噎膈为患,症见饥欲得食,但噎塞于咽与胸膈之间,或未曾入胃即有痰涎夹食还出。多因忧思气结生痰,痰气交阻胸膈所致。

【操作法】

天突:先直刺进入皮下 0.3~0.5 寸,将针身、针柄转为与胸骨平行,再将针缓慢沿胸骨柄后缘、气管的前方向下刺1~1.5寸,若患者有窒息感时即可停止进针。

中脘:直刺 1~1.2 寸;灸 5~10 分钟。

【经验】

天突—中脘伍用,为吕老之经验。原为治疗咳嗽痰喘而设。亦可治疗梅核气、噎膈诸症。针刺时,务必守上法操作,天突的针刺深度,可达 2 寸左右,其效才著。

第9章　清热凉血止血类

上星—禾髎

【单穴功用】

上星(见第 103 页)。

禾髎,又名长频、长颊、长髎、长颊、长频。在上唇部,鼻孔外缘直下,平水沟穴(图 80),为手阳明大肠经腧穴。禾者粮也,髎者空穴也,其穴在鼻孔之下,口唇之上,人中之旁,取其鼻欲嗅,口欲食,穴当其际,故名禾髎。本穴具有疏调局部经气、活血祛瘀、回阳救逆、启闭开窍之功。用于治疗鼻衄、鼻塞、鼻息肉、口㖞、口噤不开、尸厥。

【伍用功能】

上星位于鼻根直上方,为督脉经气所发,有激发本经经气,祛风明目,清热止血,散邪通窍之功;禾髎居于鼻下两旁,为手阳明大肠经气所注,不仅能疏调局部经气,行气开窍之效,又能疏泻阳明经邪热,凉血止血,活血化瘀。二穴伍用,一上二下,三角鼎立,直达病所,通经活络,活血散瘀,清热止血,启闭通窍之功益彰。

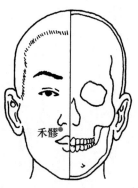

图 80　禾髎穴

【主治】

1. 鼻衄诸症。

2. 急、慢性鼻炎。

【操作法】

上星:①正坐或仰靠,于前发际中点入发际 1 寸处,或于神庭穴后 0.5 寸处取穴。②若无发际时,可先取百会,向前 4 寸量取本穴。从上向下斜刺 0.3~0.5 寸。

禾髎:正坐仰靠位,在上唇部,鼻孔外缘直下,平水沟穴。针尖向内上方斜刺 0.3~0.5 寸。

【经验】

上星一禾髎伍用,出自《杂病穴法歌》:"衄血上星与禾髎。"吕老体会,二穴伍用,治疗鼻衄确有实效。

鼻衄案例

刘某,女,40岁,职员。1982年7月15日初诊。

主诉:鼻出血3年,反复发作,近3日又发。

病史:患者系江南人氏,因其丈夫在太原工作,3年前来晋探亲,住10余日后,突然鼻子出血,时轻时重,日久不瘥,返回南方自愈,嗣后,每来晋探亲,屡屡发病。3天前病又再发,伴有头昏,乏力,夜寐欠佳。

查体:一般状态良好,面色苍白,舌淡,边有齿痕,苔薄白,脉细弱稍数。

诊断:鼻衄,血热型。

治则:清热凉血、止血。

处方:上星、禾髎、二间、内庭。

操作:上星从上向下斜刺0.5~0.8寸,禾髎向鼻孔方向斜刺,二间刺0.2~0.3寸,内庭直刺0.5~0.8寸,均施以泻法,留针25分钟。

翌日复诊,自诉昨日针后未再出血,守方又针3次。继则又去二间、内庭,加足三里治疗5次,以善其后,2年后随访,病未再犯。

按语:上星、禾髎伍用,出自《杂病穴法歌》:"衄血上星与禾髎",二穴参合,善治鼻衄诸证,急、慢性鼻炎。盖上星位居鼻根上方,为督脉经气所发,有激发本经之气,清热止血之功;禾髎居于鼻下两旁,为大肠经气所注,不仅能疏调局部经气,行气开窍,且可疏泻阳明经邪热,凉血止血,活血散瘀。二穴伍用,一上一下,三角鼎立,直达病所,通经活络,清热止血之力益彰,佐以二间、内庭为手、足阳明经荥穴,按"荥主身热"之理,二穴有清热泻火,降气止血之功增强,热除血止之后,去二间、内庭,加足三里,以健脾和胃,益气生血而善其后。

上星一素髎

【单穴功用】

上星(见第103页)。

素髎(见第9页)。

【伍用功能】

上星位于鼻根直上方,为督脉经气所发,有激发本经经气,祛风明目,清热止血,散邪通窍之功;素髎居于鼻端正中央,不仅有疏调督脉经气,又能调和局部经气,以泄热开窍,凉血止血,回阳救逆。二穴合用,一上一下,直达病所,清热止血,活络通窍之力增强。

【主治】

1. 鼻衄诸症。

2. 赤鼻（酒渣鼻）。

3. 急、慢性鼻炎。

【操作法】

上星：①正坐或仰靠，于前发际中点入发际1寸处，或于神庭穴后0.5寸处取穴。②若无发际时，可先取百会，向前4寸量取本穴。从上向下斜刺0.3~0.5寸。

素髎：正坐仰靠或仰卧，当鼻背下端之鼻尖处取穴。针尖斜向上刺0.1~0.3寸。

【经验】

上星—素髎伍用，为吕老之经验，治热伤阳络之衄血时，针刺用泻法，亦常与二间、内庭伍用，以增强泄热之力。治各种鼻炎，鼻塞不通时，也常与足三里、合谷伍用，盖以足三里固中止血，益气生血，以合谷清泄阳明，泻热止血是也。

天府—合谷

【单穴功用】

天府，在臂内侧面，肱二头肌桡侧缘，腋前纹头下3寸处（图81），为手太阴肺经腧穴。肺开窍于鼻，司呼吸而通于天。人身之天，头与胸廓也。天府穴在腋下3寸，约与乳头平行，居于天位，与天府星相应，故名天府。本穴具有通宣肺气、出于气府、行于肌腠、周遍全身、犹云之漫天匝地、广漠流行之功。用于治疗气喘、鼻衄、吐血、头眩、泪出、瘿气、上臂内侧疼痛。

合谷（见第5页）。

【伍用功能】

天府为肺经腧穴，有宣通肺气、下气平喘、降气止血、活络止痛之功；合谷为大肠经原穴，有通经活络、疏风解表、清泄肺气、通降肠胃、镇静止痛之力。肺与大肠相表里，二穴伍用，一表一里，一脏一腑，表里双解，脏腑俱清，故凉血止血，下气平喘之功益彰。

【主治】

1. 鼻衄。

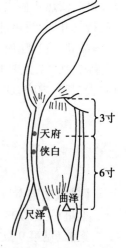

图81　天府、尺泽穴

2. 咳嗽、气喘、胸闷不舒、腑行不畅等症。

【操作法】

天府：①坐位，臂向前平举，俯头鼻尖接触上臂内侧处是穴。②坐位，微屈肘，与肘横纹上 6 寸平高的肱二头肌外侧缘处是穴。斜刺 0.5~1 寸。

合谷：①拇、示指张开，以另一手的拇指关节横放在虎口上，当拇指尖到达之处是穴；②拇、示两指并拢，在肌肉的最高处取穴；③拇、示两指张开，当虎口与第 1、2 掌骨结合部连线的中点。直刺 1~1.2 寸。

【经验】

天府—合谷伍用，出自《百症赋》："天府、合谷，鼻中衄血宜追。"盖鼻衄致病之因甚多，本组对穴仅适用于肺热上壅，阳明热盛，血热妄行之证。

膈俞—足三里

【单穴功用】

膈俞（见第 75 页）。

足三里（见第 7 页）。

【伍用功能】

膈俞为八会穴之一——血之会穴，穴在第 7 胸椎下两旁各 1.5 寸处，内应横膈膜，有清热凉血、和血止血、宽胸利膈、和胃降逆之功；足三里为胃经合土穴，有通经活络、行气和血、健脾和胃、消积化滞、益气生血、强体健身之力。膈俞以行血止血为主，足三里以固中止血为要。膈俞突出一个"散"字，足三里侧重一个"收"字。二穴伍用，一散一收，一行一补，相互制约，相互促进，止血而不留邪，行血而不伤正。

【主治】

吐血，证属气虚脾寒者。

【操作法】

膈俞：俯伏或俯卧，于第 7 胸椎棘突下、至阳穴旁开 1.5 寸处取穴，约与肩胛骨下角相平。直刺 0.3~0.5 寸，向脊柱方向斜刺 0.5~1 寸。

足三里：①正坐屈膝，于外膝眼（犊鼻）直下一夫（3 寸），距离胫骨前缘 1 横指处取穴；②正坐屈膝，用手从膝盖正中往下摸取胫骨粗隆，在胫骨粗隆外下缘直下 1 寸处是穴；③正坐屈膝，以本人之手按在膝盖，示指抚于膝下胫骨，当中指尖着处是穴。直刺 0.5~1.5 寸。

【经验】

膈俞—足三里伍用，出自《东垣经》："吐血膈俞三里停。"盖吐血一证是指血从口出,既无呕声,也无咳声。它包括呼吸道及上消化道的出血。中医学论之,有热伤阳络者,有气虚脾寒,血不归经者种种。证属前者,宜加二间、内庭,以清泄阳明之热;证属后者,亦可加脾俞、胃俞,以增强固中止血之功。

长强—承山

【单穴功用】

长强,又名龟尾、尾骨下空、橛骨、尾闾、尾蛆骨、骶骨、穷骨、为之、阴郄、龙虎穴、曹溪路、三分间、河车路、朝天巅、上天梯、气之阴郄、气郄、骶上、骨骶、尾翠骨、脊骶端、鱼尾长疆。在尾骨端下,当尾骨端与肛门连线的中点处(图82),为督脉之经穴、络穴,督脉与足少阴经之交会穴。循环无端为之长,健行不息为之强。任脉位于身前,督脉居于身后。二脉相合,则升降轮回,循环不息,无尽无休,故名长强。本穴具有疏调局部经气、调和阴阳、理肠止泻、升清降浊、消肿止痛之功。用于治疗痔疮、便血、泄泻、痢下赤白、便秘、脱肛、腰脊疼痛、癫狂、痫证。

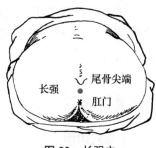

图82 长强穴

承山(见第79页)。

【伍用功能】

长强为督脉经穴、络穴,别走任脉,故本穴有调和任督二脉功能,即调阴阳是也。又穴居尾骨尖端下方,即尾骨与肛门之间,针之颇能调整大肠之功能。承山为足太阳膀胱经穴,本经之经别入走肛门,具有舒筋活络、凉血止血、和肠疗痔之效。二穴伍用,长强为病所取穴,承山为循经远道配穴,一远一近,通经活络,疏理肠道,清热止血益彰。

【主治】

1. 肠风下血。

2. 痔疮。

3. 妇人带下诸症。

【操作法】

长强:跪伏或膝胸卧位,按取尾骨下端与肛门之间的凹陷处取穴。从后下方向前上方刺0.5~1寸。

承山:①俯卧,下肢伸直,足跟挺而向上,其腓肠肌部出现"人"字陷纹,从其尖下取穴;②直立,两手上举按着墙壁,足尖着地,在腓肠肌下部出现"人"字陷纹,当"人"字尖下取穴。直刺 0.8~1.2 寸。

【经验】

长强—承山伍用,出自《百症赋》:"刺长强于承山,善主肠风新下血。"《玉龙赋》:"长强,承山,灸痔最妙。"《玉龙歌》:"九般痔漏最伤人,必刺承山效若神,更有长强一穴是,呻吟大痛穴为真。"盖长强为督脉之首穴,又是足少阴肾经、足少阳胆经之会,别走任脉,为五痔之本,主治便血、尿血、呕血,二便不利;承山为足太阳膀胱经腧穴,何以能治肛门疾病? 考其足太阳膀胱经之经别入走肛门,施以针灸,善调肛周经气,改善气血循行,从而起到凉血止血、消肿止痛、整肠疗痔之功。

痔疮,系直肠下端黏膜下和肛管皮肤下痔静脉扩大和曲张所形成的静脉团。按其生长部位不同分内痔、外痔、内外痔三种。多由平素湿热内积,过食辛辣,久坐久立,或临产用力、大便秘结,或久泻久痢等因素引起,以致体内生风化燥,湿热留滞,浊气瘀血下注肛门,发为本病。

第10章　清热利湿退黄类

胆俞—阳纲

【单穴功用】

胆俞(见第 62 页)。

阳纲,在背部,当第 10 胸椎棘突下,旁开 3 寸(图 31),为膀胱经腧穴。穴在第 10 胸椎下两旁各 3 寸处(即胆俞旁 1.5 寸)。胆为甲木,是阳气之纲领,又主治胆疾,故名阳纲。本穴具有疏泄肝胆、清化湿热之功。用于治疗肠鸣、腹痛、泄泻、黄疸、食不下、腹满虚胀、身热、小便赤涩、消渴。

【伍用功能】

胆俞舒肝气、和胃气,清胆火、泄湿热,退黄,明目;阳纲疏泄肝胆,清化湿热。二穴位于同一高度,互为毗邻,内应于胆,协同用之,直达病所,故疏泄肝胆,清热利湿退黄之力益彰。

【主治】

1. 黄疸,恙由湿热内阻中焦,迫使胆汁不循常道外溢所致,症见身黄、目黄、小便黄等。

2. 急性胆囊炎。

【操作法】

胆俞:俯伏或俯卧,于第 10 胸椎棘突下、中枢穴旁开 1.5 寸处取穴。斜向脊柱方向刺 0.5~1 寸。

阳纲:俯伏或俯卧,于第 10 胸椎棘突下、中枢穴旁开 3 寸处取穴。向上、脊柱方向斜刺 0.3~0.8 寸。

【经验】

胆俞—阳纲伍用,出自《百症赋》:"目黄兮阳纲、胆俞。"二穴伍用,善治阳黄之证,多因感受外邪,湿热侵及肝胆,胆热液泄,外渗肌肤所致,症见发热口渴,身目发黄,呈橘黄色,小便深黄,状如浓茶,食欲减退,恶心呕吐,大便秘结,胁痛腹胀,苔黄腻,脉弦数等。

急性胆囊炎宜及时治疗,失治以后,易转为慢性,日久天长,尚有并发胆结石的可能,故建议及时就医治疗。

至阳—涌泉

【单穴功用】

至阳,又名肺底。在背部,当后正中线上,第7胸椎棘突下凹陷中(图20),为督脉经穴。至者达也、极也。如四时节令,夏至为夏之至极,冬至为冬之至极。人身以背为阳,而横膈膜以下为阳中之阴,横膈膜以上为阳中之阴。该穴内近于心,背为阳,心为阳中之阳。阳中之阳,即阳之至也,故名至阳。本穴具有理气宽胸、下气平喘、利胆退黄之功。用于治疗黄疸、咳嗽、气喘、脊强、背痛、胃脘痛。

涌泉(见第7页)。

【伍用功能】

至阳为督脉经穴,有舒调胸中阳气、理气宽胸、宣闭止痛、下气平喘、利胆退黄之功;涌泉为肾经脉气所出,为井木穴,有滋肾阴、清虚热,通窍络、苏厥逆、镇静安神之力。至阳以利胆退黄为主;涌泉以滋阴清热为要。二穴伍用,一上一下,上下呼应,清热利湿退黄之功益彰。

【主治】

1. 黄疸,症见全身发黄,证属阳黄者。

2. 急性胆囊炎、急性肝炎。

【操作法】

至阳:俯伏或俯卧,于后正中线与两肩胛骨下角连线的交点处,当第7胸椎棘突下方是穴。针尖向上斜刺0.5~1寸。若针感向心窝放散,其效更佳。

涌泉:仰卧,五趾跖屈,于足跖心前部正中凹陷处取穴,约当足底(足趾除外)的前、中1/3的交点,当第2、3跖趾关节稍后处。直刺0.5~1寸。

【经验】

至阳—涌泉伍用,出自《卧岩凌先生得效应穴针法赋》:"胸结身黄取涌泉而即可应在至阳。"吕老体会,针刺至阳时,针感宜向上腹放散为佳,不仅可用于治疗肝胆疾病,而且对各种胃脘痛(急、慢性胃炎,胃痉挛,胃溃疡,十二指肠球部溃疡),均有良好的止痛作用。

中脘—腕骨

【单穴功用】

中脘(见第118页)。

腕骨,在手掌尺侧,当第5掌骨基底与钩骨之间的凹陷处,赤白肉际(图52),为手太阳小肠经腧穴。乃本经脉气所过,为之原穴。穴在手外侧腕前起骨(豌豆骨)下凹陷处,故名腕骨。本穴具有疏散太阳经邪气、清小肠之湿热而退黄疸之功。用于治疗头痛项强、耳鸣、目生云翳、颊颔肿痛、疟腮、黄疸、热病汗不出、指挛臂痛、胁下痛不得息。

【伍用功能】

中脘为任脉经穴,胃之募穴,腑之会穴,任脉与手太阳、少阳、足阳明胃经之交会穴,有和胃气、化湿滞、理中焦、调升降之功;腕骨有疏散太阳经邪气,清利小肠湿热以退黄疸之效。中脘以化湿为主;腕骨以利湿为要。二穴伍用,一化一利,湿去热无以生,故退黄之功甚速。

【主治】

1. 黄疸,证属阳黄者。

2. 反胃、呕吐,证属脾不运化者。

3. 急性黄疸性肝炎。

【操作法】

中脘:仰卧,于(胸)岐骨(剑突)与脐中连线的中点处取穴。直刺0.5~1寸。

腕骨:侧掌,掌心向前,由后溪穴直向上推,当两骨(第5掌骨基底与三角骨)结合部的凹陷中取穴。从内向外侧(从尺侧向桡侧)直刺0.3~0.5寸。

【经验】

中脘—腕骨伍用,出自《玉龙歌》:"脾家之症有多般,致成反胃吐食难,黄疸亦须寻腕骨,金针必定夺中脘。"《玉龙赋》:"脾虚黄疸,腕骨、中脘何疑。"盖脾为后天之本,有运化水谷精微和运化水湿的功能,若脾虚之人,则运化功能下降,水谷则不能变化精微,以致水湿内停,湿郁化热,湿热熏蒸,胆液外泄,渗于肌肤而致发黄。治宜健脾化湿,分利小肠,导水湿从小便而出。故取中脘为君,以健脾利湿,佐以腕骨宣通太阳经气,分利小肠,导水湿从小便而出。合而用之,升降功能协和,三焦通畅,水道通调,清热利湿,利胆退黄之功益彰。

阳黄:为黄疸的一个类型。多因感受外邪,湿热侵及肝胆,胆热液泄,外渗肌肤所致。症见发热口渴、身目呈橘黄色、小便黄似浓茶汁,食欲减退,恶心呕吐,大便秘结,腹胀胁痛,苔黄腻,脉弦数等。

足三里—太冲

【单穴功用】

足三里(见第7页)。

太冲(见第78页)。

【伍用功能】

足三里为足阳明胃经腧穴,为本经脉气汇合之处,为合土穴。它具有调理肠胃、健脾和胃、理气消胀、化积导滞、行气止痛、利水消肿、化痰止咳、降气平喘、疏通经络、调和气血、和胃安眠、强体健身之功;太冲为足厥阴肝经腧穴,为该经脉气所注,为输土穴,它具有疏肝理气、通经活络、平肝息风、镇肝潜阳、清热泻火、疏泄下焦湿热之效。二穴均为土穴,合而用之,同气相求,疏土补中之功益彰。足三里突出一个"补"字;太冲侧重一个"泻"字。二穴伍用,一补一泻,相互制约,相互为用,培土抑木,清泄肝胆之力增强。

【主治】

1. 阴黄之证,症见身目萎黄晦黯,胃呆腹胀,神疲乏力,胁肋隐痛,小便短少,大便不实,舌淡苔腻,脉沉细迟等。

2. 慢性肝炎。

【操作法】

足三里:①正坐屈膝,于外膝眼(犊鼻)直下一夫(3寸),距离胫骨前缘1横指处取穴;②正坐屈膝,用手从膝盖正中往下摸取胫骨粗隆,在胫骨粗隆外下缘直下1寸处是穴;③正坐屈膝,以本人之手按在膝盖,示指抚于膝下胫骨,当中指尖着处是穴。直刺1~1.2寸,也可向阳陵泉方向斜刺1.5~2寸。

太冲:正坐垂足,于足背第1、2跖骨之间,跖骨底结合部前方凹陷处,当𧿹长伸肌腱外缘处取穴。直刺0.5~1寸。

【经验】

足三里—太冲伍用,善治慢性肝炎,足三里针刺用补法,太冲针刺用泻法,合而用之,有培土抑木,舒肝和胃之功。

阳陵泉—足三里

【单穴功用】

阳陵泉(见第53页)。

足三里(见第7页)。

【伍用功能】

阳陵泉为足少阳胆经腧穴,为本经脉气所入,为合土穴,八会穴之一——筋之会穴,具有和解少阳、疏泄肝胆、清利湿热、舒筋活络、缓急止痛之功;足三里为足阳明胃经腧穴,为本经脉气所入,为合土穴,具有健脾和胃、化积导滞、理气消胀、行气止痛、利水消肿、化痰止咳、降气平喘、疏通经络、调和气血、和胃安眠、强体健身之力。二穴均为合土之穴,按"合治内腑"之理,合而用之,同气相求,疏调腑气,疏土补中,舒肝和胃之功益彰。阳陵泉突出一个"泻"字;足三里侧重一个"补"字。二穴伍用,一补一泻,相互制约,相互为用,培土抑木,疏泄肝胆之力增强。

【主治】

1. 阴黄诸症。

2. 慢性肝炎,证属肝胃不和者。

【操作法】

阳陵泉:正坐屈膝垂足,于腓骨小头前下方凹陷处取穴。直刺 1~1.5 寸。

足三里:①正坐屈膝,于外膝眼(犊鼻)直下一夫(3 寸),距离胫骨前缘 1 横指处取穴;②正坐屈膝,用手从膝盖正中往下摸取胫骨粗隆,在胫骨粗隆外下缘直下 1 寸处是穴;③正坐屈膝,以本人之手按在膝盖,示指抚于膝下胫骨,当中指尖着处是穴。直刺 1~1.2 寸;灸 5~10 分钟。

【经验】

阳陵泉—足三里伍用,善治各种慢性肝炎,证属肝胃不和者均宜使用。二穴伍用的机制:阳陵泉为胆经之关键,足三里为胃腑之枢纽,二穴相合,泻阳陵泉以肃清净之府,平肝火之横,降上逆之势,输胆汁入胃,从木疏土,而完成其中精之府之职能也;再泻足三里以导胃中之浊,通胃之阳,于是清阳得升,浊阴得降,凡木土不和之病,如中焦停痰、吞酸口苦、泄泻、呕吐等症,得之自然烟消瓦解,而饮食亦因之畅和矣,且阳陵泉为筋之所会,大有舒筋利节、搜风祛湿之特效,足三里亦有通阳活血、渗湿散寒之功能,更进而治诸痹、膝痛、筋挛、历节、痿躄、脚气等症,亦未始非针法之妙用也。

1964 年秋,曾治一女氏,系文艺工作者,罹肝炎后,服药治疗年余未能治愈,嗣后易为针灸治疗,前后调治 3 个多月,效果良好。

行间—少冲

【单穴功用】

行间(见第 88 页)。

少冲，又名经始。在手小指末节桡侧，距指甲角 0.1 寸（指寸）（图 83），为手少阴心经腧穴，乃本经脉气所出，为井木穴。少，小也；冲，冲气也。穴在手小指内侧（桡侧）之端，犹如井泉之发，脉气正深，为心之脉气冲出之所，故名少冲。本穴有清热泻火、醒神开窍、回阳救逆之功。用于治疗心悸、心痛、胸胁痛、癫狂、热病、中风昏迷、舌本痛、喉痛。

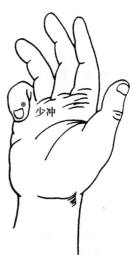

图 83　少冲穴

【伍用功能】

行间为足厥阴肝经腧穴，乃本经脉气所溜，为荥火穴，有清热泻火、凉肝息风、疏经活络之功；少冲为手少阴心经腧穴，乃本经脉气所出，为井木穴，有清热泻火、醒神开窍、回阳救逆之效。行间以清肝热为主；少冲以泻心火为要。二穴伍用，相互促进，清泻肝心之功益彰。

【主治】

前阴臊臭气诸症。

【操作法】

行间：正坐垂足，于足背第 1、2 趾趾缝端凹陷处取穴。直刺 0.3~0.5 寸。

少冲：微握拳，掌心向下，小指上翘，于小指爪甲桡侧缘与基底部各作一线，二线相交处取穴。直刺 0.1 寸。

【经验】

行间—少冲伍用，出自明代著名医学家杨继洲《针灸大成》载云："张洁古治前阴臊臭，泻肝行间，后于此穴，以治其标。"盖肝脉络阴器，诸痛痒疮皆属于心，故心、肝同治，相得益彰，清下焦湿热之力增强矣。

前阴臊臭是指男子阴囊、女子阴道发出的特殊臊臭气味，恙由肝经湿热之故。

第11章　醒脾开胃增食类

璇玑—足三里

【单穴功用】

璇玑(见第116页)。

足三里(见第7页)。

【伍用功能】

璇玑为任脉经穴,位于胸腔上部,有宣通阳气、下气平喘、降逆止呕、消肿止痛之功;足三里为足阳明胃经腧穴,乃本经脉气汇合之处,为合土穴,具有健脾和胃、化积导滞、理气消胀、行气止痛、利水消肿、化痰止咳、降气平喘、疏通经络、调和气血、和胃安眠、强体健身之力。璇玑以宣通上焦气机为主;足三里以调和中焦气机为要。璇玑以升清为主;足三里以降浊为要。二穴伍用,一升一降,调和上、中二焦,消食化积,开胃增食之功益彰。

【主治】

1. 脾胃不运、消化力弱、饮食不节、积滞内停、脘腹胀满、嗳气酸泉、恶心厌食、大便不爽、舌苔白腻等症。

2. 咳嗽、气喘。

【操作法】

璇玑:仰卧或仰靠,于胸骨中线第1胸肋关节之间取穴。针尖向下斜刺0.3~0.5寸。

足三里:①正坐屈膝,于外膝眼(犊鼻)直下一夫(3寸),距离胫骨前缘1横指处取穴;②正坐屈膝,用手从膝盖正中往下摸取胫骨粗隆,在胫骨粗隆外下缘直下1寸处是穴;③正坐屈膝,以本人之手按在膝盖,示指抚于膝下胫骨,当中指尖着处是穴。直刺1~1.2寸。

【经验】

璇玑—足三里伍用,出自《杂病穴法歌》:"内伤食积针三里(手足),璇玑相应块亦消。"《长桑君天星秘诀歌》:"若是胃中停宿食,后寻三里起璇玑。"《席弘赋》:"胃中有积刺璇玑,三里功多人不知。"

中庭—中府

【单穴功用】

中庭为任脉经穴,在胸部,前正中线上,平第5肋间,即胸剑结合部(图75),位于膻中穴下1.6寸凹陷处,喻穴居心位,心居中而处尊,犹如至中之殿庭,故名中庭。本穴具有舒调心气、宽胸快膈、理气止痛、降逆止呕之功。用于治疗胸胁胀满、噎膈、反胃、呕吐、呃逆、食不下、小儿吐乳、心痛。

中府(见第113页)。

【伍用功能】

中庭穴在胸骨正中之下端(胸骨体与剑突交界处),内应心、膈膜,有舒调心气、宽胸快膈、理气止痛、降逆止呕之功;中府为肺经腧穴,位于前胸外上方,内应肺脏,有清宣上焦、疏调肺气、下气平喘、祛痰止咳之力。中庭以降气为主;中府以宣散为要。二穴伍用,一宣一降,宣降合法,宽胸利膈,止咳平喘,温中散寒,增进食欲之功益彰。

【主治】

1. 寒邪为患,内袭膈膜,以致升降功能失调,表现为胸脘痞闷、下食不易,甚则呕吐、反胃等症。

2. 咳嗽、气喘诸症。

【操作法】

中庭:仰卧,于前正中线,当胸骨体与剑突之交界处取穴。从上向下斜刺0.3~0.5寸。

中府:①正坐位,以手叉腰,先取锁骨外端(肩峰端)下方凹陷处的云门穴,当云门穴直下约1寸,与第1肋间隙平齐处是穴;②仰卧位,自乳头(指男子)向外2寸处,在直线向上摸取3根肋骨的第1肋间隙处。直刺0.3~0.5寸。

【经验】

中庭—中府伍用,出自《针灸资生经》:"中庭配中府,治膈寒食不下,又治呕吐还出。"

脾俞—胃俞

【单穴功用】

脾俞,在背部,当第11胸椎棘突下,旁开1.5寸(图19),为足太阳膀胱经腧穴。是脾气转输、输注之处所,又是治脾病之重要腧穴,故名脾俞。本穴具有补脾阳、益营血,助运化、除水湿,敛脾精、止漏浊之功。用于治疗胁痛、腹胀、黄疸、呕吐、泄泻、痢疾、水肿、便血、背痛、脾胃虚弱、消化不良、积聚痞块、小儿慢脾风。

胃俞,在背部,当第12胸椎棘突下,旁开1.5寸(图19),为足太阳膀胱经腧穴,是胃气转输、输注的处所,又是治胃病的要穴,故名胃俞。本穴具有调中和胃、化湿消滞、扶中补虚、消胀除满之功。用于治疗胃寒胃弱、胃脘疼痛、胸胁痛、反胃、呕吐、口吐清水、食欲不振、腹胀、肠鸣、腹痛、泄泻、痢疾、虚劳咳嗽、小儿疳积等症。

【伍用功能】

脾俞补脾阳、益营血,助运化、利水湿,敛脾精、止漏浊;胃俞调中和胃,化湿消滞,扶中补虚,消胀除满。盖脾胃居于中焦,脾为阴土,胃为阳土;胃主纳谷,脾主运化。脾气宜升,胃气宜降,二穴相合,一阴一阳,一表一里,一纳一运,一升一降,相互促进,相互为用,升降协合,纳运如常,脾健胃和,饮食自倍矣。

【主治】

1.脾胃虚弱、消化不良诸症。

2.脾胃不健,气血不足,以致头晕、失眠、心悸等症。

3.消渴(类似糖尿病)诸症。

4.慢性胃炎,慢性肠炎,胃、十二指肠溃疡病,慢性肝炎,证属脾胃虚弱、中气不足者。

【操作法】

脾俞:俯伏或俯卧,于第11胸椎棘突下、脊中穴旁开1.5寸处取穴。向下斜刺0.5寸,向脊柱方向斜刺0.5~1寸。

胃俞:俯伏或俯卧,于第12胸椎棘突下旁开后正中线1.5寸处取穴。向下斜刺0.5寸,向脊柱方向斜刺0.5~1寸。

【经验】

脾俞—胃俞伍用,出自《针灸资生经》:"胃俞、脾俞,治腹痛不嗜食。"《针灸大成》:"食多身瘦,脾俞、胃俞。"盖二者为对善治各种慢性胃病。根据临床体会,取上腹部、四肢的穴位不效时,易为脾、胃俞二穴,常收意外之效。属寒证者,宜加灸法,以温中散寒是也。治慢性肝炎时,宜与肝俞、胆俞,或与支沟、阳陵泉伍用,其效尤著。舒肝和胃,理气止痛是也。

魂门—胃俞

【单穴功用】

魂门,在背部,当第9胸椎棘突下,旁开3寸(图31),为足太阳膀胱经腧穴。门者,出入之处也,穴在肝俞之旁,与肝相应,盖肝藏魂,又善治肝病,故名魂门。本穴具有舒肝理气、和胃止呕之功。用于治疗胸胁胀满、胸背疼痛、呕吐、食不下、肠鸣、泄泻、大便不节、小便黄赤、头痛、头晕、尸厥。

胃俞(见第144页)。

【伍用功能】

魂门舒肝理气,消胀止痛,和胃止呕;胃俞调中和胃,化湿消滞,扶中补虚,消胀除满。魂门以舒肝理气为主,胃俞以和胃补中为要。魂门突出一个"泻"字;胃俞侧重一个"补"字。二穴相合,一补一泻,舒肝和胃,强中消食之功益彰。

【主治】

1. 胃寒之证,多由脾胃阳虚、过食生冷寒凉所致,表现为胃脘冷痛,得热痛减,食谷不化,呕吐清水,口淡,喜热饮,大便溏泻,泄而不臭,舌淡胖,苔白润,脉沉迟。

2. 肝胃不和之证。

【操作法】

魂门:俯伏,或俯卧,于第9胸椎棘突下、筋缩穴旁开3寸处取穴。向下斜刺0.5寸,或向脊柱方向斜刺0.5~1寸。

胃俞:俯伏或俯卧,于第12胸椎棘突下、旁开后正中线1.5寸处取穴。向下斜刺0.5寸,或向脊柱方向斜刺0.5~1寸。

【经验】

魂门—胃俞伍用,出自《百症赋》:"胃冷食而难化,魂门、胃俞堪责。"吕老体会,治胃寒之证,宜针灸并用,寒甚者重灸之。治肝胃不和时,魂门针刺用泻法,胃俞针刺先泻后补,或只补不泻,亦可与支沟、阳陵泉伍用,以增强舒肝理气止痛之功。

脾俞—膀胱俞

【单穴功用】

脾俞(见第144页)。

膀胱俞,在骶部,当骶正中嵴旁1.5寸,平第2骶后孔(图19),为足太阳膀胱经腧穴,乃膀胱经气所发。为膀胱之气转输、输注的处所,又善治膀胱病症,故名

145

膀胱俞。本穴具有宣通下焦气机、培补下元、约束膀胱功能、通利水道、祛风湿、利腰脊之功。用于治疗腰脊强痛、腰骶疼痛、足膝寒冷无力、小便不通、遗尿、癃闭、泄泻、便秘、阴部湿痒肿痛、女子癥瘕。

【伍用功能】

脾俞补脾阳、益营血，助运化、利水湿，敛脾精、止漏浊；膀胱俞调膀胱气机，培补下元，固摄小便，宣通下焦，通利水道，祛风湿而利腰脊。脾俞以运化水湿为主；膀胱俞以通利水液为要。二穴伍用，一运一利，水湿之邪自有出路，即邪去正自安矣。

【主治】

1. 脾虚水湿内停，食谷不化等症。

2. 慢性泄泻。

3. 小便不利，遗尿，遗精。

【操作法】

脾俞：俯伏或俯卧，于第11胸椎棘突下、脊中穴旁开1.5寸处取穴。向下斜刺0.5寸，或向脊柱方向斜刺0.5~1寸。

膀胱俞：俯卧，于第2骶椎下、后正中线旁开1.5寸处取穴。直刺0.5~1寸。

【经验】

脾俞—膀胱俞伍用，出自《百症赋》："脾虚谷以不消，脾俞、膀胱俞觅。"盖脾为后天之本，主运化水谷精微和运化水液，若脾虚之人，则运化功能失司，水湿内停，聚而为患，停于心下，则心下逆满，头晕，泛呕；停于下焦，则小便不利，腹胀而满；停于肠间，则肠鸣，泄泻；溢于皮肤，则四肢浮肿。其治疗大法，以健脾利水为治，故以脾俞健脾化湿，以膀胱俞促气化而利小便，所谓治湿不利小便非其治也，二穴相合，一健一利，水湿去，饮邪除，脾胃健，百症自消矣。

四缝—足三里

【单穴功用】

四缝为经外奇穴，在第2~5指掌侧，近端指关节的中央，一侧四穴（图84）。有开滞除积、消食启脾、通调气血、疏通脾胃之功。用于治疗小儿疳病、小儿腹泻、小儿纳食不化、蛔虫症、顿咳（百日咳）等。

足三里（见第7页）。

【伍用功能】

四缝以健脾消积为主，足三里以调理气血、健脾和胃、理气消胀、消食化积、强壮健身为要。二穴伍用，相互促进，健脾和胃，消食化积，消胀除满的作用增强。

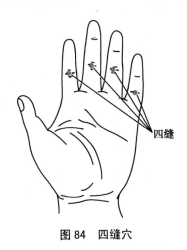

图 84 四缝穴

【主治】

疳病,恙由饮食积滞,虫积为患。症见精神萎靡,面黄肌瘦,毛发焦枯,纳运无权,完谷不化,大便溏薄,脘腹胀满或腹凹如舟,四肢不温,嗜食异物,睡中咬牙,舌淡,脉细弱。

【操作法】

四缝:掌心向上取穴。穴当两手指中节横纹的中央(近侧指间关节处)。常规消毒,三棱针点刺 0.1~0.2 寸,以流出黄白黏液,稍带微红血色为宜。

足三里:直刺 0.5~1.5 寸,针刺先泻后补。

【经验】

四缝一足三里伍用,为吕老之经验。是为治疗小儿疳病而设。临床应用,有单用三棱针点刺而治者,亦有良效,若与足三里参合,健脾和胃,消食化积之力增强,实有事半功倍之效。为了巩固疗效,亦可采用捏脊疗法以善其后。

第12章 调整胃肠止泻通便类

天枢—足三里

【单穴功用】

天枢,又名长溪、长鸡、长谷、谷门、循际、循元、补元、大肠募、长维。在腹中部,距脐中2寸(图43),为足阳明胃经腧穴,乃本经脉气所发。天枢之枢,是指枢纽而言。《素问·六微旨大论篇》云:"天枢之上,天气主之;天枢之下,地气主之;气交之中,人气从之,万物由之,此以谓也。"明·马莳注云:"气交者,天地二气之交接,以人之身半天枢为界。"《难经·三十难》载:"中焦在胃中脘,主腐熟水谷,其治在脐旁。"滑寿注云:"在脐旁天枢穴。"本穴位居天地二气之间,为人气所从,通于中焦,有斡旋上下、职司升降之功,为天地之气(中、下焦之气)升降出入的枢纽,故名天枢。本穴具有疏调大肠、调中和胃、理气健脾、扶土化湿之功。用于治疗呕吐、食不下、腹痛、泄泻、痢疾、便秘、绕脐痛、腹胀、肠鸣、水肿、月经不调、闭经、产后腹痛、高血压病、小儿消化不良。

足三里(见第7页)。

【伍用功能】

天枢为大肠经募穴,又是足阳明胃经经气所发,有疏调大肠、调中和胃、理气健脾、整肠通便、扶土化湿之功;足三里为足阳明经气所入,既是本经合穴,又是本腑下合穴,按"合治内腑"之理,它有健脾和胃、化积导滞、理气消胀、行气止痛、利水消肿、化痰止咳、降气平喘、疏通经络、调和气血、和胃安眠、强体健身之力。天枢以疏泻为主;足三里以补中为要。二穴伍用,一补一泻,一肠一胃,调和气机,和胃整肠,传导功能即可恢复正常。

【主治】

1. 便秘,证属肠胃不和、气机不畅、传导功能失调者。

2. 急、慢性泄泻。

3. 痢疾。

【操作法】

天枢:仰卧,于脐中旁开2寸处取穴。直刺0.5~1寸。

足三里:①正坐屈膝,于外膝眼(犊鼻)直下一夫(3寸),距离胫骨前缘1横指处取穴;②正坐屈膝,用手从膝盖正中往下摸取胫骨粗隆,在胫骨粗隆外下缘直下1寸处是穴;③正坐屈膝,以本人之手按在膝盖,示指抚于膝下胫骨,当中指尖着处是穴。直刺0.5~1寸。

【经验】

天枢—足三里伍用,为吕老之经验,以治大肠病症为主,不论是急性病证,还是慢性病证均堪选用。治急性病证,针刺多用泻法;治疗慢性病证,针刺多用先泻后补,或用补法;若属热证,只针不灸;若属寒证,针灸并用,或重用灸法,针刺留针时间长。治急性泄泻,急性痢疾时,根据病情适当加减,如热重、发热39℃以上者,加曲池、大椎,或加合谷、内庭;湿重加阴陵泉、三阴交;寒重加神阙(只灸不针)、气海(针灸并用);里急后重加大肠俞、长强。

另外,为什么同一组"对穴"能够治疗两种性质完全不同的病证呢? 从大量的临床实践证明,针刺某些穴位,对机体不同的功能状态,可起着双重性的良性调整作用。如泄泻时,针天枢穴有止泻作用;相反,大便秘结时,针刺天枢穴又有通便作用。这就是本组"对穴"既治泄泻,又治便秘的道理所在。

有人运用电针,取足三里、天枢为主穴治疗急性肠胃炎、急性阑尾炎、急性菌痢、胆道蛔虫症、胆绞痛、急性肠梗阻、胃肠痉挛、胃肠神经官能症、过敏性腹痛206例,均有良效,总有效率95.63%。实践证明针治腹痛确有明显的消炎、杀菌、解毒、抗过敏、解痉止痛,调节脏腑功能,促进代谢,增强抗体等局部和整体性的均衡作用。并观察到电针可显著地增强针感效应,能获得明显的扩散传导针感,刺激加强,气至迅速,直达病所,消炎止痛,能以持续而强烈的针感刺激迅速地缓解腹痛,速效者,点到痛止,立竿见影。其次还观察到就诊的迟早,病情的轻重与疗效相关,提示及早诊断治疗的重要性。

腹痛案例

王某,男,40岁,工人。1981年初诊。

主诉:腹痛1天。

病史:昨日过食酒肉,遂有恶心、呕吐,腹痛不已,呼叫不停。

查体:面色青灰,几近休克,气急喊叫,胃脘胀痛,拒按。

诊断:食积腹痛(急性胃炎)。

治则:舒调胃肠气机,消食化滞止痛。

处方:天枢、足三里。

操作法:速刺进针,强刺激10分钟,诸症稍减,随后留针入院,加内庭、中脘、内关,通电针30分钟,痛、吐俱止,面色、呼吸均转正常而愈。

合谷—足三里

【单穴功用】

合谷(见第5页)。

足三里(见第7页)。

【伍用功能】

合谷为手阳明大肠经腧穴,又是本经原穴,按《灵枢·九针十二原》:"五脏有疾,当取之十二原。""十二原者,五脏之所以禀三百六十五节气味也,五脏有病疾,应出十二原"的理论,它不仅能调整全身功能,以通经活络、行气开窍、疏风解表、清热退热、通降肠胃、镇静安神,而且对肠胃功能有显著的调节作用。现代研究证明,针刺本穴能使胃的蠕动减弱,痉挛缓解,对幽门不开放者,针之可使其立即开放;足三里为足阳明胃经腧穴,又是本经合土穴,按"同气相求""合治内腑""手足阳明经相通"的道理,本穴能调理肠胃、理气消胀、化滞除满、降浊通便、理肠止泻。现代实验研究证明,针刺足三里可以调整胃的蠕动,使蠕动弱者加强,蠕动亢进者弛缓,并可使胃液的总酸度和游离酸度趋于正常。二穴伍用,相互促进,相互为用,调整胃肠功能效应增强。合谷为大肠经原穴,五行属火;足三里为胃经合穴,五行属土,二穴伍用,有火土相生之妙用。合谷清经主气,以升散为主;足三里重浊下行,以降浊为要。二穴同用,一升一降,清升浊降,升降协合,调理肠胃,理气止痛,消胀除满,降浊通便,整肠止泻之功益彰。

【主治】

1.脾胃不健,升降功能失调,症见消化不良,食欲不振,脘腹胀满,大便不调,或大便初硬后溏者。

2.急、慢性泄泻,证属升降功能紊乱者。

3.感冒,时行感冒,证属胃肠型者。

【操作法】

合谷:①拇、示指张开,以另一手的拇指关节横放在虎口上,当拇指尖到达之处是穴;②拇、示两指并扰,在肌肉的最高处取穴;③拇、示两指张开,当虎口与第1、2掌骨结合部连线的中点。直刺0.5~1寸。

足三里:①正坐屈膝,于外膝眼(犊鼻)直下一夫(3寸),距离胫骨前缘1横指处取穴;②正坐屈膝,用手从膝盖正中往下摸取胫骨粗隆,在胫骨粗隆外下缘直下 1 寸处是穴；③正坐屈膝，以本人之手按在膝盖，示指抚于膝下胫骨，当中指尖着处是穴。直刺 1~1.5 寸。

【经验】

合谷—足三里伍用，为吕老之经验。原为治疗脾胃不健，升降功能紊乱，症见脘腹胀满，大便硬结，或大便初硬后溏，或大便泄泻等症而设。治之宜加支沟、阳陵泉，以达升清降浊之效。近几年来，也常用于治疗感冒、流行性感冒，证属胃肠型，阳明有郁热之象者，屡见功效。诸凡外感病症，多因内有郁热，外感风热、风寒之邪，内外相合，病乃发矣。治疗之时，也应清、解合法，即一面解表散邪，一面清泄里热。若能守法施治，灵活变通，往往可收事半功倍之效。

大肠俞—阴陵泉

【单穴功用】

大肠俞，在腰部，当第 4 腰椎棘突下，旁开 1.5 寸（图 85），为足太阳膀胱经腧穴。是大肠之气转输、输注的处所，又是主治大肠病证的重要穴位，故名大肠俞。本穴具有调理肠胃、泄热通便、理气化滞、强健腰膝之功。用于治疗腹胀、腹痛、肠鸣、泄泻、痢疾、便秘、小儿腹泻、腰脊强痛。

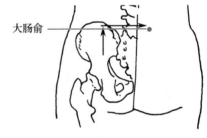

图 85　大肠俞穴

阴陵泉，又名阴之陵泉。在小腿内侧，当胫骨内侧髁后下方凹陷处（图 86），为足太阴脾经腧穴，乃本经经气所入，为合水穴。泉者水源也，内为阴，膝突如陵，泉出于下，故名阴陵泉。本穴具有建中宫、促运化、调水液、利水湿、消水肿、止泄泻之功。用于治疗食欲不振、腹胀、腹泻、水肿、小便不利、小便失禁、阴茎疼痛、遗精、膝关节疼痛、带下、阴挺、月经不调、失眠、喘逆不得卧。

【伍用功能】

大肠为传导之腑，能吸收水分，主传导排泄糟粕。大肠俞为大肠经气输注于背部的特定部位，有调理肠胃、泄热通便、理气化滞、强健腰膝之功；阴陵泉为足太阴脾经合水穴，脾主运化，能够制水，本穴有建中宫、促运化、调水液、行水湿、消水肿，降逆气，止泄泻之力。大肠俞以通泄为主；阴陵泉以渗利为要。二穴相合，协同为用，清热化滞，消胀除满，利水消肿，止泻止痢之功益彰。

【主治】

1. 急性泄泻。

2. 急性痢疾。

3. 水肿。

4. 腰痛,证属寒湿为患者。

【操作法】

大肠俞:俯卧,先取两髂嵴最高点连线,第4腰椎棘突下,为腰阳关穴,再从腰阳关旁开1.5寸处取穴。直刺0.5~1寸。

阴陵泉:正坐屈膝或仰卧,于膝部内侧,胫骨内侧髁下缘,与胫骨粗隆下缘平齐处取穴。从内向外直刺1~1.5寸。

【经验】

大肠俞—阴陵泉伍用,为吕老之经验。所治病证甚广,治水肿、急性泄泻时,多与小肠俞、三阴交伍用,以增强利水之功,所谓利小便以实大便是也;治急性细菌性痢疾,可与天枢、足三里交替使用;治寒湿腰痛,宜与命门、腰阳关合用,针后加灸,或者重灸,用以增强散寒除湿之功。

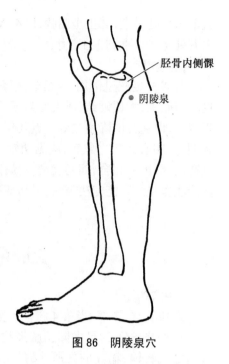

胫骨内侧髁

阴陵泉

图86 阴陵泉穴

水肿,指体内水湿停留,面目、四肢、胸腹甚至全身浮肿的一种疾病。包括心性水肿、肾性水肿、肝性水肿及营养不良性水肿等疾病。中医辨证,有虚实之分,实证多由外邪侵袭,肺失宣降,三焦决渎无权,膀胱气化失常所致;虚证多由脾肾阳虚,不能运化水湿所致。

百会—长强

【单穴功用】

百会(见第1页)。

长强(见第134页)。

【伍用功能】

百会为督脉经穴。为手足三阳经与督脉之会穴,有清热开窍,健脑宁神,镇肝潜阳,平肝息风,回阳固脱,升阳举陷之功;长强为督脉经穴,又为本经络穴,别走任脉,居于肛门后方,有疏调局部经气,清热除湿,消肿止痛,固肠止泻之力。百会以升清为主;长强以降浊为要。二穴伍用,一上一下,一升一降,上下呼应,升降协和,通调督脉,固肠止泻、止痢之功益彰。

【主治】

1. 慢性痢疾。

2. 中气不足,中气下陷,脱肛、子宫脱垂诸症。

3. 妇女带下症。

【操作法】

百会:正坐,于前、后发际连线中点向前1寸处取穴,或于头部中线与两耳尖连线的交点处取穴。从前向后斜刺0.5~1寸。

长强:跪伏或膝胸位,按取尾骨下端与肛门之间的凹陷处取穴。从后下方向前上方斜刺0.5~1寸。

【经验】

百会—长强伍用,出自《百症赋》:"脱肛趋百会,尾翠之所。"按:尾翠之所即是长强穴。百会针灸并用,以灸为主,艾条灸20~30分钟均可。所谓"陷下者则灸之"是也。

天枢—上巨虚

【单穴功用】

天枢(见第148页)。

上巨虚,又名巨虚上廉、上廉、巨灵上廉、上林、巨虚、足上廉。在小腿前外侧,当犊鼻下6寸,距胫骨前缘1横指(中指)(图87),巨虚,巨大空虚之意。穴在下巨虚之上方,胫、腓骨之间大的空隙处,故名上巨虚。有调整肠胃、整肠止泻、通经活络之功。用于治疗肠鸣、腹痛、泄泻(急慢性肠炎)、便秘、肠痈(与阑尾炎类似)、下肢瘫痪或麻痹疼挛等症。

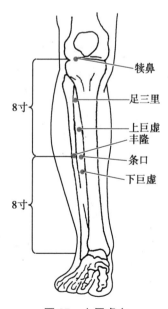

图87　上巨虚穴

【伍用功能】

天枢为胃经腧穴、大肠经募穴,有疏调大肠气机、调中和胃、整肠通便、扶土化湿之功;上巨虚为胃经腧穴,大肠经下合穴,有调理肠胃、整肠止泻、理肠通便、通经活络之效。二穴伍用,同走大肠,调整大肠功能,止泻、通便之力益彰。

【主治】

1. 急、慢性泄泻(急、慢性胃肠炎)、急性细菌性痢疾。

2. 肠痈(类似急、慢性阑尾炎)。

3. 便秘。

【操作法】

天枢：仰卧，于脐中旁开2寸处取穴。直刺1~1.5寸，施以平补平泻手法，令整个腹部有针感为妙；艾条灸5~10分钟。

上巨虚：正坐屈膝，于外膝眼（犊鼻）直下二夫（6寸），即足三里直下3寸处取穴。直刺1~1.5寸；艾条灸5~10分钟。

【经验】

天枢—上巨虚伍用，为吕老之经验。善治大肠之病证。尤其对急性肠炎、急性细菌性痢疾其效更著。现代医学研究表明，针刺能影响巨噬细胞的吞噬能力，提高对急性菌痢患者血清总补体的含量，增强对痢疾杆菌的杀灭能力，从而达到治疗效应。

另外，二穴伍用，亦常用于治疗便秘诸症。其治疗原理，乃是通调大肠腑气，增强排便之力是也。

临床实践证明，针刺天枢、上巨虚，对机体的不同状态，可达到双向的良性调整作用，故对泄泻、便秘之症均可选用。

建里—足三里

【单穴功用】

建里，在上腹部，前正中线上，当脐中上3寸（图14），为任脉经穴。建有立之意，里有邻里之称。穴在中脘穴下1寸，下脘穴上1寸，立于胃之中下部，并有强壮内脏，防病治病之效，故名建里。本穴具有建设中宫、运脾理气、和胃消食、升清降浊、化湿宽中之功。用于治疗脾胃不和、浊气上逆，以致脘腹胀满、疼痛、呃逆、呕吐、食欲不振及水肿等症。

足三里（见第7页）。

【伍用功能】

建里健中宫，和脾胃，调升降，消食宽中；足三里调脾胃，理气机，化积滞，消胀除满，行气止痛，强体健身。建里以强健中宫，升阳降逆为主；足三里以补益脾胃，和中降浊为要。二穴相合，一升一降，升降协合，健脾胃、补中气、疗虚损、增饮食、止泄泻之力倍增。

【主治】

1. 慢性泄泻，证属脾胃虚弱者（胃肠功能紊乱所致之泄泻亦可使用）。

2. 脾胃虚弱，以致脘腹疼痛、消化不良、食欲不振、自汗、倦怠无力等症。

【操作法】

建里：仰卧，于岐骨（剑突）至脐中连线的下 3/8 与上 5/8 的交点处取穴，或于下脘穴直上 1 寸定取。直刺 0.8~1 寸。

足三里：①正坐屈膝，于外膝眼（犊鼻）直下一夫（3 寸），距离胫骨前嵴 1 横指处取穴；②正坐屈膝，用手从膝盖正中往下摸取胫骨粗隆，在胫骨粗隆外下缘直下 1 寸处是穴；③正坐屈膝，以本人之手按在膝盖，示指抚于膝下胫骨，当中指尖着处是穴。直刺 1~2 寸。

【经验】

建里—足三里伍用，为吕老之经验。用于治疗脾胃病（胃肠病）称著。

泄泻案例

赵某，男，45 岁，工人。1972 年 7 月 5 日初诊。

主诉：大便时溏时泄 8 年。

病史：8 年前因饮食不慎，以致纳呆、腹痛、腹泻，经服抗菌优、庆大霉素、干酵母等药而瘥。嗣后，每因饮食不慎痼疾引发，近 1 年来病情加重，大便稀薄，不能成形，每日更衣 4~5 次，伴有食欲不振，疲乏无力，腹冷喜暖，腹痛不舒。

查体：腹部平坦、松软，无明显阳性体征所见。舌淡、边有齿痕，苔薄白，脉细弱，以右关、尺脉为甚。

诊断：泄泻（慢性肠炎），脾胃虚弱型。

治则：温中散寒，健脾止泻。

处方：建里、足三里。

操作：上穴以 2 寸长毫针，刺入 1.5 寸，得气后施捻转补法，留针 20 分钟，出针后每穴用大艾炷灸 3 壮，每日 1 次。

连续治疗 10 次，病情大有转机，饮食倍增，精神好转，大便次数减少，日行 3~4 次。遵效不更方之旨，又针灸 10 次，诸恙悉除，大便已成形，日行 1~2 次。1 年后随访，未再复发。

按语：建里、足三里伍用，是为治疗脾胃虚弱所引起的消化不良、食欲不振、自汗、倦怠无力、腹痛、胃脘痛、泄泻而设。以建里升清阳、健中宫，足三里补脾胃、降浊逆，二穴参合，一升一降，升降协和，健脾胃、补中气、疗虚损、增食欲、止泄泻之力倍增。

对于慢性肠炎，因病程长，反复发作，治疗较难，必须做较长时期的治疗，才能奏效。从众多病例临床症状来看，一般多以脾胃虚弱为主证，故治法以补脾助运为主，治疗时针刺多用补法，否则易犯虚虚之戒，以致造成正气愈衰，病气愈进之局面。另外也可针灸并用，或重用灸法，且应多注意饮食，耐心治疗，往往可收起沉疴之功矣。

支沟—足三里

【单穴功用】

支沟(见第53页)。

足三里(见第7页)。

【伍用功能】

支沟为手少阳三焦经腧穴,为本经脉气所行,为经火穴,有调理三焦之气、通腑气、降逆火、通关开窍、活络散瘀、消胀止痛之功;足三里为足阳明胃经腧穴,为胃经脉气汇合之处,既是本经合土穴,又是本腑下合穴,既有调理肠胃、理气消胀、行气止痛之功,又有健脾和胃、消积导滞、利水消肿、化痰止咳、降气平喘、调和气血、和胃安眠、强体健身之力。支沟以通腑气为主;足三里以降胃浊为要。二穴伍用,一通一降,通降合法,和少阳,调脾胃,健中宫,通腑气之功益彰。

【主治】

1. 脾胃功能紊乱,三焦气化功能障碍,热郁于内,大肠不能排泄糟粕,而致大便秘结,腑行不畅者。

2. 妇人妊娠,大便秘结等症。

【操作法】

支沟:伸臂俯掌,于腕骨横纹中点直上3寸,尺、桡两骨之间,与间使穴相对应处取穴。直刺0.5~1寸。

足三里:①正坐屈膝,于外膝眼(犊鼻)直下一夫(3寸),距离胫骨前嵴1横指处取穴;②正坐屈膝,用手从膝盖正中往下摸取胫骨粗隆,在胫骨粗隆外下缘直下1寸处是穴;③正坐屈膝,以本人之手按在膝盖,示指抚于膝下胫骨,当中指尖着处是穴。直刺0.5~1.2寸。

【经验】

支沟—足三里伍用,出自《杂病穴法歌》:"大便虚秘补支沟,泻足三里效可拟。"盖虚秘者,是指正虚不运而致。详查其由,有因气虚使然,治之宜加灸气海,足三里针刺用补法;有因阳虚寒盛所致,治之宜与天枢、气海伍用,久留针,并重用灸法;有因精血不足,津枯肠燥引起者,治之宜加太溪、太冲,针刺用补法,滋肝肾,养气血,润肠燥,以通其便;有因热盛招致者,治之宜加二间、内庭,以清泄阳明之热而通其便。

支沟—照海

【单穴功用】

支沟（见第53页）。

照海（见第124页）。

【伍用功能】

支沟为手少阳三焦经腧穴，为本经脉气所行，为经火穴，有疏调三焦气机、通腑气、降逆火、通关开窍、活络散瘀、消肿止痛之功；照海为足少阴肾经腧穴，又是阴跷脉之起始点，并通过任脉与肺经的列缺穴相沟通会合，它具有疏通经络、滋阴降火、利咽消肿、清心安神、泄火通便之力。支沟以清通为主；照海以润降为要。二穴伍用，清润相滋，通降相依，相辅相成，通调腑气，泻热通便之功益彰。

【主治】

1. 大便秘结，证属阴虚火旺者。

2. 老人、妇人大便秘结，证属津亏、血虚肠燥者。

【操作法】

支沟：伸臂俯掌，于腕骨横纹中点直上3寸，尺、桡两骨之间，与间使穴相对处取穴。直刺0.5~1寸。

照海：正坐，两足跖心对合，当内踝下缘之凹陷处，上与踝尖相直。或于内踝尖垂线与内踝下缘水平线之交点略向下方之凹陷处取穴。直刺0.3~0.5寸。

【经验】

支沟—照海伍用，出自《玉龙歌》："大便闭结不能通，照海分明在足中，更把支沟来泻动，方知妙穴有神功。"《玉龙赋》："照海、支沟，通大便之秘。"吕老体会，与天枢、气海伍用，其效更著，因其能促进肠蠕动。

丰隆—阳陵泉

【单穴功用】

丰隆（见第118页）。

阳陵泉（见第53页）。

【伍用功能】

丰隆为足阳明胃经腧穴、络穴，别走太阴，能沟通脾胃二经，有和胃气、降浊逆、化痰湿、清神志，安心神之功；阳陵泉为足少阳胆经腧穴，乃本经脉气所入，为合土穴，又是八会穴之一——筋之会穴，有疏泄肝胆、和解少阳、清热利湿、舒筋通络、缓急止痛之效。丰隆以通降为主;阳陵泉以沉降为要。二穴伍用,通降腑气,清热除痰之功益彰。

【主治】

1. 腑行不畅,大便秘结等症。

2. 癫狂诸症。

【操作法】

丰隆:正坐屈膝,于外膝眼(犊鼻)与外踝尖连线之中点同高,距离胫骨前峰约2横指处取穴。直刺1~1.5寸。

阳陵泉:正坐屈膝垂足,于腓骨小头前下方凹陷处取穴。直刺1~1.5寸。

【经验】

丰隆—阳陵泉伍用,为吕老之经验。有通大便之功。其伍用机制:夫丰隆为足阳明胃经络穴,别走太阴,其性通降,从阳明以下行,化太阴湿土以润下也;阳陵泉性亦沉降,向足三里方向斜刺,有从木以疏土之功。是法有承气汤之效,尚无承气汤之峻猛,其治癫狂者,非但泻其实,亦有折其痰之意也。

命门—太溪

【单穴功用】

命门,又名属累、竹杖、精宫。在腰部,当后正中线上,第2腰椎棘突下凹陷中(图88),为督脉经穴,乃本经经气所发。本穴正当两肾之中间,是人体生命的重要门户,故名命门。本穴具有培元补肾、壮阳固精、止带止泻、舒筋活络、强健腰膝之功。用于治疗脊强、腰痛、带下、阳痿、遗精、泄泻、子宫内膜炎。

太溪(见第42页)。

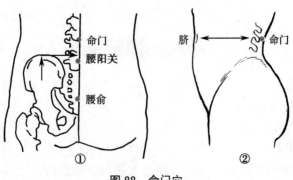

图88 命门穴

【伍用功能】

命门培元补肾、壮阳固精、止带止泻、舒筋活络、强健腰膝；太溪滋肾阴、退虚热，壮元阳、理胞宫，通利三焦，强健腰膝。命门以补肾阳为主；太溪以滋肾阴为要。二穴伍用，一阴一阳，相互依赖，相互促进，温肾健脾，止泻止带，壮阳滋阴，强健腰膝之功益彰。

【主治】

1. 肾泄，又名五更泄，多因肾阳不足所致，症见泄泻日久不愈，常在黎明前作泄，或洞泄清水，或完谷不化，或腹痛泄下不爽，似痢非痢，腹部畏寒，腰膝时冷，面色黧黑，舌淡苔白，脉沉细。

2. 遗精、阳痿，证属命门火衰、精关不固者。

3. 妇人带下，证属命火不足、带脉约束无力者。

4. 腰脊疼痛、下肢软弱无力，恙由房事不节、房劳伤肾所致者。

5. 小儿麻痹后遗症。

6. 感染性多发性神经炎之恢复期。

【操作法】

命门：俯卧或正坐，先取后正中线约与髂嵴平齐的腰阳关，在腰阳关向上摸取两个棘突，其上方的凹陷处是穴。直刺 0.5~1 寸；艾条灸 10~20 分钟，艾炷灸 5~15 壮。

太溪：正坐或仰卧，于内踝后缘与跟腱前缘的中间，与内踝尖平齐处取穴。直刺 0.3~0.5 寸。

【经验】

命门—太溪伍用，治疗病证甚广，阴虚为主者，与肾俞、复溜伍用；阳虚为主者，与肾俞、气海俞伍用，并重用灸法。针刺均用补法。

第13章 调和肠胃理气止痛类

中脘—足三里

【单穴功用】

中脘(见第118页)。

足三里(见第7页)。

【伍用功能】

中脘为任脉经穴,腑之会穴,胃之募穴,有调升降、和胃气、化湿滞、理中焦、消胀满之功;足三里为足阳明胃经腧穴,乃本经脉气所入,既是合土穴,又是下合穴,有调理肠胃、理气消胀、行气止痛、健脾和胃、消积导滞、利水消肿、化痰止咳、降气平喘、调和气血、和胃安眠、强体健身之力。中脘穴居于胃腑之上,为病所取穴;足三里为本经循经远道配穴。中脘以升清为主;足三里以降浊为要。二穴伍用,一上一下,一近一远,一升一降,相互促进,相互为用,健脾胃、促运化、理气机、和气血,消胀除满止痛之功益彰。

【主治】

1. 各种胃病(急、慢性胃炎,胃、十二指肠溃疡,痢疾等)。

2. 内伤食积,小儿消化不良等症。

3. 胃下垂诸症。

4. 痰饮诸症。

5. 中暑吐泻等症。

6. 黄疸、四肢无力等症。

【操作法】

中脘:仰卧,于(胸)岐骨与脐中连线的中点处取穴。直刺1~1.2寸,亦可向下、向两侧前下方斜刺。

足三里:①正坐屈膝,于外膝眼(犊鼻)直下一夫(3 寸),距离胫骨前缘 1 横指处取穴;②正坐屈膝,用手从膝盖正中往下摸取胫骨粗隆,在胫骨粗隆外下缘直下 1 寸处是穴;③正坐屈膝,以本人之手按在膝盖,示指抚于膝下胫骨,当中指尖着处是穴。直刺 1~1.2 寸。

【经验】

中脘—足三里伍用,出自《杂病穴法歌》:"水肿水分与复溜,胀满中脘三里揣。"《行针指要歌》:"或针痰,先针中脘、三里间。"《玉龙经》:"黄疸四肢无力,中脘、足三里。"按:中脘、足三里伍用,善治各种胃病,故为大家所习用。其伍用机制,《内经》云:"阳明之上,燥气治之,燥者阳明之本也。"胃腑禀此燥气,故能消腐水谷,若燥气不足,则水谷内停矣;燥气太过,则又为中消、噎膈等症。二穴合用,专理胃腑,兼治腹中一切疾病。主取中脘,以其为六腑之会,胃之募穴也;辅以足三里,以应中脘而安胃也。审其证属脾胃虚寒,症见饮食不下,积聚胀痛,或停痰蓄饮者,则以补中脘而扶胃气,散寒邪也,泻足三里,意即引胃气下行,降浊导滞,协助中脘以利运行是也。若胃腑燥化太过,以致消谷善饥,口渴引饮,呕吐反胃者,中脘可酌用泻法。若夏秋之季,暑湿秽浊,扰乱中宫,以致清浊不分,阴阳逆乱,上吐下泻,腹中绞痛者,先宜三棱针点刺放血,以去其暑秽之气,然后补中脘,以升清阳之气,泻足三里以降浊逆之气。二穴相合,一升一降,升降和合,中气调畅,阴阳续接,斯疾除矣。

吕老认为:临证之际,尚须随证化裁,若下焦虚寒者,宜加气海,针刺用补法,亦可重用灸法,以补虚散寒;若上焦郁热者,宜加刺骨,以泻其热;若脏气虚惫者,宜加章门,以培补脏气之虚;若气滞胸闷不舒者,宜加膻中,针刺用泻法,以理气散结;若肠有积滞,肠鸣腹胀,大便不调者,宜加天枢,以行气消胀,整肠化滞。

另外,治胃下垂时,中脘先宜直刺,在得气的基础上,将针退至皮下,再向神阙方向沿皮透刺,若有收缩升提感时,即可置针守气 20~30 分钟,足三里穴针刺用补法。

梁门—足三里

【单穴功用】

梁门(见第 55 页)。

足三里(见第 7 页)。

【伍用功能】

梁门为足阳明胃经腧穴,位于上腹部,中脘穴两旁各 2 寸处,内当胃脘,为胃气出入之门户,有理气和胃,开胃增食,消积除满之功;足三里也属胃经腧穴,既是本腑合穴,又是下合穴,按"合治内腑"之理,它对胃腑有良好的调整作用,可收到健脾和胃,消积导滞,理气消胀,行气止痛,利水消肿,化痰止咳,降气平喘,调和气血,和胃安眠,强体健身之效。梁门为病所取穴;足三里为循经远道配穴。二穴相合,一上一下,疏通经络,活血止痛,和胃降逆之功益彰。

【主治】

1. 急、慢性胃脘痛诸症。

2. 急、慢性胃炎及胃溃疡、胃神经官能症。

【操作法】

梁门:仰卧,于脐上4寸处,先取中脘,于其旁开2寸处取本穴。直刺0.5~1寸。

足三里:①正坐屈膝,于外膝眼(犊鼻)直下一夫(3寸),距离胫骨前缘1横指处取穴;②正坐屈膝,用手从膝盖正中往下摸取胫骨粗隆,在胫骨粗隆外下缘直下1寸处是穴;③正坐屈膝,以本人之手按在膝盖,示指抚于膝下胫骨,当中指尖着处是穴。直刺0.5~1.2寸。

【经验】

梁门—足三里伍用,治疗病证与中脘—足三里类同,临证之际,二组对穴,往往交替使用,急性病症以针刺为主,慢性病症可针灸并用。

内关—公孙

【单穴功用】

内关(见第9页)。

公孙,在足内侧缘,当第1跖骨基底的前下方(图2),为足太阴脾经腧穴、络穴,别走足阳明胃经,为八脉交会穴之一,通于冲脉,通过阴维脉与心包络经的内关相联系。公孙为黄帝轩辕之姓,黄帝为五帝之一,位居中央,以土母之德王天下。脾为阴土,亦居中央,以灌溉四旁,象征母德,故名公孙。本穴具有调气机、理升降,扶脾胃、调血海,和冲任、理下焦之功。用于治疗胃痛、呕吐、饮食不化、肠鸣、腹痛、泄泻、痢疾、痞积、头面浮肿、水肿、黄疸、足心发热、痛难履地、癫痫、狂言、失眠。

【伍用功能】

内关清泄包络,疏利三焦,宽胸理气,和胃降逆,镇静止痛,宁心安神;公孙调气机、理升降,扶脾土、调血海,和冲任、理下焦。内关以清泄心胸郁热,使水逆之气下行为主;公孙以调理脾胃,升举清阳为要。内关专走上焦;公孙专行下焦。二穴相合,直通上下,理气健脾,宽中消积之功益彰。内关通于阴维脉,公孙达于冲脉,二者相合,合于心、胸、胃,所以统治胃、心、胸、腹的一切病症。

【主治】

1. 胸(包括心)、脘(胃脘)、腹痛,不论虚实,均宜选用。

2. 胸膈、胃脘痞闷,食欲不振,停食不化,嗳腐食臭,大便不调,证属脾胃不健,气机紊乱,升降功能失调者。

【操作法】

内关:伸臂仰掌,于掌后第1横纹正中(大陵)直上2寸,当掌长肌腱与桡侧腕屈肌腱之间处取穴。直刺0.5~1寸。

公孙:正坐垂足或仰卧,于足大趾内侧后方,正当第1跖骨基底内侧的前下方,距太白穴1寸处取穴。直刺0.5~1寸。

【经验】

内关—公孙伍用,出自《席弘赋》:"肚疼须是公孙妙,内关相应必然瘳。"《杂病穴法歌》:"腹痛,公孙内关尔。"

北京中医学院附属东直门医院姜辑君老师于1980年秋曾治疗一老人,呃逆,胃脘胀痛已7个月有余,自觉胃脘胀痛,食后尤甚,呃逆连绵,大便稀溏,小便有时失禁,舌苔白腻,脉弦。钡餐造影提示:食管与胃相连处有异变,胃底及贲门部黏膜上提,进入横膈上方,呈幕状牵制。诊为食管裂孔疝。脉症合参,证属脾气久虚,胃失和降,气机逆乱,上冲发为呃逆。治宜和脾胃,调升降,畅利气机,消胀止痛,下气止呃。处方:内关、公孙为主,适当选配中脘、足三里、气海、膻中等穴。内关、公孙,针后见功,呃逆减轻,但起针回家后仍发作。继续施术,病症均减,每周治疗3次,连针之后,症状消除,4个月之后来云:未再复发。

陈大中先生于1968年运用本组对穴治胆道蛔虫症颇有良效,患者为一24岁工人,上腹部绞痛,时缓时急近3昼夜,缓则其病若失,发则剧痛难忍,如钻如顶,翻滚号啕,大汗淋漓,泛恶呕吐,大便硬结,因阵发性上腹剧痛,就诊于外科门诊。曾予阿托品0.5毫克,肌内注射,1小时内连续注射2次,病情未见好转而转针灸科协助处理。查体:面色㿠白,神情疲惫,舌苔白腻,脉弦紧。剑突下偏右方有压痛,体温36.7℃,白细胞5.7×10⁹/升(5 700/立方毫米),便检:蛔虫卵(+++)。诊断为虫心痛(胆道蛔虫症),脏寒胃热型。治则:疏泄气机,宽中利胆。处方:公孙、内关。操作:毫针刺,用泻法,留针10分钟。疼痛缓解若失,3天后服使君子仁20粒,便下蛔虫10余条之多。

按语:胆道蛔虫症是蛔虫逆入胆道,阻塞气机,不通则痛的病症。《灵枢·厥病》云:"肠中有虫瘕及蛟蛔……心肠痛,憹作痛,肿聚,往来上下行,痛有休止,腹热喜温证出者,是蛟蛔也。"蛟蛔即蛔虫。

足三里—三阴交

【单穴功用】

足三里(见第7页)。

三阴交(见第41页)。

【伍用功能】

足三里为足阳明胃经腧穴、下合穴,为本经脉气所入,属合土穴,具有健脾和胃、化积导滞、理气消胀、行气止痛、利水消肿、化痰止咳、降气平喘、疏通经络、调和气血、和胃安眠、强体健身之功;三阴交为足太阴脾经腧穴,又是足三阴经之交会穴,有补脾胃、助运化、利水湿,疏下焦、理肝肾,通气滞、调血室、理精宫,通经络、祛风湿之效。足三里以升阳益胃为主;三阴交以滋阴健脾为要。二穴伍用,一脾一胃,一表一里,一纳一运,阴阳相配,相互制约,相互促进,健脾和胃,消胀止痛,益气生血,通络疗痹之功益彰。

【主治】

1.脘腹疼痛,证属脾胃虚寒、气血不足者,或证属胃阴受损、胃口不开、无食欲者。

2.痿、痹诸症,病在下肢(小腿)为甚者(小儿麻痹后遗症亦可使用)。

3.各种热性病之邪气已退,正气未复,整体功能不足者。

4.脚气。

【操作法】

足三里:①正坐屈膝,于外膝眼(犊鼻)直下一夫(3寸),距离胫骨前缘1横指处取穴;②正坐屈膝,用手从膝盖正中往下摸取胫骨粗隆,在胫骨粗隆外下缘直下1寸处是穴;③正坐屈膝,以本人之手按在膝盖,示指抚于膝下胫骨,当中指尖着处是穴。直刺1~1.2寸;艾条灸10~15分钟。

三阴交:正坐或仰卧,于胫骨内侧面后缘,内踝尖直上4横指(一夫)处取穴。从内向外直刺0.5~1寸;艾条灸10~15分钟。

【经验】

足三里—三阴交伍用,出自《玉龙歌》:"寒湿脚气不可熬,先针三里及阴交。"吕老体会,二穴伍用,治疗范围甚广,诸凡脾胃虚寒,气血不足,脾胃不和,升降功能失调,纳运失常,积滞不化,水湿内停,气血不调,络道不畅,下肢痿软无力,下肢疼痛诸症均宜选用。其伍用机制:足三里升阳益胃,三阴交滋阴健脾,二穴参合,职是阴阳相配,脾胃兼施,为治疗脾胃虚寒,气血亏损之主法,虚损诸疾之主方。对胃冲脾弱、阳亢阴亏者,治宜补阴之中兼行清导,所谓补三阴交以滋阴,泻足三里以清导是也。对阳虚气乏,风湿客邪成痹,腿胻(小肚前面)麻木、疼痛者,则一以足三里振阳气,一以三阴交和阴血,两者相合,舒筋活络,祛风除湿,行血止痛之效尤为卓著也。

脚气,出自《诸病源候论》,古名缓风,又叫脚弱。其症先起腿脚,麻木,酸痛,软弱无力,或挛急,或肿胀,或萎枯,或胫红肿,发热,进而入腹攻心,小腹不仁,呕吐不食,心悸、胸闷、气喘,神志懊恼,言语错乱。脚气有干脚气、湿脚气、寒湿脚气、湿痰脚气、脚气冲心等不同类型,临证宜审。因外感湿邪风毒,或饮食厚味所伤,积热湿生,流注于脚而成。

劳宫—章门

【单穴功用】

劳宫,又名掌中、五里、鬼路、营宫。在手掌心,当第2、3掌骨之间偏于第3掌骨,握拳屈指时中指尖处(图89),为手厥阴心包经腧穴,乃心包经气所溜,为荥火穴。穴在掌心的中央,手为劳动器官,故名为劳;心包为心之外围,性属相火,火经火穴是心经的代表,故称为宫。总之,穴当手心,心神所居,故名劳宫。本穴具有清心火、安心神、清湿热、散郁结、降逆和胃、凉血息风之功。用于治疗心痛(包括胃脘痛)、胸胁痛、饮食不下、呕吐、口疮、口臭、脏躁、癫狂、痫证、衄血、便血、黄疸、烦渴、热病汗不出、鹅掌风。

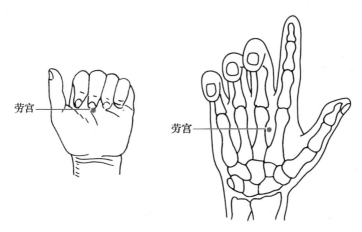

图89　劳宫穴

章门,又名肘尖、长平、肋髎、脾募、季胁、季肋、胁髎。在侧腹部,当第11肋游离端的下方(图90,图29),为足厥阴肝经腧穴、脾之募穴,又是八会穴之一——脏会章门。穴在大横外直脐季胁端,为五脏之气输注的处所,以喻脏气会者为章,穴主脏病之门户,故名章门。本穴具有疏肝理气、活血化瘀、消痞散结之功。用于治疗胸胁胀满、疼痛、胃脘痛、呕吐、泄泻、腹胀、肠鸣、脾胃虚弱、饮食不化、积聚痞块等症。

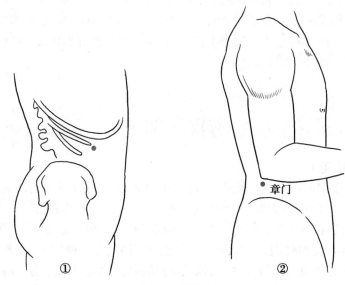

图90 章门穴

【伍用功能】

劳宫清心火、安心神,理胸膈、散郁结,导火下行,凉血息风;章门疏肝理气,活血化瘀,消痞散结。劳宫以清降为主;章门以疏泄为要。二穴相合,相互促进,清泄心肝之火,舒肝和胃,散瘀止痛之功益彰。

【主治】

1. 胃脘疼痛,反胃、呕吐,证属肝气犯胃、心胃火旺者。

2. 痞块(类似肝脾肿大),证属气滞血瘀、心胃热盛者。

【操作法】

劳宫:屈指握拳,以中指、环指尖切压在掌心横纹,当第2、3掌骨之间,紧靠第3掌骨桡侧缘处是穴。直刺0.3~0.5寸。

章门:侧卧,在腋中线上肢合腋屈肘时,当肘尖所止处是穴(图90②)。直刺0.3~0.5寸。

【经验】

劳宫—章门伍用,出自《卧岩凌先生得效应穴针法赋》:"劳宫退翻胃心疼亦何疑,应在章门。"盖章门为肝之腧穴,脾之募穴,脏之会穴,肝胆之交会穴,内与肝、胆、脾、胃相应,有舒肝和胃之功;劳宫为心包腧穴,与肝之气相通。主取章门,为病所取穴;辅以劳宫,乃循经远道配穴。二穴相合,相得益彰,舒肝和胃,散瘀定痛之力增强。

痞块,出自《丹溪心法》。痞块指腹腔内的积块,也是古代的积病与瘕病。类似今之肝脾肿大、卵巢囊肿等。

期门—中脘

【单穴功用】

期门(见第 36 页)。

中脘(见第 118 页)。

【伍用功能】

期门为肝经腧穴,肝之募穴,穴居乳下二肋,内与肝、脾相应,有调和表里、疏肝理气、活血化瘀、消痞散结之功;中脘为任脉腧穴、胃之募穴、腑之会穴,穴居胃脘正中,有和胃气、促健运、化湿滞、理中焦、调升降、消痞除满之力。二穴伍用,一肝一胃,舒肝理气,和胃健脾,消胀除满,散瘀消痞之功益彰。

【主治】

1. 肝胃不和、心下逆满、胃脘疼痛、消化不良、食欲不振等症。

2. 慢性肝炎、肝脾肿大诸症。

3. 胸满血臌诸症。

【操作法】

期门:仰卧,先定第 4 肋间隙的乳中穴,并于其直下二肋(第 6 肋间)处取穴。如妇女则应以锁骨中线的第 6 肋间隙定取。斜刺 0.3~0.5 寸。

中脘:仰卧,于岐骨(剑突)与脐中连线的中点处取穴。直刺 1~1.2 寸。

【经验】

期门—中脘伍用,出自《卧岩凌先生得效应穴针法赋》:"期门罢胸满血臌而可已,应在中脘。"劳宫、章门与期门、中脘两者均可用于治疗肝脾肿大诸症,前者证属肝气犯胃,心胃火旺之证;后者证属脾胃虚弱,肝气犯胃,气滞血瘀而致癥瘕者。也就是说,前者有热象,后者为虚象,故用时宜审。

此外,期门内为肝脾所居,故以斜刺为佳,否则,有刺伤内脏之虞。

血臌,出自《石室秘录》,又称蓄血成胀。因气血瘀滞,水湿不能运行所致。症见腹部膨大,见青紫筋脉,大便色黑,小便短赤,或见衄血、吐血,脉芤涩。本病多见于门脉性肝硬化、血吸虫性肝硬化。

足三里—内庭

【单穴功用】

足三里（见第 7 页）。

内庭（见第 19 页）。

【伍用功能】

足三里调理肠胃、理气消胀、行气止痛、健脾和胃、消积导滞、利水消肿、化痰止咳、降气平喘、调和气血、和胃安眠、强体健身；内庭清胃肠湿热、通降胃气、和肠化滞、理气止痛。足三里为胃经合土穴，以培补中宫为主；内庭为胃经荥水穴，以清泻胃热为要。二穴伍用，一补一泻，相互制约，相互为用，疏调阳明经气，和胃降逆，清热化湿，止痛止泻之功益彰。

【主治】

1. 胃脘灼痛、嘈杂易饥、口渴、口臭、小便短赤、大便秘结，或口腔糜烂、牙龈肿痛等症，证属胃热者。

2. 脘腹疼痛、呕吐、泄泻、痢疾等症。

【操作法】

足三里：①正坐屈膝，于外膝眼（犊鼻）直下一夫（3 寸），距离胫骨前缘 1 横指处取穴；②正坐屈膝，用手从膝盖正中往下摸取胫骨粗隆，在胫骨粗隆外下缘直下 1 寸处是穴；③正坐屈膝，以本人之手按在膝盖，示指抚于膝下胫骨，当中指尖着处是穴。直刺 1~1.2 寸。

内庭：仰卧或正坐，于第 2、3 跖趾缝间的缝纹端取穴。直刺 0.3~0.5 寸。

【经验】

足三里—内庭伍用，出自《千金十穴歌》："三里、内庭穴，肚腹中妙诀。"《马丹阳天星十二穴治杂病歌》："三里、内庭穴……治病如神灵，浑如汤泼雪。"《杂病穴法歌》："泄泻肚腹诸般疾，三里（足）、内庭功无比。"吕老体会，足三里、内庭伍用，治疗病症甚广，诸凡胃肠之疾，内热较甚，或寒热错杂者，均有良效。

内关—厉兑

【单穴功用】

内关（见第 19 页）。

厉兑，在第 2 趾末节外侧，距趾甲角 0.1 寸（指寸）（图 91），为足阳明胃经腧穴，乃本经脉气所出,为井金穴。其穴犹居临岸危之处,故曰厉,兑者口也,本穴与脾脉相通,脾又主口,其穴主治口疾,故名厉兑。本穴具有疏泄阳明之邪热、清胃泻火、醒神开窍、通经活络、回阳救逆之功。用于治疗颜面浮肿、口㖞、口噤、鼻衄、牙痛、胸腹胀满、发热、热厥、多梦、癫狂、足胫寒冷。

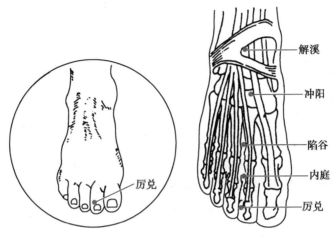

图91 厉兑穴

【伍用功能】

内关为手厥阴心包经腧穴、络穴,别走手少阳三焦,又为八脉交会穴之一,与阴维脉相通,有清泄心包络,疏利三焦,宽胸理气,和胃降逆,镇静止痛,宁心安神之功;厉兑为足阳胃经井穴,又为胃经子穴(胃为阳土,厉兑属金,土能生金,故为子穴),有清泻胃火,醒神开窍,回阳救逆之力。内关以清泄心胸之热为主;厉兑以清泻胃热为要。二穴伍用,清泄胃心胸之热益彰,开胸散结,理气止痛之力增强。

【主治】

1. 胃脘疼痛,证属胃热者。

2. 心胸烦热、失眠、多梦等症。

【操作法】

内关:伸臂仰掌,于掌后第1横纹正中(大陵)直上2寸,当掌长肌腱与桡侧腕屈肌腱之间处取穴。直刺0.5~1寸。

厉兑:仰卧或正坐,于第2趾爪甲外侧缘与基底部各作一线,当二线之交点处是穴。从前斜向后刺0.1寸。

【经验】

内关—厉兑伍用,治胃热而痛者,针刺用泻法,厉兑亦可点刺放血,热甚时,也可与内庭穴伍用,以增强泄热之力;治失眠诸症时,以治虚烦不得眠之症为优,二穴相合,颇有栀子豉汤之功。

手三里—足三里

【单穴功用】

手三里(见第71页)。

足三里(见第7页)。

【伍用功能】

手三里为手阳明大肠经腧穴,有祛风止痒、通络止痛、和胃利肠、消肿止痛之功;足三里为足阳明胃经腧穴,合穴,有调理肠胃、理气消胀、行气止痛、健脾和胃、消积化滞、调和气血、强体健身之力。现代实验研究证明:手三里可使胃肠蠕动增强;足三里能使胃蠕动弱者加强,蠕动亢进者弛缓。二穴合用,一上一下,一胃一肠,宣通胃肠,调整气机,补益强壮之功增强。

【主治】

1. 脾胃虚弱、消化不良、脘腹胀满疼痛、大便不调等症。

2. 气血不足、头晕眼花、腿软无力、疲劳过度等症。

3. 胃肠神经官能症,证属气机紊乱者。

4. 感冒、流行性感冒,证属胃肠型者。

5. 半身不遂。

6. 痿、痹诸症。

【操作法】

手三里:侧腕屈肘,在阳溪与曲池连线的上1/6与下5/6的交点处取穴。直刺0.5~1.2寸。

足三里:①正坐屈膝,于外膝眼(犊鼻)直下一夫(3寸),距离胫骨前缘1横指处取穴;②正坐屈膝,用手从膝盖正中往下摸取胫骨粗隆,在胫骨粗隆外下缘直下1寸处是穴;③正坐屈膝,以本人之手按在膝盖,示指抚于膝下胫骨,当中指尖着处是穴。直刺0.5~1.2寸。

【经验】

手三里—足三里伍用,出自《席弘赋》:"手足上下针三里,食癖气块凭此取。"按:食癖多由饮食不节,食积内阻,寒痰凝聚,气血瘀阻所致,症见胸腹胀满、疼痛,或有痞块,纳谷减少,嗳腐吞酸,大便秘结,舌苔厚腻。气块又名气痞,盖由气机阻滞所致,症见心下痞满,按之濡软,腹部微痛,食欲减退等。总之,食癖气块均属气机逆乱之故,颇与胃肠神经官能症类同。另外,阳明为多气多血之经,故针之有补益之功,凡属气血不足、脾胃虚弱、消化不良、脘腹胀满、倦怠无力、头晕眼花等症均宜选用。吕老体会,胃肠型感冒、流行性感冒亦有良效。

下脘—陷谷

【单穴功用】

下脘,又名幽门、下管。在上腹部,前正中线上,当脐中上2寸(图14),为任脉经穴,足太阴脾经与任脉之交会穴。穴正当胃之下口处,故名下脘。本穴具有和肠胃、助运化、行气滞、消食积之功。用于治疗胃痛、消化不良、脘腹胀满、呕吐、肠鸣、痢疾、脾胃虚弱。

陷谷,在足背,当第2、3跖骨结合部前方凹陷处(图92),为足阳明胃经腧穴,乃本经脉气所注,为输木穴。穴下陷如深谷,故名陷谷。本穴具有清热渗湿、泻火明目、通络止痛之功。用于治疗面部浮肿、目赤疼痛、肠鸣、腹痛、腹胀、季肋支满、足背肿痛、热病汗不出。

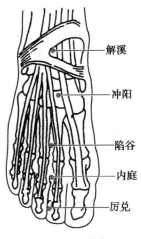

图 92　陷谷穴

【伍用功能】

下脘和肠胃、促运化,行气滞、消食积;陷谷滋阴清热,泻火明目,渗湿消肿,通络止痛。下脘为病所取穴;陷谷为循经远道配穴。二穴相合,一上一下,上下呼应,调和肠胃,行气消胀,活络止痛之功益彰。

【主治】

1. 胃脘疼痛,证属寒热错杂者。

2. 脾胃虚弱、消化不良、腹胀肠鸣等症。

3. 慢性肝炎,症见消化不良、午后腹胀者。

【操作法】

下脘:仰卧,于岐骨(剑突)至脐孔连线的下1/4与上3/4的交点处取穴。或于水分穴直上1寸定取。直刺0.5~1寸。

陷谷:仰卧或正坐,于第2、3跖骨结合部前方凹陷处取穴。直刺0.3~0.5寸。

【经验】

下脘—陷谷伍用,出自《百症赋》:"腹内肠鸣,下脘、陷谷能平。"吕老体会,下脘、陷谷参合,不仅有止痛作用,更有消胀之力,故凡肝、脾、胃疾均宜选用。

阴谷—行间

【单穴功用】

阴谷，在腘窝内侧，屈膝时，当半腱肌肌腱与半膜肌肌腱之间（图93），为足少阴肾经腧穴，乃本经脉气所入，为合水穴。肾为阴脏，穴在膝下内辅骨（胫骨内上髁）后大筋上、小筋下，两筋之间凹陷处，凹陷如谷，故名阴谷。本穴具有滋肾阴、清虚热、疏下焦、促气化、利小便之功。用于治疗阳痿、疝痛、崩漏、溺难、癫狂、舌缓涎下、腹胀脘痛、膝股内侧痛。

行间（见第88页）。

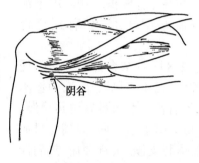

图93　阴谷穴

【伍用功能】

阴谷为肾经合水穴，有滋肾阴、清虚热、疏下焦、促气化、利小便之功；行间为肝经荥火穴，有泄肝火、凉血热、理气机、清下焦、息肝风之力。阴谷以滋补肾阴为主；行间以清泄肝火为要。二穴伍用，一肾一肝，一补一泻，相互制约，相互为用，滋肾平肝，清热息风，缓急止痛之功益彰。

【主治】

1. 脐周疼痛，证属肝木横逆者。

2. 头胀头痛、眩晕、视物不明、耳鸣、口干咽燥、五心烦热、遗精、失眠、腰膝酸痛、舌红少津、脉弦细无力等症，证属肝肾阴亏者。

【操作法】

阴谷：正坐屈膝，从腘横纹内侧端，按取两筋（半膜肌肌腱和半腱肌肌腱）之间取穴。直刺0.5~1寸。

行间：正坐垂足，于足背第1、2趾间端凹陷处取穴。直刺0.5~0.8寸。

【经验】

阴谷—行间伍用，出自《卧岩凌先生得效应穴针法赋》："脐腹痛泻足少阴之水（阴谷穴），应在行间。"吕老治脐周疼痛，亦常与承浆穴伍用，其效更著。

内庭—足临泣

【单穴功用】

内庭（见第 19 页）。

足临泣（见第 59 页）。

【伍用功能】

内庭为足阳明经脉气所溜，为荥水穴，有清胃肠湿热，通降胃气，理肠化滞，行气止痛之功；足临泣为足少阳胆经脉气所注，为输木穴，有疏肝胆气滞，化痰热阻遏，清火息风，明目聪耳之力。二穴伍用，有荥输相合，水木相生之妙，共收清热泄火，通络止痛之功。

【主治】

1. 胃脘疼痛，证属肝胃不和、气机阻遏、络道不畅者。

2. 少腹胀满、疼痛，证属肝、胃火盛者。

【操作法】

内庭：仰卧或正坐，于第 2、3 趾缝间的缝纹端取穴。直刺 0.3~0.5 寸。

足临泣：正坐垂足着地，于第 4、5 跖骨底前方，第 5 趾长伸肌腱外侧凹陷处取穴。直刺 0.3~0.5 寸。

【经验】

内庭—足临泣伍用，出自《玉龙歌》："小腹胀满气攻心，内庭二穴要先针，两足有水临泣泻，无水方能病不侵。"《玉龙赋》："内庭、临泣，理小腹之膜。"盖小腹胀满一证，临证之际，有虚、实、寒、热之别。内庭、足临泣伍用，仅适用于肝胆火旺，横逆犯胃，胃火炽盛诸症。若证属虚寒性者，宜选关元、气海、三阴交，针刺用补法，并重用灸法，以收温中散寒止痛之功是也。

至阳—筋缩

【单穴功用】

至阳（见第 137 页）。

筋缩，又名筋束。在背部，当后正中线上，第 9 胸椎棘突下凹陷中（图 20），为督脉经腧穴。因脉气与肝相通，肝主筋，肝病则筋肉挛缩，其穴主治挛缩、筋缩，故名筋缩。本穴具有舒筋活络、缓急止痛之功。用于治疗癫痫、脏躁、小儿惊痫、脊强、瘛疭、眩晕、胃脘痛。

【伍用功能】

至阳为督脉经腧穴,有舒调胸中阳气、理气宽胸、宣闭止痛、下气平喘、利胆退黄之功;筋缩为督脉经腧穴,有舒筋活络、缓急止痛之效。二穴伍用,疏理肝胆,健脾和胃,舒筋活络,缓急止痛之功益彰。

【主治】

1. 胆囊炎。

2. 胃脘痛。

【操作法】

至阳:俯伏或俯卧,于后正中线与两肩胛骨下角连线的交点处,当第7胸椎棘突下方是穴。斜刺0.5~1寸。

筋缩:俯伏或俯卧,先取约于两肩胛骨下角平齐的第7胸椎棘突下的至阳穴,从至阳向下摸2个棘突,其下方凹陷中是穴。斜刺0.5~1寸。

【经验】

2012年,笔者曾治一中年妇女,因与家人生气,出现胃脘部攻胀疼痛,痛窜胁背,嗳气痛减,恼怒痛重,食欲减退,胸脘痞闷,善太息,大便不调,舌质红,苔薄白,脉弦。

处方:至阳、筋缩。

操作:先针至阳,针感向上腹部放散,续针筋缩,并予同步行针,留针约30分钟,先后行针3次,每次约1分钟。取针后,疼痛即去大半,并嘱患者调畅情志。翌日再针1次,诸症悉除。

第14章 开胸顺气利膈畅中类

神藏—璇玑

【单穴功用】

神藏,在胸部,当第2肋间隙,前正中线旁开2寸(图94),为足少阴肾经腧穴。肾者,封藏之本。穴居前胸,与心相应,心藏神,穴又主心疾,故名神藏。本穴具有开胸理气、止咳平喘之功。用于治疗咳嗽、气喘、胸痛、胸胁支满、呕吐、烦满不思食。

璇玑(见第116页)。

【伍用功能】

神藏开胸顺气、止咳平喘、理气止痛、清心除烦;璇玑宣通气机、散瘀去滞、消肿止痛、滋枯润燥、下气平喘。二穴同居上焦心胸之位,合而用之,宣通之力益甚,共奏理气止痛、开胸顺气、止咳平喘之效。

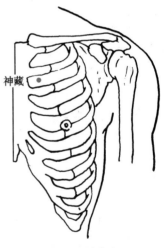

图94 神藏穴

【主治】

1. 胸满项强等症。

2. 咳嗽、气喘诸症。

【操作法】

神藏:仰卧,于胸骨中线与锁骨中线之间的中点,当第2肋间隙中取穴。斜刺0.3~0.5寸。

璇玑:仰卧或仰靠,于胸骨中线,第1胸肋关节之间处取穴。斜刺0.3~0.5寸。

【经验】

神藏—璇玑伍用,出自《百症赋》:"胸满项强,神藏、璇玑已试。"吕老体验,治胸满,咳嗽,气喘诸症确有良效,病情甚者,宜与内关伍用,以增强开胸理气,下气平喘之效,也可加拔火罐,其效更著。

另外,针刺之时,以得气为度,切勿直刺过深,以免发生针刺意外。

劳宫—足三里

【单穴功用】

劳宫(见第165页)。

足三里(见第7页)。

【伍用功能】

劳宫为心包经腧穴、荥火穴,有清心火、安心神、清湿热、散郁结、降逆和胃、凉血息风之功;足三里为胃经腧穴、合土穴、下合穴,有调理肠胃、理气消胀、行气止痛、健脾和胃、消积化滞、利水消肿、化痰止咳、降气平喘、调和气血、和胃安眠、强体健身之力。劳宫以清降心包之火为主;足三里以清降阳明之热为要。二穴伍用,开郁散结,清降心胃之火益彰。

【主治】

1. 热实结胸,症见脘腹胀满疼痛、发热烦渴、心中懊憹、头昏头闷、口舌干燥、小便黄少、大便秘结、舌红苔黄腻、脉沉滑数。

2. 慢性胃炎,证属心胃火旺者。

【操作法】

劳宫:屈指握拳,以中指、环指尖切压在掌心横纹,当第2、3掌骨之间,紧靠第3掌骨桡侧缘处是穴。直刺0.3~0.5寸。

足三里:①正坐屈膝,于外膝眼(犊鼻)直下一夫(3寸),距离胫骨前缘1横指处取穴;②正坐屈膝,用手从膝盖正中往下摸取胫骨粗隆,在胫骨粗隆外下缘直下1寸处是穴;③正坐屈膝,以本人之手按在膝盖,示指抚于膝下胫骨,当中指尖着处是穴。直刺1~1.2寸。

【经验】

劳宫—足三里伍用,以治慢性胃炎急性发作,证属心胃火旺者称著。其伍用机制:劳宫属心包络,性清善降,能理劳役气滞,开七情郁结,尤擅清胸膈之热,导火腑下行之路,与足三里相合,大泻心胃之火,挫上逆之热,凡结胸痞满,呕吐,干哕,噫气,吞酸,烦倦嗜卧等症,无不效如桴鼓。

承山—阴陵泉

【单穴功用】

承山（见第79页）。

阴陵泉（见第151页）。

【伍用功能】

承山为足太阳膀胱经穴，有舒筋活络、调理肠腑、凉血疗痔之功；阴陵泉为足太阴脾经腧穴、合水穴，有健中宫、助运化、调水液、利水湿、消水肿、止泄泻之力。承山有升清之力；阴陵泉有降浊之效。二穴合用，一升一降，升清降浊，开胸顺气，利水渗湿之力益彰。

【主治】

1. 心胸满闷、疼痛等症，证属升降功能失调、水不化气、水气上逆者。

2. 痔疮，证属湿气下注、肛门肿痛者。

3. 妇人带下绵绵，证属脾虚湿盛者。

【操作法】

承山：①俯卧，下肢伸直，足跖挺而向上，其腓肠肌部出现"人"字陷纹，从其尖下取穴；②直立，两手上举按着墙壁，足尖着地，在腓肠肌下部出现"人"字陷纹，当"人"字尖下取穴。直刺1~1.5寸。

阴陵泉：正坐屈膝或仰卧，于膝部内侧，胫骨内侧踝下缘，于胫骨粗隆下缘平齐处取穴。从内向外直刺1~1.5寸。

【经验】

承山—阴陵泉伍用，出自《席弘赋》："阴陵泉治心胸满，针到承山饮食思。"《杂病穴法歌》："心胸痞满阴陵泉，针到承山饮食美。"盖心胸痞满一症，是中宫健运失调，水湿内停，以致清气不升，浊阴不降，发为心胸痞满等症，今以阴陵泉健中宫、促运化、行水湿，佐以承山升清降浊，导水湿从膀胱下行，故二穴相合，斡旋中焦，升清降浊，驱除云雾之害益彰矣。

膻中—巨阙

【单穴功用】

膻中（见第10页）。

巨阙（见第117页）。

【伍用功能】

膻中为任脉腧穴,气之会穴,心包络之募穴,有调气降逆、清肺化痰、止咳平喘、宽胸利膈之功;巨阙为任脉腧穴,心之募穴,内应腹膜,上应膈肌,为胸腹之交关,分别清浊之格界,有清心安神、理气畅中、化湿行滞、除痰利膈之力。膻中以调理心包气机为主;巨阙以调理心经气机为要。二穴相合,一上一下,一内一外,君臣合谋,同心协力,故调和心胸之气,宽胸快膈,行气止痛之功增强。

【主治】

1. 膈痛,即胸脘满闷、疼痛等症。

2. 胃脘痛(类似胃溃疡、十二指肠球部溃疡),痛引胸胁者。

3. 冠心病心绞痛。

【操作法】

膻中:仰卧,男性于胸骨中线与两乳头连线之交点处定取;女子则于胸骨中线平第4肋间隙处定取。斜刺0.5~1寸。

巨阙:仰卧,于岐骨(剑突)至脐中连线的上1/4与下3/4的交点处取穴,或于上脘与岐骨(剑突)连线的中点处定取。直刺0.3~0.5寸。

【经验】

膻中—巨阙伍用,出自《百症赋》:"膈疼饮蓄难禁,膻中、巨阙便针。"吕老体会,二穴参合,善治胸胁胃脘等多种病痛,尤其对气滞血瘀所致者,其效更著。亦可与内关、三阴交(或太溪)参伍,疗效更佳。

膈痛,出自明·戴元礼《证治要诀·膈痛》,指胸脘作痛而横满胸间。

阴交—承山

【单穴功用】

阴交,又名少关、小关、横户、丹田。在下腹部,前正中线上,当脐中下1寸(图14),为任脉经腧穴,又是任脉、冲脉、少阴脉之交会穴,因冲、任、肾三脉俱属阴经,故名阴交。本穴具有温下元、和营血、理经带、祛寒湿、止疼痛之功。用于治疗崩漏、带下、月经不调、阴痒、脐周疼痛、疝气、产后出血、二便不通、腰膝拘挛。

承山(见第79页)。

【伍用功能】

阴交温下元、和营血、理经带、祛寒湿、止疼痛;承山舒筋活络、缓急止痛、调理肠腑、凉血疗痔。阴交以理气机,平冲逆为主;承山以促气化、渗水湿为要。二穴伍用,疏调气机,散结除满,促进食欲之功益彰。

【主治】

1. 胸痞膈塞硬满,证属痰饮为患者。

2. 湿热下注、阴痒、带下等症。

【操作法】

阴交:仰卧,于脐中与石门穴的连线之中点处取穴,或于脐与耻骨联合上缘中点连线上 1/4 与下 4/5 的交点处定取。直刺 0.8~1.2 寸。

承山:①俯卧,下肢伸直,足跖挺而向上,其腓肠肌部出现"人"字陷纹,从其尖下取穴;②直立,两手上举按着墙壁,足尖着地,在腓肠肌下部出现"人"字陷纹,当"人"字尖下取穴。直刺 1~1.5 寸。

【经验】

阴交—承山伍用,出自《长桑君天星秘诀歌》:"胸膈痞满先阴交,针到承山饮食喜。"盖胸膈痞满一证,是指胸中痞塞硬满,自觉有物堵塞之感,多由痰涎阻膈,寒邪上壅而致。

中府—意舍

【单穴功用】

中府(见第 113 页)。

意舍,在背部,当第 11 胸椎棘突下,旁开 3 寸(图 31),为足太阳膀胱经腧穴。穴与脾相应,脾藏意,舍者居也,穴为脾气所居,又主脾疾,故名意舍。本穴具有健中宫、扶脾阳、助运化、泄湿热、除胀满之功。用于治疗背痛恶风寒、腹满虚胀、肠鸣、泄泻、呕吐、食饮不下、消渴、黄疸、目黄、身热。

【伍用功能】

中府为肺经腧穴、募穴,有清宣上焦、疏调肺气、止咳平喘、通络止痛之功;意舍为膀胱经腧穴,为脾气转输、输注的处所,有健中宫、扶脾阳、助运化、泄湿热、消胀除满之力。中府以宣通上焦气机为主;意舍以疏调中焦气机为要。二穴伍用,疏通上中二焦,宽胸利膈,消胀除满之功益彰。

【主治】

1. 胸中痞硬,即胸中痞塞硬满、自觉有物堵之感者。

2. 贲门痉挛。

【操作法】

中府:①正坐位,以手叉腰,先取锁骨外端(肩峰端)下方凹陷处的云门穴,当云门穴直下约 1 寸,与第 1 肋间隙平齐处是穴;②仰卧位,自乳头(指男子)向外 2 寸处,在直线向上摸取 3 根肋骨的第 1 肋间隙处。直刺 0.3~0.5 寸,斜刺 0.5~1 寸。

意舍：俯伏或俯卧，于第 11 胸椎棘突下、脊中穴旁开 3 寸处取穴。直刺 0.5~1 寸。

【经验】

中府—意舍伍用，出自《百症赋》："胸满更加噎塞，中府、意舍所行。"胸中痞硬，出自《伤寒论·辨太阳病脉证并治》，悉由痰涎阻膈，寒邪上壅所致。

天突—列缺

【单穴功用】

天突（见第 110 页）。

列缺（见第 121 页）。

【伍用功能】

天突为任脉经穴，居于咽喉近处，有宣肺化痰、下气平喘、清利咽喉、通窍开音之功；列缺为手太阴肺经腧穴、络穴，别走手阳明大肠，又是八脉交会穴之一，通于任脉，有疏风解表、宣肺平喘、通经活络之效。天突为病所取穴；列缺为循经远道配穴。二穴伍用，通调任脉经气，宣肺理气，清利咽喉之功益彰。

【主治】

梅核气，多由肝郁气滞，痰湿凝聚，痰气互结，聚于咽部所致。症见自觉咽喉如梅核堵塞，亦即《金匮要略》所谓"咽中如有炙脔"，吞之不下，吐之不出，兼见胸脘痞闷，气郁不畅，恶心，呃逆。

【操作法】

天突：正坐仰靠，于璇玑上 1 寸，胸骨上窝正中处取穴。斜刺 0.5~1 寸。

列缺：①以病人左右两手虎口交叉，一手示指压在另一手的桡骨茎突上，当示指尖到达之处是穴；②立拳，把指向外上方翘起，先取两筋之间的阳溪穴，在阳溪穴上 1.5 寸的桡骨茎突中部有一凹陷即是本穴。向肘部斜刺 0.2~0.3 寸。

【经验】

天突—列缺伍用，以治梅核气（类似咽喉神经官能症、癔症球）为主，亦可用于慢性咽喉炎诸症。证属阴虚火旺，津不上承者，可与照海穴参合，以增强滋肾阴、利咽喉之功。列缺、照海伍用，乃是八脉交会穴配穴法之一种，专治喉胸肺之疾，故疗效佳也。

另外，病程日久，为尽快解除病痛，亦常与调气汤（桔梗、枳壳、杏仁、薤白）参合。盖桔梗行上，枳壳下降，薤白行左，杏仁行右，四者相合，相得益彰，平调升降，燮理气机，开胸顺气，行气消胀，祛瘀散结之力倍增。

太白—足三里

【单穴功用】

太白,在足内侧缘,当足大趾本节(第1跖趾关节)后下方赤白肉际凹陷处(图2),为足太阴脾经腧穴、原穴,五输穴之一,配属五行属土。《会元针灸学》云:"太白者,脾之和也。阴土遇阳而相合,以化土属肺应象天之太白星。此穴有全土生金之功,故名太白。"有健脾和胃、活络止痛、降低血糖之功。用于治疗胃痛、腹胀、腹痛、呕吐、肠鸣、泄泻、痢疾、善噫食不化、饥不欲食、胸胁胀痛、体重节痛等症。

足三里(见第7页)。

【伍用功能】

太白为脾经原穴,有健脾和胃、行气消胀、活络止痛之功;足三里为胃经合穴,有调肠胃、理气消胀、行气止痛、健脾和胃、消积化滞之效。太白以升清为主;足三里以降浊为要。一表一里,一原一合,一升一降,调理气机,降逆止呃,理气止痛,健脾和胃,消食化积之力益彰。

【主治】

1. 呃逆。

2. 慢性胃炎,证属脾胃不和,升降失常者。

【操作法】

太白:正坐或垂足,于足大趾内侧缘,当第1跖趾关节后缘凹陷处取穴。直刺0.3~0.5寸。

足三里:①正坐屈膝,于外膝眼(犊鼻)直下一夫(3寸),距离胫骨前缘1横指处取穴;②正坐屈膝,用手从膝盖正中往下摸取胫骨粗隆,在胫骨粗隆外下缘直下1寸处是穴;③正坐屈膝,以本人之手按在膝盖,示指抚于膝下胫骨,当中指尖着处是穴。直刺1~1.5寸。

【经验】

太白—足三里伍用,为表里经原、合配穴法。是指阴经的原穴与阳经的合穴配伍使用而言。适用于相表里的脏腑同时出现病症。阴经的原穴侧重于治疗五脏之病;阳经合穴侧重于治疗六腑之病。

呃逆案例

高某,男,38岁。1976年6月10日初诊。

主诉:呃逆3天。

病史:患者为驻非洲使馆人员,为预防疟疾,常服氯喹为法,久而久之,脾胃乃伤,复加饮食不节,更损脾胃,以致胃气不降,脾气不升,升降失常,呃逆频作,胃中胀满,不思饮食,食入即吐,大便日行1~2次,不成形。

查体:面色㿠白,呃声低沉,舌淡,边有齿痕,苔白稍腻,脉弦细。

诊断:呃逆(膈膜痉挛)。

治则:理气和胃,降逆止呃。

处方:太白、足三里(双)。

操作:太白针刺用补法,足三里针刺用平补平泻法。留针30分钟,每隔10分钟行针1次。

行针10分钟后,患者自觉心下逆满缓解,呃逆次数减少,起针以后呃逆停止。翌日复诊,自云:一宿安然入睡,唯感胃口不开,身倦乏力,遵效不更方之旨,守原方施治,以健脾胃,增强体力善其后。

按语:呃逆一症与膈膜痉挛类同。其病因甚伙,有药物所伤者,有饮食所伤者种种。其病机多为脾胃失和,升降失常,气逆动膈使然。取脾之原穴太白,理气健脾,助脾气之运化;取胃之合穴足三里,调理胃气,降逆止呃,二穴参合,共奏理气和胃止呃之效。

呃逆一证,宋以前多称哕。金、元、明初多称咳逆。又名吃逆。俗称打呃。指胃气冲逆而上,呃呃有声,故称呃逆。其声短促,与嗳气不同。根据病因的不同,可分为寒呃、热呃、气呃、痰呃、瘀呃、虚呃六种,临证宜审。

第15章　强心止痛类

中脘—大陵

【单穴功用】

中脘(见第118页)。

大陵，又名鬼心、手心主。在腕掌横纹的中点处，当掌长肌腱与桡侧腕屈肌腱之间(图95)，为手厥阴心包经腧穴、原穴，乃本经脉气所注。因其掌根隆伏较大，状如陵丘，故名大陵。本穴具有清营凉血、宁心安神、和胃宽胸之功。用于治疗心痛、心悸、胃痛、呕吐、身热、头痛、短气、胸胁痛、热病汗不出、惊悸、癫狂、痫证、妇人脏躁、失眠、舌本痛、臂挛腋肿、喉痹、乳痈、目赤痛、足后跟痛。

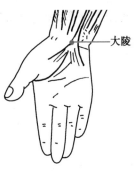

图95　大陵穴

【伍用功能】

中脘为任脉腧穴，胃之募穴，腑之会穴，有调升降、和胃气、化湿滞、理中焦、消胀满之功；大陵为心包经原穴、输土穴，有清营凉血、宁心安神、和胃宽胸、理气止痛之力。中脘以理气机、调升降为主；大陵以调心气、止疼痛为要。二穴伍用，输土和化，升降协合，气行血畅，强心止痛之功益彰。

【主治】

1. 心胸闷胀、疼痛等症。

2. 冠心病心绞痛。

【操作法】

中脘：仰卧，于岐骨(剑突)与脐中连线的中点处取穴。直刺1~1.5寸。

大陵：伸臂仰掌，于掌后第1横纹，掌长肌腱亏桡侧腕屈肌腱之间处取穴。直刺0.3~0.5寸。

【经验】

中脘—大陵伍用,出自《卧岩凌先生得效应穴针法赋》:"抑又闻心胸疼求掌后之大陵应在中脘。"吕老体会,治冠心病心绞痛时,宜与膻中、三阴交伍用,其效更著。

吕老于 1964 年冬月,曾遇一年过六旬的男性老人,自云:15 年前于体检时发现血压较高(21.3/14.7 千帕),近 2 年来,心前区不断发生憋闷、疼痛现象,经某医院检查,诊为冠心病心绞痛,以西药治疗多日,有所改善,但仍然不时发作,为了早日康复,故就诊于中医。患者形高体胖,舌质淡黯,苔白腻,脉弦涩。脉症合参,证属痰湿中阻,气血不和。治宜宽胸理气,和中化湿,强心止痛。处方:膻中、中脘、大陵、三阴交。治疗经过:隔日针治 1 次,连针 10 次为 1 个疗程,前后治疗月余,未见病症发作,血压:17.3/13.3 千帕。1 年后随访,患者安然无恙。

心俞—内关

【单穴功用】

心俞,又名心之俞、背俞、伍焦之间。在背部,当第 5 胸椎棘突下,旁开 1.5 寸(图 19),为足太阳膀胱经腧穴。是心气转输、输注的处所,又是治心疾之要穴,故名心俞。本穴具有疏通心络、调理气血、养心安神、宁心定志之功。用于治疗惊悸、健忘、心胸烦闷、脏躁、癫狂、痫证、咳嗽、吐血、梦遗。

内关(见第 9 页)。

【伍用功能】

心俞为心气转输、输注之处所,有疏通心络、调理气血、养心安神、宁心定志之功;内关为心包络经腧穴,络穴,通于胃、心、胸,有宽胸理气,镇静安神,强心定志,活络止痛之力。心俞作用在心;内关作用于心包络。二穴相合,君臣合治,协同为力,理气止痛,养心强心之力增强。

【主治】

1. 心胸憋闷疼痛、心悸、怔忡、心烦、气短、失眠等症。

2. 冠心病心绞痛、风湿性心脏病、心律失常。

【操作法】

心俞:俯伏,于第 5 胸椎棘突下、神道穴旁开 1.5 寸处取穴。直刺 0.3~0.5 寸,斜向脊柱方向刺 0.5~1.2 寸。

内关:伸臂仰掌,于掌后第 1 横纹正中(大陵)直上 2 寸,当掌长肌腱与桡侧腕屈肌腱之间处取穴。直刺 0.5~1 寸。

【经验】

心俞—内关伍用,善治各种心脏病证,根据临床体验,针刺对改善心脏功能,减轻症状尚有一定的作用。

吕老于1976年在喀麦隆工作期间曾遇一中年男子,近2年来心胸憋闷,气短,心慌,心悸,呈阵发性发作,时轻时重,近1个月来,发作频繁,伴有头昏,乏力,失眠,寐而不实,纳谷不香,舌淡苔白,脉细数,每分钟心搏120次。脉症合参,证属心脾两虚,气血双亏,心失所养。治宜补益心脾,疏调心气。处方:①针灸心俞、内关、三阴交;②中药天王补心丹、人参归脾丸各10粒,早晚各服1粒。治疗经过:针刺以单手快速进针,在得气的基础上,双手同步行针1分钟,当留针10分钟后,患者自云:心胸憋闷减轻,心慌、心悸已除,再诊察时,心搏每分钟已恢复到80次,前后留针30分钟,症征平稳,嘱其依法服药,不必多虑。5天后二诊,患者十分高兴,告云:这几天来未曾发病,睡眠良好,体力倍增,食纳如常人。效不更方,前后治疗月余,症除病愈。

巨阙—心俞

【单穴功用】

巨阙(见第117页)。

心俞(见第184页)。

【伍用功能】

巨阙为任脉经穴、心之募穴,有消胸膈痰凝、化中焦湿滞、清心安神、理气畅中之功;心俞为心气转输、输注的处所,有疏通心络,调理气血、养心安神、宁心定志之力。《内经》说:“募在阴。”《难经》也说:“阳病行阴,故令募在阴。”所以,心之募位于上腹部;《内经》说:“俞在阳。”《难经》也说:“阴病行阳,故令俞在阳。”所以,心俞居于后背。二穴伍用,一前一后,一阴一阳,前后呼应,两面夹击,直达君主之宅,共奏扶心阳、益心气、养心阴、安心神、强心止痛之功。

【主治】

1. 心气不足,心失所养,以致心悸、怔忡、心烦、心神不稳、失眠、多梦等症。

2. 痰饮之病,出自《金匮要略》,是指体内过量水液不得转化、停留或渗注于某一部位而发生的痰病。

3. 冠心病心绞痛。

4. 癫狂、痫证。

【操作法】

巨阙:仰卧,于岐骨(剑突)至脐中连线的上1/4与下3/4的交点处取穴,或于上脘与岐骨（剑突）连线的中点处定取。直刺 0.3~0.5 寸。

心俞：俯伏或俯卧，于第 5 胸椎棘突下、神道穴旁开 1.5 寸处取穴。直刺 0.3~0.5 寸，斜向脊柱方向刺 1~1.2 寸。

【经验】

巨阙—心俞伍用，出自《针灸资生经》："巨阙、心俞，疗心烦。"《扁鹊心书》："风狂，先灸巨厥五十壮，又灸心俞五十壮。"二穴配对，为之俞募配穴法。诸凡五脏六腑有病，均可取相应的脏腑之俞、募穴治疗，它对调整脏腑功能有良好的作用。

心俞—通里

【单穴功用】

心俞（见第 184 页）。

通里（见第 104 页）。

【伍用功能】

心俞为心气转输、输注的处所，有疏调心络、调理气血、养心安神、宁心定志之功；通里为心经腧穴、络穴，有疏调心气、镇静安神之力。心俞内应于心，为病所取穴；通里位于腕后，为循经远道配穴。二穴相合，疏调心气，通经活络，强心止痛之功益彰。

【主治】

1. 心悸、怔忡、心痛等症。

2. 冠心病心绞痛。

3. 心律失常。

【操作法】

心俞：俯伏或俯卧，于第 5 胸椎棘突下、神道穴旁开 1.5 寸处取穴。直刺 0.3~0.5 寸，斜向脊柱方向刺 1~1.2 寸。

通里：仰掌，于尺侧腕屈肌腱桡侧缘，腕横纹上 1 寸取之。直刺 0.3~0.5 寸。

【经验】

心俞—通里伍用，为治疗心脏疾病的常规配穴法，实践证明，本组对穴对心脏功能有调整作用，尤其表现在心率方面，可使心率快者减慢，慢者加快。为了增强疗效，也可与内关伍用。

膻中—气海

【单穴功用】

膻中(见第 10 页)。

气海(见第 116 页)。

【伍用功能】

膻中又名上气海。位于两乳之间,前胸的中央,功专宣调胸中大气,以理气散瘀,宽胸利膈,降气平喘,清肺化痰;气海又名下气海,穴居脐下正中寸半处,功擅调补下焦气机,而益肾气、补元气,温下焦、祛寒湿,和营血、理经带,纳肾气、平喘逆。膻中以行气开通为主;气海以纳气归元为要。二穴合用,一补一泻,一开一合,止咳平喘之功益彰。

【主治】

1. 冠心病心绞痛、心动过缓诸症。

2. 咳嗽、气喘,证属肾不纳气者。

3. 气呃,为呃逆的一种,多由气虚、气机郁滞、上逆而致,症见胸闷不舒、呃声低怯、气不接续等。

4. 闪腰岔气,多因跌闪、扭挫或搬重物用力不当所致。症见腰部疼痛难忍,不能俯仰、转侧,局部无红肿。若属椎间盘病变,可有下肢窜痛感。

5. 腹胀、矢气(俗称放屁,多因脾虚饮食不化,或气滞不行所致)。

6. 高原反应。

【操作法】

膻中:仰卧,男性于胸骨中线与两乳头连线之交点处定取;女子则于胸骨中线平第 4 肋间隙处定取。斜刺 0.3~0.5 寸,亦可施以鸡爪刺(即向上、下、左、右斜刺)。

气海:仰卧,先取关元,当脐中与关元连线之中点处是穴。直刺 0.8~1.2 寸;艾条灸 5~10 分钟。

【经验】

膻中—气海伍用,以治咳嗽、气喘,证属虚喘者为宜。盖肺主呼气,肾主纳气。肺为气之主,肾为气之根。肺、肾康泰,一呼一吸,呼吸为之正常。若肺气壅滞,肾虚不能纳气,均可导致咳嗽、气喘诸证。今以膻中宣肺去壅,行气以开其道;以气海调补元气之海,振阳摄纳。二穴相合,一肺一肾,一开一纳,平喘之力益彰。膻中为上气海,气海为下气海,二穴伍用,一上一下,斡旋一身之大气,犹诸气归入大海,故人体气机和,百脉通,升降灵,气息匀,人即康泰是也。

高原反应案例

盛生宽先生主取膻中、气海,治疗高原反应症 38 例,痊愈(症状消失,行动恢复)28 例,好转(症状明显消退)8 例,无效(连刺 2 个疗程,临床症状无变化,改用药物治疗)2 例。有效率为 94.7%。

雷某,女,42 岁。1999 年 7 月 2 日初诊。

主诉:心悸、胸闷、呼吸短促 3 天。

病史:昔日体健,近日前往青海湖观光,3 天以来,自觉心悸、胸闷、呼吸短促,活动后加剧。

查体:语言流畅,呼吸气急,听诊:心律失常,双肺呼吸音弱。舌淡、苔薄白,脉缓而有不规律的间歇。

诊断:高原反应。

治则:舒调宗气,培补元气。

处方:膻中、气海。

操作:患者取仰卧位,常规消毒,先针膻中穴,恶心、呕吐者,针尖迎经脉向下平刺,吸气时进针,得气后较大幅度捻转,令针感扩散至脘腹部,呼气时出针,不闭其针孔,用泻法。眩晕、呼吸困难、心悸、心律失常、结脉时现者,针尖顺经脉向上平刺,呼气时进针,行九六数(拇指向前,示指向后,轻轻捻转九次),使针感扩散至咽部,吸气时拔针,急按闭其针孔,用补法。再针气海穴,得气后守气行针,令针感放散于胸部,手法轻微捻转。留针 30 分钟后起针,患者顿感呼吸顺畅,胸闷消失,连针 3 次,心律恢复正常,节律均匀,治疗 4 次,临床症状消失。

按语:急性高原反应是指人们由较低海拔地区进入高原地区(海拔 3 000 米以上)后,机体对高原缺氧环境及气压、高寒、干燥、强紫外线等因素的应激反应。临床表现:心悸、心律失常、气短、胸闷、呼吸困难等。

膻中为心包经的募穴,是宗气所聚会之处,又为任脉、足太阳、足少阴、手太阴、手少阴经交会穴。高原反应乃是宗气紊乱,心、肺、脑受累。针刺气会膻中,用以舒调宗气,增强心、肺、脑的功能。气海是先天元气聚会之处,主一身之气,为元气之海,生气之源,针之可培补元气,鼓舞宗气,改善心、肺、脑、肾的功能。二穴伍用,相得益彰,治疗高原反应甚妙。

临症之际,不可忘掉随证施治,兼见恶心、呕吐者,加内关、足三里;兼见头痛者,加头维、太阳、外关;兼见眩晕者,加百会、风池;兼见心悸、心律失常者,加内关、三阴交。

闭经案例

常某,女,28 岁,小学教员。1973 年 6 月 10 日初诊。

主诉:月经闭止 1 年余。

病史:缘由夫妻不和,经常吵闹,久而久之,出现月经闭止。近 2 个月来新增头晕、耳鸣、胸胁胀满、疼痛、嗳气频频、烦躁、失眠等症。某医投以逍遥散、桃红四物汤 20 余服未见有效,故来就医。

查体:面色㿠白,形瘦体弱,精神抑郁。舌质淡黯,苔薄白,脉弦。

诊断:闭经,肝郁气滞。

治则:调气行气,散瘀通经。

处方:膻中、气海、归来、三阴交。

操作:膻中穴采用伞刺,使针感向胸胁部扩散;气海针刺用补法,令针感向前阴部位放散;归来先直刺,后向前阴方向斜刺,并施以泻法,令针感直达会阴部;三阴交针刺用补法。隔日 1 次,10 次为 1 个疗程。休息 1 周,进行第 2 疗程。前后治疗 30 余次,月经来潮,状如常人,半年后随访,月经恢复正常。

按语:本例发病机制,缘由情志不遂,气机不畅,血滞不行所致。治宜宽胸理气,通调血脉,佐以调理肝、脾、肾之经气。膻中以调气、散结为主;气海以补气散瘀为要;归来为病所取穴,以通经活血;三阴交调理肝、脾、肾三经之气,扶正以通经是也。

心动过缓者,膻中、气海穴多用隔姜灸,即把生姜切成 0.3~0.5 厘米的薄片贴在穴位上,用黄豆粒大艾炷置于姜片上,每日灸 1 次,每次灸 7 壮。

大陵—内关

【单穴功用】

大陵(见第 183 页)。

内关(见第 9 页)。

【伍用功能】

大陵为手厥阴心包经腧穴、原穴,此穴是脏腑原气聚留的处所,又是原气通过三焦布散于体表的部位,有通达三焦原气,调整心包的功能,以收舒调心络、安心神、止疼痛之功;内关为手厥阴心包经腧穴、络穴,通于胃、心、胸,有宽胸理气,镇静安神,强心定志,活络止痛之效。二穴相合,一原一络,协同为用,活血通脉,理气止痛,宁心安神之力益彰。

【主治】

1.冠心病心绞痛。

2.心悸(阵发性心动过速)。

【操作法】

大陵:伸臂仰掌,于掌后第 1 横纹,掌长肌腱与桡侧腕屈肌腱之间处取穴。向上斜刺(向心端方向)0.3~0.5 寸。

内关：伸臂仰掌，于掌后第1横纹正中（大陵）直上2寸，当掌长肌腱与桡侧腕屈肌腱之间处取穴。直刺0.5~1寸。

【经验】

大陵—内关伍用，为本经原、络配穴法，善治心、胸之急、重病证。

心悸案例

孙某，女，52岁，1999年5月10日初诊。

主诉：心悸半年余。

病史：平素体虚，半年前因情绪过于激动遂感心悸、胸闷、气短、汗出、乏力等症。嗣后，每遇事不遂心，过于激动均可发病，时轻时重，久久不愈，近又发病，故来就诊。

查体：面色苍白，手足冰冷，舌淡红、苔薄白，脉细数，心率每分钟180次。

诊断：心悸（阵发性心动过速）。

治则：舒调气机，养心安神。

处方：大陵、内关（双）。

操作：用2寸毫针直刺大陵0.2寸，在得气、行气的基础上，再斜向内关方向刺入1.5寸，令针尖深达内关穴，行同步行针法，约3分钟后，患者自诉心胸舒畅，心悸好转，10分钟后，诸症悉除。嗣后，每遇发病，均以此法为治。

按语：心悸属中医学"怔忡"范畴。其病因、病机甚为复杂。诸凡脏腑虚损，均可累及心而发病。盖心主神志，心血不足，心神失养，神不守舍而致怔忡。心包是心的外膜，络是膜外气血通行的道路。心包络又是心脏所主的经脉，故取原穴大陵，可调畅心络，安心神；取络穴内关，可宁心安神，理气散滞，增强通畅心络。二穴伍用，活血通脉，宁心安神，调整心率之功益彰。

原穴，是脏腑原气聚留之处，又是人体原气作用的部位，为十二经脉在腕、踝关节附近的一个重要穴位。历代医家都很重视原穴的运用，《徐氏针灸大全》《针灸大成》《疗病选穴》等7部针灸原著中收录的2 468首针灸处方中，原穴占52%。

原穴的配伍运用，有脏腑原穴合用，有本经原、络，异经原、络伍用，有原、俞配伍，有原、合穴合用种种，宜随证审用，以解决急、重、疑难病症探索更佳的疗效。

巨阙—足三里

【单穴功用】

巨阙（见第117页）。

足三里（见第7页）。

【伍用功能】

巨阙为任脉经穴、心之募穴,心之血脉。有养心安神、宁心定志、行气活血、散瘀止痛之功;足三里为足阳明胃经腧穴、下合穴,有健脾和胃,理气消胀,消食化积,调和气血,强身健体之效。巨阙以舒调胸膈气机祛邪为主;足三里以降逆气强身扶正为要。二穴参合,疏通血脉,平降逆气,消胀除满,宁心止痛之力益彰。

【主治】

1. 冠心病心绞痛。

2. 胃脘疼痛。

【操作法】

巨阙:针尖向下斜刺 0.5~1 寸;灸 5~10 分钟。

足三里:直刺 1~1.2 寸;灸 5~10 分钟。

【经验】

巨阙—足三里伍用,是为治疗冠心病心绞痛而设,若胸闷憋气甚者,加膻中、内关,针刺膻中用鸡爪刺法,内关针刺用同步行针法;睡眠不佳者,加神门、三阴交;痰涎壅滞,气急上逆者,加天突、列缺。

第16章 宁心安神类

神门—三阴交

【单穴功用】

神门,又名兑冲、兑骨、中都、锐中。在腕部,腕掌横纹尺侧端,尺侧腕屈肌腱的桡侧凹陷处(图25,图95),为手少阴心经腧穴,是心经脉气所注,既是本经原穴,又是本经输土穴。《素问·灵兰秘典论》云:"心者,君主之官,神明出焉。"心藏神,主神,本穴既是心气出入之门户,又主治神志病,故名神门。本穴具有安神定志、清心凉营、通络止痛之功。用于治疗心痛、心烦、惊悸、怔忡、失眠、健忘、癫证、狂证、痫证、妇人脏躁、小儿抽风、目黄、胁痛、掌中热。

三阴交(见第41页)。

【伍用功能】

神门安神定志,清心凉营,通络止痛;三阴交补脾土、助运化、通气滞、祛风湿、调气血、疏下焦、调血室、理精宫。神门善走气分,三阴交善行血分。神门以调气为主;三阴交以养阴为要。二穴伍用,一气一血,一心一肾,共奏调气血、和阴阳、养心安神、交通心肾之功。

【主治】

1. 失眠、健忘、多梦等症,证属心脾不足、心肾不交者。

2. 心悸、怔忡,证属心脾不足者。

【操作法】

神门:仰掌,于豌豆骨后缘桡侧,当掌后第1横纹上取穴。直刺0.3~0.5寸,或从内向外(从尺侧向桡侧)刺0.3~0.5寸。

三阴交:正坐或仰卧,于胫骨内侧面后缘,内踝尖间直上4横指(一夫)处取穴。从内向外直刺0.5~1.5寸。

【经验】

神门—三阴交伍用,善治失眠(不寐)之症,针刺多用补法,或针灸并用。心脾不足者,加心俞、脾俞;肾虚者,加肾俞、太溪;脾胃不和者,加中脘、足三里;情志抑郁,横逆犯胃者,加阳陵泉、足三里。

失眠案例一

牛某,男,38岁,工人。1998年10月15日初诊。

主诉:失眠5年余。

病史:5年前因惊恐后而致失眠。受惊当晚即有心神不稳,心悸易惊,多梦少寐。嗣后,睡眠欠佳,多梦易醒,日久之后,记忆力逐渐减退,神疲乏力,头昏眼花,饮食乏味,食后胃脘欠安。

查体:面色少华,形瘦体弱,舌淡苔薄白,脉细弱。

诊断:不寐(失眠)。

治则:补益心脾。

处方:神门、三阴交、风市(双)。

操作:神门、三阴交,针刺用补法,即在得气、守气的基础上,拇指向前搓、向下按压27次,留针半小时,每10分钟行针1次。风市,施以同步行针法,即术者左右手各持1针,施缓慢地、同一频率的捻转补法。

按语:神门为心经之原穴,施以补法,有补心气、宁心神、养心血之功;三阴交为脾经腧穴,肝、脾、肾三经之交会穴,施以补法,有补益心脾之效。二穴伍用,有归脾汤之效。

风市为足少阳胆经腧穴,有祛风治血之功。然而用于治疗失眠,尚无文献记载,吕老于20世纪60年代在京参加卫生部举办的针灸研究班时,与蒲英儒同窗共读,茶余饭后经常交流心得体会,蒲老年长且经验丰富,曾传治失眠的特效穴,唯风市最妙。详问其理,他说:此乃家父蒲湘澄之经验穴。按:蒲湘澄为四川名医,学验俱丰,贡献突出,曾为国家领导人诊治疑难杂证,往往竟收立竿见影之效。

失眠案例二

赵某,女,40岁,教师。2000年5月11日初诊。

主诉:失眠1年余。

病史:患者为脑力劳动工作,因过于劳累,思虑过度而致睡眠不良,入睡困难,乱梦纷纭,睡不解乏,时而惊恐、心悸,多疑善惑,自觉全身麻木,筋惕肉瞤,气短头昏,胃纳欠佳,畏食生冷,食则便溏,久治不愈。

检查:面色萎黄,精神不振,舌淡苔白,脉细弱。

诊断:失眠(心脾两虚)。

治则:补益心脾,养血安神。

处方:神门、三阴交(双)。

操作:针刺用补法,隔日针1次,留针半小时,每隔10分钟行针1次。守法施治3次,病有转机,心悸、惊恐有减,入睡较快。又针3次,已能熟睡,多梦亦减,醒后神疲之象已除。遵效不更方之旨,守方巩固。又针3次诸恙悉除,病即告愈。半年后随访,未见复发。

按语:此例为思虑劳倦,内伤心脾,心伤则阴血暗耗,心失濡养,神不守舍;脾伤则化源不足,营血亏虚,不能上奉于心,心神不宁而致失眠。张景岳云:"无邪而不寐(失眠)者,必营气之不足也,营主血,血虚则无以养心,心虚则神不守舍"。《类证治裁》亦云:"思虑伤脾,脾血亏损,经年不寐"。补神门穴,以补心宁神;补三阴交,以益脾养血。二穴伍用,共奏补益心脾,养血安神之效。

通里—照海

【单穴功用】

通里(见第104页)。

照海(见第124页)。

【伍用功能】

通里为手少阴心经腧穴、络穴,别走手太阳小肠经之虚里,既能补本经之不足,又能镇静安神、调心脏之虚实;照海为肾经腧穴,八脉交会穴,通于阴跷脉(为阴跷脉之起始点),借任脉与肺经相沟通,有滋肾益阴、清热泻火、通经活络、清神志、安心神、利咽喉、止疼痛之功。通里以养心气、补心之不足为主;照海以滋肾益阴、引心火下行为要。通里以补阳为主;照海以滋阴为要。二穴相合,一心一肾,一阴一阳,相互制约,相互为用,清心益肾,安神定志,交通心肾之功益彰。

【主治】

1. 失眠诸症,证属肾水不足、心火不降、心肾不交、水火不济者。

2. 心神浮越、烦躁不宁、精神不能自制者。

3. 舌强语謇,证属阴虚火旺、津不上承者。

【操作法】

通里:仰掌,于尺侧腕屈肌腱桡侧缘,腕横纹上1寸取之。直刺0.3~0.5寸。

照海:正坐,两足跖心对合,当内踝下缘之凹陷处,上与踝尖相直。或于内踝尖垂线与内踝下缘水平线之交点略向下方之凹陷处取穴。直刺0.5~1寸。

【经验】

通里—照海伍用,是为治疗心肾不交之证而设,通里针刺用泻法,或先泻后补;照海针刺用补法,或针上加灸,每次灸5~10分钟。

通里—大钟

【单穴功用】

通里（见第104页）。

大钟，又名太钟。在足内侧，内踝后下方，当跟腱附着部的内侧前方凹陷处（图35），为足少阴肾经腧穴、络穴。钟者，注也、聚也。穴在足跟后冲中，为人身精气所注、所聚，其足后跟大如覆盅，故名大钟。本穴具有疏调先天之气、补肾和血、益精强神之功。用于治疗气喘、咯血、胸胀、腹满、便秘、痴呆、嗜卧、腰脊强痛、足跟痛。

【伍用功能】

通里为手少阴心经腧穴、络穴，有疏调心气、镇静安神之功；大钟为足少阴肾经腧穴、络穴，有疏调肾气、补肾和血、益精强神之力。通里以调心气为主；大钟以滋肾阴为要。二穴伍用，一心一肾，一阴一阳，相互制约，相互促进，清心滋肾，安神定志，交通心肾之功益彰。

【主治】

1. 失眠诸症，证属阴虚火旺、心肾不交者。

2. 倦言嗜卧等症。

【操作法】

通里：仰掌，于尺侧腕屈肌腱桡侧缘，腕横纹上1寸取之。直刺0.3~0.5寸。

大钟：正坐或仰卧，于内踝下缘平齐而靠跟腱前缘处取穴；或先取太溪、水泉，于二穴连线中点平齐而靠跟腱缘处取穴。直刺0.2~0.3寸。

【经验】

通里—大钟伍用，出自《百症赋》："倦言嗜卧，往通里、大钟而明。"《伤寒论》："少阴病……但欲寐也。"盖倦言嗜卧与少阴病、脾之运化有关，故取心经络穴通里、肾经络穴大钟伍用，寓有心肾相交，心火得明，肾阳复振，且透过心络小肠，小肠别通脾脏之作用，得使脾之健运功能正常，而达到治疗之目的。

厉兑—隐白

【单穴功用】

厉兑（见第168页）。

隐白（见第1页）。

【伍用功能】

厉兑为足阳明胃经腧穴,乃本经脉气所出,为井金穴,又为本经子穴(本经属土,土能生金,故为子穴),有清泻胃火、醒神开窍、回阳救逆之功;隐白为足太阴脾经腧穴,乃本经脉气所出,为井木穴,有扶脾益胃、调气和血、清心定志、温阳救逆之力。厉兑以泻为主;隐白以补为要。厉兑以降为主;隐白以升为要。脾为脏、胃为腑,脾为里、属阴,胃为表、属阳。二穴伍用,一脏一腑,一表一里,一阴一阳,一升一降,一补一泻,相互制约,相互促进,调气血,理升降,和脾胃,疗失眠之力益彰。

【主治】

1. 脾胃不和,升降失常,以致失眠多梦、食欲不振、胃脘胀闷不适等症。

2. 梦魇。

【操作法】

厉兑:仰卧或正坐,于第2趾爪甲外侧缘与基底部各作一线,当二线之交点处是穴。针尖斜向上刺0.1~0.2寸。

隐白:正坐,垂足或仰卧,于足大趾爪甲内侧缘线与基底部线之交点处取穴。针尖斜向上刺0.1~0.2寸。

【经验】

厉兑—隐白伍用,出自《百症赋》:"梦魇不宁,厉兑相谐于隐白。"《医宗金鉴》:"厉兑相偕隐白梦魇灵。"按:梦魇即梦中遇可怕的事而呻吟、惊叫。

申脉—照海

【单穴功用】

申脉,在足外侧部,外踝直下方凹陷中(图21),为足太阳膀胱经腧穴,系阳跷脉所生之处,为八脉交会穴之一,通于督脉。穴在外踝下凹陷处,经脉之气于申时注入膀胱经,故名申脉。本穴具有疏风解表、安神定志、舒筋活络、缓急止痛之功。用于治疗头痛、眩晕、中风不语、半身不遂、口眼㖞斜、癫狂、痫证、疟疾、腰腿酸痛、外踝红肿疼痛。

照海(见第124页)。

【伍用功能】

申脉为足太阳膀胱经腧穴、八脉交会穴之一,通于阳跷脉,位于外踝下缘凹陷中,疏风解表,安神定志,舒筋活络,缓急止痛;照海滋肾益阴,清热泻火,通经活络,清神志、安心神、利咽喉、止疼痛。申脉为阳之位,照海为阴之宅。申脉鼓舞阳气、以升为主;照海功擅护阴、以降为要。申脉为膀胱经腧穴;照海为肾经腧穴。申脉为阳跷脉之起始点；照海为阴跷脉之起始点。肾为脏、膀胱为腑，肾为里、属阴，膀胱为表、属阳。二穴伍用，一脏一腑，一表一里，一阴一阳，一升一降，相互制约，相互促进，相互为用，滋阴降火，润肠通便，燮理阴阳，利咽明目，开窍利机，镇静安神，阴平阳秘，精神乃治。调阴阳，和气血，疗失眠之功益彰。

【主治】

1. 失眠、多梦，证属阴阳失调者。

2. 踝边疼痛、扭挫伤、痹证所致者均可选用。

3. 脚气。

4. 足内、外翻症。

5. 不寐（失眠）。

6. 欠症（呵欠）。

【操作法】

申脉：正坐垂足着地或仰卧，在外踝直下 0.5 寸，前后有筋，上有踝骨，下有软骨，其穴居中。直刺 0.2~0.3 寸。

照海：正坐，两足跖心对合，当内踝下缘之凹陷处，上与踝尖相直。或于内踝尖垂线与内踝下缘水平线之交点略向下方之凹陷处取穴。直刺 0.3~0.5 寸。

【经验】

申脉—照海伍用，出自《灵光赋》："阴跷、阳跷两踝边，脚气四穴先寻取。"失眠古曰"不寐""不得眠"。睡眠的机制，《灵枢·口问》曰："阳气尽，阴气盛，则目瞑（入睡）；阴气尽而阳气盛，则寤矣（睡醒）。"《灵枢·寒热病》说："阴跷阳跷，阴阳相交，阳入阴出，阴阳交于目锐眦（眼角），阳气盛则瞋目（清醒），阴气盛则瞑目（入睡）。"不寐的病机，《灵枢·大惑论》："黄帝曰：病而不得卧者，何气使然？岐伯曰：卫气不得入于阴，常留于阳，留于阳则阳气满，阳气满则阳跷盛，不得入于阴则阴气虚，故目不瞑矣。"临证之际，仍拟随证加减，阳亢阴虚失眠者，泻申脉、补照海；心肾不交者，加心俞、肾俞，或加神门、三阴交；胃不和卧不安者，加足三里、三阴交。吕老体会，证属此类失眠，申脉针刺用泻法，照海针刺用补法。

另外，若遇久罹神经衰弱，长期失眠患者，可用指针疗法，具体操作：临睡前半小时，医者将拇、示指分开，指腹按在申脉、照海处，轻轻点、按、揉、摩 5~10 分钟，对阴阳失调之失眠亦有良效。

欠症，出自《灵枢·口问》，又称呵欠、欠伸、呼欠。自觉困乏，张口运气之貌，或伸腰呼气之状。经常呵欠，又称数欠，为气虚阳衰，肾气不充的表现。《灵枢·九针》："肾主欠"。《金匮要略·腹满寒疝宿食病脉证治》："夫中寒家喜欠。"意即被寒邪侵犯的人经常打呵欠。又称"欠𫘤"。证属气虚阳衰，肾气不充者，申脉、照海针刺用补法；阳虚中寒者，申脉针刺用补法，照海针刺用先泻后补法。

失眠案例三

赵某,男,54岁,干部。1997年10月7日初诊。

主诉:失眠1个月余。

病史:患者1个月前始有入睡困难,伴有早醒现象,白天身软乏力,头昏、胀痛,近半个月来病症加重,故来就医。

检查:营养欠佳,精神不振,面色晦黯,舌质淡、苔薄白,根部稍腻,脉弦缓、重取无力。

诊断:失眠(跷脉失调型)。

治疗:调理跷脉,平衡阴阳。

处方:申脉、照海(双)。

操作:选30号1.5寸不锈钢针,针尖沿跟骨下缘刺入1.2寸,在得气、守气的基础上,补照海、泻申脉,留针30分钟,每10分钟行针1次。

守上方治疗1次,当晚即可入睡,连针5次,睡眠恢复正常。

神门—太溪

【单穴功用】

神门(见第192页)。

太溪(见第42页)。

【伍用功能】

神门为手少阴心经腧穴、原穴,有舒调心气、清心凉营、安神定志、通络止痛之功;太溪为足少阴肾经腧穴、原穴,又是回阳九针穴之一,有滋肾阴、退虚热、壮元阳、利三焦、补命火、理胞宫、补肝肾、强腰膝之效。神门以清心火为主;太溪以滋肾为要。二穴伍用,滋阴降火,交通心肾,宁心安神之力益彰。

【主治】

失眠(神经衰弱)诸症。

【操作法】

神门:仰掌,于豌豆骨后缘桡侧,当掌后第1横纹上取穴。直刺0.3~0.5寸。

太溪:正坐或仰卧,于内踝后缘与跟腱前缘的中间,与内踝尖平齐处取穴。直刺0.5~0.8寸。

【经验】

神门—太溪伍用,是为治疗不寐而设。不寐的病因、病机多由劳倦思虑过度,耗伤气血;久病耗损,肾阴亏虚;情致不遂,郁而化火,上扰心神种种,以致气血亏虚、阴阳失交、阳盛阴衰。盖肾阴耗伤,不能上奉于心,水不济火,心火独亢;心火内炽,不能下交于肾,遂有心肾不交,热扰神明,神不得安,夜不成寐。

失眠案例四

黄某,女,60岁,工人。1992年10月16日初诊。

主诉:失眠5年,加重1年。

病史:5年前无明显诱因逐渐出现入睡困难,寐而不实,易于惊醒,每夜睡眠不足4小时,常服地西泮(安定)为治,用量逐渐加大,甚至服其4片才能入睡3~4小时,伴有头昏,乏力,记忆力减退,纳差口干,大便秘结。

检查:面色㿠白,倦怠少言,舌淡黯、苔薄白根部苔腻,脉细弱。

诊断:不寐(心肾不交型)。

治则:滋阴降火,交通心肾。

处方:神门、太溪、足三里(双)。

操作:神门直刺0.5寸,针刺用泻法;太溪直刺0.8寸,针刺用补法,有触电样针感为佳,足三里直刺1.5寸,行先泻后补手法。

每日施治1次,治疗5次,病有转机,每夜可睡5小时,又针5次,睡眠可达6小时,并停服安眠药。嗣后,改为隔日针治1次,以善其后。

按语:神门、太溪伍用,是属五脏原穴配伍使用的一种方法。适用于内脏病理生理改变所致的病症。《灵枢·九针十二原》云:"五脏有疾,当取十二原。"在此取神门宁心安神,配太溪滋阴降火,令水火相济,心肾相交而治失眠。复用足三里,以调理胃肠,生血养心,以助睡眠。

神门—复溜

【单穴功用】

神门(见第192页)。

复溜(见第33页)。

【伍用功能】

神门为手少阴经脉气所注,为本经原穴,配属五行又是该经输土穴,按生克制化之理亦是子穴(火生土,火为土之母,土为火之子),有清心火、益心气、安神志、通经活络之功;复溜为足少阴肾经脉气所注,为经合穴,金能生水,又是本经母穴,有温肾阳、促气化、调玄府、利水湿、滋肾阴、益精填髓之效。二穴伍用,一心一肾,一泻一补,共奏滋阴清火,沟通心肾之妙用。

【主治】

1.失眠诸症,证属心肾不交者。

2.疲劳综合征,证属心肾不交者。

【操作法】

神门：仰掌，于豌豆骨后缘桡侧，当掌后第1横纹上取穴。直刺0.3~0.5寸，或从内向外（从尺侧向桡侧）刺亦可，针刺用泻法。

复溜：正坐或仰卧，先取太溪，于其直上2寸，当跟腱之前缘处取穴。直刺0.5~1寸，针刺用补法。

【经验】

神门—复溜伍用，善治失眠、疲劳综合征，证属肾阴不足，不能上奉于心，以致心火内炽，不能下交于肾，心肾不交，阴虚火旺，上扰神明，遂有神志不宁、失眠诸症。《张景岳书·不寐》云："真阴精血不足，阴阳不交而神有不安其室耳。"故泻手少阴心经之原穴、子穴神门，取"实则泻其子"之意，具有清心安神之功；补足少阴肾经之母穴，为虚则补其母，具有滋阴补肾之效。二穴伍用，共奏滋阴清火，交通心肾而治不寐之妙用。

失眠颇为多见，其病因甚多，本组对穴用于治疗心肾不交者为佳。为增强疗效，亦可与心俞、肾俞伍用，心俞针刺用泻法，肾俞针刺用补法。

失眠案例五

曲某，男，40岁，会计。1999年4月10日初诊。

主诉：失眠半年余。

病史：半年前因工作繁忙，每遇月末常有加班之情，又因用脑过度，以致心烦、失眠，每夜仅睡3~4小时，伴有头昏、耳鸣，口干目涩，视物不明，腰酸膝软，健忘等症。

查体：面色不华，舌质红，少津、苔薄白，脉弦细。

诊断：失眠（阴虚火旺、心肾不交）。

治则：滋阴降火，交通心肾。

处方：神门、复溜、心俞、肾俞。

操作：神门、心俞，针刺用泻法，肾俞、复溜，针刺用补法。留针半小时，每10分钟行针1次。守上法治疗5次，病情缓解，睡眠有增，每夜可睡5个小时，又针5次，诸恙悉除，睡眠恢复正常。

魄户—魂门

【单穴功用】

魄户为足太阳膀胱经腧穴，穴在肺俞两旁，应肺，因肺藏魄，故名魄户。在背部，当第3胸椎棘突下，旁开3寸（图31）。有肃降肺气、舒筋活络之功。用于治疗肺痨、咳嗽、气喘、肩胛背痛。

魂门(见第145页)。

【伍用功能】

肝藏魂、肺藏魄,肝藏血、肺主气。足太阳膀胱经主表,统一身之阳气,脏腑之气皆通于太阳,而脏腑之俞皆在背部,且与足太阳膀胱经相通,犹如阳光之温煦照耀,气化功能得以协调,气血安和。故魂门、魄户伍用,能调和气血,安心神,镇魂定魄,人即安康。

【主治】

气血不和、魂魄不安、心烦不寐、神志不宁、乱梦纷纭等症。

【操作法】

魄户:俯卧取穴,在平第3胸椎棘突下,督脉(身柱)旁开3寸,当肩胛骨脊柱缘处是穴。斜刺0.5~0.8寸;可灸。

魂门:俯卧取穴,在平第9胸椎棘突下,督脉(筋缩)旁开3寸陷凹中即是。斜刺0.5~0.8寸;可灸。

【经验】

魄户—魂门伍用(出自《金针王乐亭》)以安魂魄、疗失眠、乱梦是也,盖"魂门者,人之阳气化魂藏于肝,阴气化魄藏于肺,魄乃人之阴神,魂乃人之阳神,人之无疾苦,不能食而能走者,六脉无病,其步履如醉酒足无根者,此乃人之魄散也,俗谓之行尸,又人之将死,卧床不起者,六脉平均,而不饮食者,谓之曰遊魂。总之独阳无生,独阴无存。魂门本肝俞之旁,又因肝藏魂,居九椎之旁,亦应帝都九数之门,故曰魂门。"(见《会元针灸学》)

通里—足三里

【单穴功用】

通里(见第104页)。

足三里(见第7页)。

【伍用功能】

通里为手少阴经腧穴、络穴,别走手太阳小肠经,还走足阳明之大络虚里,按心主血脉、心藏神之理,该穴有益阴养心、清脑宁神之效。通里以宁神为主;足三里以和胃为要。二穴伍用,疏气调中,健脾和胃,养血安神之力益彰。

【主治】

失眠,证属胃不和而卧不安者。

【操作法】

通里:直刺0.3~0.5寸。

足三里：直刺 1~1.2 寸，针刺用补法，或平补平泻法。

【经验】

通里—足三里伍用，是为治疗失眠诸症而设。经云：胃不和则卧不安。二穴参合，疏调中焦，令胃气和畅，心神自安其宅。若心脾两虚者，加三阴交，以增强健脾之功。

第17章　镇静镇惊抗癫痫类

上脘—神门

【单穴功用】

上脘(见第 14 页)。

神门(见第 192 页)。

【伍用功能】

上脘为任脉经穴,位于胃脘,邻近于心,有疏气机、理脾胃、助运化、化痰浊、宁神志之功;神门为手少阴心经腧穴,乃心之脉气所注,为本经原穴,有清心凉营、安神定志、通络止痛之力。上脘以化痰宁神为主;神门以清心安神为要。上脘为病所邻近取穴;神门为循经远道配穴。二穴相合,一远一近,直通心脉,安神定志之功益彰。

【主治】

1. 发狂奔走等症。

2. 妇人脏躁、心神不稳、胃热上冲者。

3. 失眠,证属胃不和卧不安者。

【操作法】

上脘:仰卧,于岐骨(剑突)与脐中连线的上 3/8 与下 5/8 的交点处取穴;或于中脘穴直上 1 寸定取。直刺 0.8~1 寸。

神门:仰掌,于豌豆骨后缘桡侧,当掌后第 1 横纹上取穴。直刺 0.3~0.5 寸,或从内向外(从尺侧向桡侧)刺 0.3~0.5 寸。

【经验】

上脘—神门伍用,出自《百症赋》:"发狂奔走,上脘同起于神门。"盖发狂奔走多由阳明热盛之故,若与二间、内庭参合,其效更著。失眠之因甚多,本组对穴,仅适用于胃不和则卧不安之不寐,亦可与足三里、三阴交伍用,以增强健脾和胃安眠之功。

鸠尾—后溪

【单穴功用】

鸠尾,又名尾翳、髑干、髑骬、臆前、神府、𩩲骬。在上腹部,前正中线上,当胸剑结合部下 1 寸(图 96),为任脉经穴。其骨中垂,如鸠鸟之尾,故名鸠尾。本穴具有理气快膈、和胃降逆、清心安神、镇静止痛之功。用于治疗心胸疼痛、反胃、呕吐、心腹胀满、癫狂、痫证。

后溪(见第 83 页)。

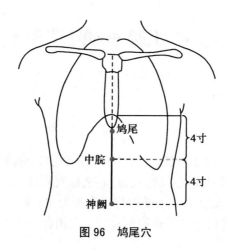

图 96 鸠尾穴

【伍用功能】

鸠尾位于心下,与心脏为邻,内与膈膜相应,有理气快膈、和胃降逆、清心安神、通络止痛之功;后溪为小肠经穴,有宣通太阳经气、清热利湿、宁心安神、通督脉、固表分之效。鸠尾为病所邻近取穴,后溪为循经远道配穴。二穴相合,通经活络,宁心定志,抗痫止抽之功益彰。

【主治】

1. 癫痫。

2. 癫狂。

【操作法】

鸠尾:仰卧,于岐骨(剑突)至脐中连线的上 1/8 与下 7/8 的交点处取穴,或于巨阙穴直上 1 寸处取穴。双手抱头,针尖略向下斜刺0.3~0.5寸,切勿刺入胸腔、腹腔,以免发生针刺意外。

后溪:握拳,于第 5 掌指关节后缘,当手掌横纹头赤白肉际处取穴。从内向外(从尺侧向桡侧)刺入 0.5~1 寸。

【经验】

鸠尾—后溪伍用,出自《卧岩凌先生得效应穴针法赋》:"痫发癫狂兮,凭后溪而疗理,应在鸠尾。"

劳宫—涌泉

【单穴功用】

劳宫(见第165页)。

涌泉(见第7页)。

【伍用功能】

劳宫为心包经腧穴,乃本经脉气所溜,为荥火穴,有清心火、除湿热、凉血息风、理气和胃、镇静安神之功;涌泉为肾经腧穴,乃本经脉气所出,为井木穴,有清肾热、降阴火、醒脑开窍、苏厥回逆、镇静安神之效。劳宫位于掌心;涌泉处于足心。二穴伍用,一上一下,一心一肾,一水一木,相互制约,相互促进,共收清上安下,清热息风,镇静安神,抗痫止痉之功。

【主治】

1. 五痫(即癫痫)之症。

2. 热厥之症。

【操作法】

劳宫:屈指握拳,以中指、环指尖切压在掌心横纹,当第2、3掌骨之间,紧靠第3掌骨桡侧缘处是穴。直刺0.3~0.5寸。

涌泉:仰卧,五趾跖屈,于足跖心前部正中凹陷处取穴,约当足底(足趾除外)的前、中1/3的交点,当第2、3跖趾关节稍后处。直刺0.5~1寸。

【经验】

劳宫—涌泉伍用,出自《杂病穴法歌》:"劳宫能治五般痫,更刺涌泉疾若挑。"盖五般痫即是古代对各种痫证的统称。它是以疾病发作时病人所发出的叫声而命名,如似猪、羊叫声等,实是痰涎阻塞诸窍所致,治法无须分为五类。发作时多以醒脑开窍,抗痫止痉为治。发作过后,多以化痰祛邪治之。然而,癫痫一证尚属顽疾,不论内服中药,还是外施针灸,均非短暂可愈,故宜坚持治疗为是。吕老之先师——施今墨先生曾传授小方一首,笔录于此,以供选用。海参肠30克,珍珠粉10克,共研细末,混合均匀,分为20包,早、晚各服1包,白开水送下。

五痫,古代对各种痫证的统称。《名医别录》:五痫即"马痫、羊痫、鸡痫、猪痫、牛痫",实乃按痫证发作时叫声而命名,无非是痰证阻塞诸窍所致使然。

水沟—间使

【单穴功用】

水沟（见第 3 页）。

间使（见第 51 页）。

【伍用功能】

水沟为督脉经穴，有祛风清热、调和阴阳、醒脑开窍、回阳救逆、镇静安神、活络止痛之功；间使为心包经腧穴，有宁心安神、通经活络、理气宽胸、和中化痰之效。水沟以醒脑开窍为主；间使以开胸化痰为要。水沟突出一个"开"字；间使侧重一个"降"字。二穴伍用，一开一降，醒脑开窍，豁痰止痉之功益彰。

【主治】

1. 癫痫，正值发作时宜用。

2. 邪癫，即精神分裂症。

【操作法】

水沟：正坐仰靠或仰卧，于人中沟中线的上、中 1/3 交点处取穴。从下向上斜刺 0.3~0.5 寸。

间使：伸臂仰掌，手掌后第 1 横纹正中（大陵）直上 3 寸，当掌长肌腱与桡侧腕屈肌腱之间处取穴。直刺 0.5~1 寸。

【经验】

水沟—间使伍用，出自《灵光赋》："水沟、间使治邪癫。"盖癫、狂、痫证，中医学均责之于"痰"，故宜与中脘、丰隆伍用，以增强祛痰之功。治精神分裂症患者，常与礞石滚痰丸参合，每服 4~6 克，日服 1~2 次，以大便畅通，且有黏稠液排出者为宜。

四神聪—涌泉

【单穴功用】

四神聪，在头顶部，当百会前后左右各 1 寸，共四穴（图 97），为经外奇穴。穴在巅顶，内与大脑相应，脑者元神之府，又主神志病证，故名四神聪。本穴具有疏经通络、平肝息风、醒脑开窍、增强肢体运动、感觉恢复之效。用于治疗头痛、眩晕、中风、半身不遂、癫狂、痫证、脑积水、大脑发育不全、各种脑炎之后遗症。

涌泉（见第 7 页）。

【伍用功能】

四神聪位于巅顶,善调元神之气机,有疏调经络、平肝息风、醒脑开窍、益聪增智之功;涌泉居于脚下,有清肾热、降阴火、醒脑开窍、苏厥回逆、镇静安神之效。二穴伍用,一上一下,上下呼应,清上安下,醒脑开窍,镇静安神,抗痫止痉之功益彰。

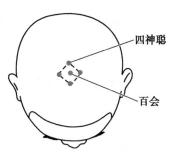

图 97　四神聪穴

【主治】

1. 风痫,为痫证的一种,《圣济总录》曰:"风痫病者,由心气不足,胸中蓄热,而又风邪乘之病间作也。其候多惊,目瞳子大,手足颤掉,梦中叫呼,身热瘛疭,摇头噤,多吐涎沫,无所觉知是也。"

2. 中风,证属闭证者。

3. 半身不遂。

4. 各种脑炎后遗症。

【操作法】

四神聪:正坐仰靠位,先取头部前后正中线与耳郭尖端连线的交叉点(百会),再从百会向前、后、左、右各开 1 寸处取穴。沿皮斜刺 0.5~1.2 寸。

涌泉:仰卧,五趾跖屈,于足跖心前部正中凹陷处取穴,约当足底(足趾除外)的前、中 1/3 的交点,当第 2、3 跖趾关节稍后处。直刺 0.5~1 寸。

【经验】

四神聪—涌泉伍用,出自《针灸资生经》:"涌泉、神聪、强间疗风痫。"按:本组对穴治风痫确有实效,痫证发作时,均可选用,尚有醒脑开窍之功。治半身不遂,各种脑炎后遗症时,去涌泉穴,加曲池、阳陵泉,用以增强舒筋活络、恢复肢体功能之效。

本神—身柱

【单穴功用】

本神,在头部,当前发际上 0.5 寸,神庭旁开 3 寸,神庭与头维连线的内 2/3 与外 1/3 的交点处(图98),为足少阳胆经腧穴。又是足少阳、阳维脉交会穴。穴在前额发际内 5 分,内与脑相应,脑者,人之本,又主神志病,故名本神。本穴具有疏调元神气机、平肝息风、活络止痛、镇痫止痉之功。用于治疗头痛、目眩、颈项强急、胸胁疼痛、癫痫、呕吐涎沫、偏风、小儿惊风。

身柱(见第 24 页)。

【伍用功能】

本神位于前额,有疏调元神气机、平肝息风、活络止痛、镇痫止痉之功;身柱为督脉经穴,乃督脉经气所发,有祛邪清热、补肺清营、清心定志之效。本神为病所取穴,身柱为邻近配穴。二穴伍用,直达病所,疏调元神,息风止痉之功益彰。

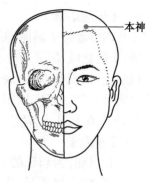

本神

图98 本神穴

【主治】

1. 癫痫、小儿惊痫。

2. 癫狂(精神分裂症)。

【操作法】

本神:正坐仰靠,于前正中线旁开3寸,入发际0.5寸处取穴。斜刺0.3~0.5寸。

身柱:俯伏或俯卧,于后正中线与两肩胛冈最高点连线之交点处,当第3胸椎棘突下凹陷中是穴。略向上斜刺1~1.2寸。

【经验】

本神—身柱伍用,出自《百症赋》:"癫疾必身柱、本神之令。"吕老体会,该组对穴除善治癫痫一症外,尤善治精神分裂症,身柱穴以深刺效果较好,其进针安全度,以不超过本人中指长度为宜。另外,进针时,要严密观察病人的表情,若见颤抖之征,即说明进针恰到好处,不可再行手法,更不能再向前进针,否则,有发生针刺意外的危险。

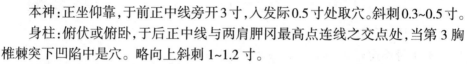

水沟—少商

【单穴功用】

水沟(见第3页)。

少商(见第34页)。

【伍用功能】

水沟为督脉经穴,督者总督、督帅也,督脉有总督一身之阳经,督帅一身之阳气,本穴有祛风清热、调和阴阳、醒脑开窍、回阳救逆、镇静安神、活络止痛之功;少商为手太阴肺经腧穴,为本经脉气所出,为井木穴,按"井主心下满""病在脏取之井"的道理,本穴有通经气、活气血、清肺逆、泄脏热、通窍络、苏厥逆、利咽喉、消肿止痛之力。水沟以开为主;少商以泻为要。二穴伍用,一开一泻,清热泻火,息风止痉之功益彰。

【主治】

小儿急惊风,多由小儿体质脆弱,外感时邪,内伤饮食,以致邪郁酿痰,生热化风而成,也有暴受惊恐而得,症见四肢抽搐、口噤不开、角弓反张等症。

【操作法】

水沟:正坐仰靠或仰卧,于人中沟中线的上、中 1/3 交点处取穴。从下向上斜刺 0.3~0.5 寸。

少商:侧掌,微握拳,拇指上翘,拇指爪甲桡侧缘和基底部各作一线,相交处取穴。针尖略向上斜刺 0.1 寸,或三棱针点刺放血。

【经验】

水沟—少商伍用,出自《杂病穴法歌》:"小儿惊风少商穴,人中、涌泉泻莫深。"吕老体会,热盛者加大椎、曲池,痰盛者加列缺、丰隆更佳。

后溪—申脉

【单穴功用】

后溪(见第 83 页)。

申脉(见第 196 页)。

【伍用功能】

后溪为手太阳小肠经腧穴,为本经脉气所注,属输木穴,又是八脉交会穴,通于督脉,与阳跷脉—申脉穴相沟通,有宣通阳气、清热利湿、宁心安神、通络止痛之功;申脉为足太阳膀胱经腧穴,乃阳跷脉所生之处,为八脉交会穴,通于督脉,与后溪穴相沟通,有疏表邪、散风寒、清心火、定神志、舒筋脉、止疼痛之效。二穴伍用,同经相应,同气相求,相互促进,通调督脉,息风止痉,醒脑开窍,安神定志之功益彰。

【主治】

1. 癫、狂、痫诸症。

2. 下肢瘫痪,证属脏躁(癔症)性瘫痪者。

3. 头痛、目赤肿痛、咽喉肿痛。

4. 腰背腿膝疼痛、手足麻木、拘挛等症。

5. 脊髓空洞症。

【操作法】

后溪:握拳,于第 5 掌指关节后缘,当手掌横纹头赤白肉际处取穴。从外向内(从尺侧向桡侧)刺入 0.5~1 寸。

申脉:正坐垂足着地或仰卧,在外踝直下 0.5 寸,前后有筋,上有踝骨,下有软骨,其穴居中。直刺 0.2~0.3 寸。

【经验】

后溪—申脉伍用,为八脉交会配穴法。用于治疗一切奇经病症。也可用于治疗脊髓病变所引起的肢体感觉异常,运动障碍,如脊髓空洞症。另外,手太阳小肠经与足太阳膀胱经相合于目内眦、耳、颈项、肩胛、小肠、膀胱,故可统治该部位所表现的各种病症。

阳陵泉—血海

【单穴功用】

阳陵泉(见第53页)。

血海(见第47页)。

【伍用功能】

阳陵泉为足少阳胆经腧穴、合穴、筋之会穴,有平肝和胃,降逆缓冲,舒筋活络,搜风祛湿之功;血海为足太阴脾经腧穴,乃本经脉气所发,为脾血归聚之海而得名,有养血调经、祛风清热之效。二穴伍用,疏气养血,行气活血,濡润荣筋,润燥滑肠,降气通便之力益彰。

【主治】

1. 筋脉拘急、抽痛,证属气血两虚者。

2. 妇女月经不调、经痛,证属气血两虚或气滞血瘀者。

3. 便秘,证属血虚肠燥者。

【操作法】

阳陵泉:直刺1~1.2寸,针刺用泻法。

血海:直刺1~1.2寸,针刺用补法,艾条灸5~10分钟。

【经验】

阳陵泉—血海伍用,血海以养血调经为主,阳陵泉以舒筋活络为要。王乐亭先生云:"阳陵泉斜向内下透刺足三里,从木以疏土,降气通便,实有承气(大承气汤)之功,而无承气之峻,泻实折痰通便,效应迅捷,主治癫狂痫以及便秘等证。"

列缺—通里

【单穴功用】

列缺(见第121页)。

通里(见第104页)。

【伍用功能】

列缺为手太阴肺经腧穴、络穴,别走手阳明大肠经,有宣通肺与大肠气机,而驱风祛邪、清热解表、宣肺止咳平喘之功;通里为手少阴心经腧穴、络穴,别走入手太阳小肠经,还走入足阳明之大络虚里,根据心主血脉、心藏神的道理,有益阴养心、清脑宁神之效。二穴伍用,宣调气机,疏通经络,醒脑益智之力增强。

【主治】

1.脑炎后遗症、老年性痴呆、神志失聪、生活自理受限者。

2.中风不语、神志呆痴等症。

3.小儿发育不良、五迟等症。

【操作法】

列缺:在前臂桡侧缘,腕横纹上 1.5 寸。当肱桡肌与拇长展肌腱之间。向肘的方向斜刺 0.2~0.3 寸,施以同步行针法,或施以雀啄术手法。

通里:在前臂掌侧,当尺侧腕屈肌腱的桡侧缘,腕横纹上 1 寸。直刺 0.2~0.5寸,施以先泻后补手法。

【经验】

通里—列缺伍用,出自《马丹阳天星十二穴治杂病歌》,用于治疗神志系统疾病。吕老体会,若与四神聪参合,其效更彰。

吕老于 1972 年曾遇一中年女性,因惊恐之故,遂致心神不安,惊悸多梦,夜寐不实,下肢软弱无力,不能行走。查体:舌淡,苔薄白,脉弦细,未引出病理征。脉症合参,证属气血不足,心神失养,血脉不活,下肢不用。按督脉为阳脉之海,阳跷主一身左右之阳的道理,先宜通调督脉,激发阳跷之气机,以资缓图。处方:后溪、申脉。治疗经过:针治一次,自觉下肢有力,即可自行下地行走,但睡眠仍然不佳,前方加神门、三阴交,又针 3 次,诸恙悉除。

吕老于 1998 年 9 月治疗一中年农民,患者多年以来,每逢精神刺激,即头痛、失眠、满闷嗳气,遂即放声嚎哭,进而厥逆失神,面色苍白,醒后精神呆滞,反复发作。经氯丙嗪治疗,反而烦躁,头晕不支,舌质红、苔黄、脉弦。针刺取后溪、申脉相伍,配以神门、三阴交、太冲、留针 20 分钟,每日针治 1 次。3 次后症状减轻,续针月余,获愈。

第18章 平肝息风通络止痛类

合谷—太冲

【单穴功用】

合谷(见第5页)。

太冲(见第78页)。

【伍用功能】

合谷为手阳明大肠经腧穴、原穴,按阳明为多气多血之经,五脏有疾取之十二原的理论,具有调和气血,通经活络,行气开窍,疏风解表,清热退热,通降肠胃,镇静安神之功;太冲为足厥阴肝经腧穴、原穴,为多血少气之经,按肝为脏、属阴,肝藏血、主疏泄的道理,具有调和气血,通经活络,舒肝理气,平肝息风,清热利湿之效。合谷主气,清轻升散;太冲主血,重浊下行。二穴相合,一气一血,一升一降,相互制约,相互为用,行气活血,调整整体功能益彰。合谷为阳经代表性"原"穴;太冲属阴经代表性"原"穴。二穴伍用,一阴一阳,相互依赖,相互促进,阴平阳秘,斯疾乃除矣。

【主治】

1. 头痛、目眩、血压增高,证属肝阳上亢者。

2. 中风,证属闭证者。

3. 气厥。

4. 失眠,证属阴阳失调者。

5. 癫狂、痫证。

6. 小儿惊风。

7. 鼻渊,出自《素问》气厥论等篇,又名辛颏鼻渊。重证为脑漏,又名脑寒、脑崩、控脑砂。本病包括鼻窦炎,因风寒者,鼻塞,不闻香臭,鼻流浊涕、色黄腥臭等。

8.痹证。

【操作法】

合谷:①拇、示指张开,以另一手的拇指关节横放在虎口上,当拇指尖到达之处是穴;②拇、示两指并拢,在肌肉的最高处取穴;③拇、示两指张开,当虎口与第1、2掌骨结合部连线的中点。直刺 0.5~1.2 寸。

太冲:正坐垂足,于足背第 1、2 跖骨之间,跖骨底结合部前方凹陷处,当姆长伸肌腱外缘处取穴。直刺 0.5~1 寸。

【经验】

合谷—太冲伍用,出自《席弘赋》:"手连肩脊痛难忍,合谷针时要太冲。"《杂病穴法歌》:"鼻塞鼻痔及鼻渊,合谷、太冲(俱泻)随手取。"又说:"手指连肩相引疼,合谷、太冲能救苦。"

合谷—太冲伍用,名曰"四关穴"。其伍用之理:合谷为之原穴,太冲亦是原穴,从解剖结构而言,合谷位于两歧骨之间;而太冲亦位于两歧骨之间,是两者相类之处也。再以性质言,合谷属阳主气;太冲属阴主血,又是两者同中之异也。然,两者之同,正所以成其虎口冲要之名;二穴之异,亦正所以竟其斩关破巢之力。观其开关节以搜风理痹,行气血以通经行瘀是也。

吕老尝治一中年妇人,因事不遂心,与人斗殴,为人所胜,以致气机逆乱,血随气升,发为突然昏倒,不省人事,四肢逆冷,抽搐,牙关紧闭,面色苍白,六脉弦细。治宜通阳行气,苏厥救逆。处方:合谷、太冲。治疗经过:以单手速刺进针,在得气的基础上,双手同步快速捻转行针,当行针 1 分钟后,病人立即呻吟苏醒,面色转红,四肢复温,起针之后,患者自行回家休息,嗣后随访,一切如常。

1973 年初秋,吕老同窗学长王居易教授曾遇一年过半百的妇人自诉:近 1 年来,周身窜痛,无有定处,时轻时重,无有休止,曾以针刺治之,先针手、肘之穴,针后窜及腰背,继针腰背之穴,针后又窜及下肢,屡治屡窜,久治不愈。舌淡,苔白腻,脉弦细。脉症合参,证属风湿为患。治宜调理气血,宣通阳气,理中焦、调升降。处方:针合谷、太冲,灸中脘。治疗经过:遵上法施治 1 次,窜痛减轻。连针 2 次,病去一半有余,又针灸 3 次,痛止病愈。

太溪—太冲

【单穴功用】

太溪(见第 42 页)。

太冲(见第 78 页)。

【伍用功能】

足少阴肾经属肾、络膀胱。肾为水脏,主藏精,为先天之本。太溪为肾经"原"穴,有滋肾阴、退虚热、壮元阳、强腰膝之功。足厥阴肝经属肝、络胆。肝为风木之脏,肝藏血,有贮藏、调节血液的功能,故肝有血海之称。太冲为肝经"原"穴,有疏肝理气,活血通络,平肝息风,清热利湿之效。太溪突出一个"补"字;太冲侧重一个"泻"字。二穴伍用,一补一泻,相互制约,相互为用,相互依赖,相互促进,滋肾平肝,移盈补亏,清上安下,潜降血压之功益彰。

【主治】

1. 高血压病、头痛、眩晕,证属阴虚火旺、肝阳上扰者。

2. 失眠、多梦、寐而不实,证属阴虚火旺、心肾不交者。

3. 月经不调、子宫出血,证属阴虚火旺、阳络受损、血热妄行者。

4. 奔豚气,多由肾脏阴寒之气上逆,或肝经气火冲逆所致。症见有气从少腹上冲胸脘、咽喉,发作时痛苦难忍,或有胃脘痛,或有腹痛等。

【操作法】

太溪:正坐或仰卧,于内踝后缘与跟腱前缘的中间,与内踝尖平齐处取穴。直刺0.3~0.5寸。

太冲:正坐垂足,于足背第1、2跖骨之间,跖骨底结合部前方凹陷处,当踇长伸肌腱外缘处取穴。直刺0.5~1寸。

【经验】

太溪—太冲伍用,取其"肝肾同源"之意。盖"肝藏血""肾藏精",精、血两者可以相互滋养化生,肝、肾内寄相火,相火源于命门,肝肾阴虚,以致相火妄动,拟滋水涵木,或补肝养肾,为之正治。

吕老1965年初夏,曾遇一中年妇女,自诉:近5年来,经常头昏,头晕,耳鸣,腰酸,下肢无力,夜卧多梦,时而惊醒。舌淡,苔薄白,脉沉细无力,血压:22.7/16千帕。脉症合参,证属肝肾不足,阴虚火旺,肝阳上扰。治宜滋阴降火,清上安下。处方:补太溪、泻太冲。治疗经过:每次留针30分钟,每隔10分钟行针1次。依法连针3次,诸症减去一半,又针5次,诸恙悉除,血压:18.7/13.3千帕。

百会—涌泉

【单穴功用】

百会(见第1页)。

涌泉(见第7页)。

【伍用功能】

百会为督脉经穴、督脉与手足三阳经之交会穴,内为元神之府所居,有清热开窍、健脑宁神、平肝息风、回阳固脱、升阳举陷之功;涌泉为足少阴肾经腧穴,乃本经脉气所出,为井木穴,有清肾热、降阴火、醒脑开窍、镇静安神、潜阳降压之效。百会以升为主;涌泉以降为要。二穴伍用,一升一降,升降协和,滋肾平肝,潜阳降压之功益彰。

【主治】

1. 高血压病,症见头痛、目眩、烦躁不安、腰酸、耳鸣等,证属阴虚肝旺者。

2. 失眠、多梦、健忘等症,证属阴虚火旺者。

3. 巅顶疼痛。

【操作法】

百会:正坐,于前、后发际连线中点向前 1 寸处取穴,或于头部中线与两耳尖连线的交点处取穴。沿皮刺 0.5~1 寸,也可用三棱针点刺放血。

涌泉:仰卧,五趾跖屈,于足跖心前部正中凹陷处取穴,约当足底(足趾除外)的前、中 1/3 的交点,当第 2、3 跖趾关节稍后处。直刺 0.5~1 寸。

【经验】

百会—涌泉伍用,善治高血压病。属实证者,只针不灸,针刺用泻法,百会穴也可三棱针点刺放血,往往可收立竿见影之效;属虚证者,百会穴针刺用泻法,涌泉穴针刺用补法,也可重灸涌泉穴。

二穴伍用,亦善治巅顶痛,百会为病所取穴,涌泉为上病下取,二穴相合,一上一下,通经活络,祛风止痛之功益彰矣。

行间—涌泉

【单穴功用】

行间(见第 88 页)。

涌泉(见第 7 页)。

【伍用功能】

行间为足厥阴肝经腧穴,乃本经脉气所溜,为荥火穴,又是肝经子穴(肝属木,木能生火,火乃木之子),有疏肝泄火、清热凉血、镇肝息风、通经活络、理气止痛之功;涌泉为足少阴肾经腧穴,乃本经脉气所出,为井木穴,有通关开窍、苏厥回逆、镇静安神、清热降火、平肝息风之效。行间以清上为主;涌泉以滋下为要。二穴伍用,一肝一肾,一清一滋,水木相生,滋肾养肝,清热止渴,平肝降压之功益彰。

【主治】

1. 高血压病。

2. 消渴(类似糖尿病)。

3. 眩晕。

【操作法】

行间:正坐垂足,于足背第1、2趾趾缝端凹陷处取穴。直刺0.3~0.5寸。

涌泉:仰卧,五趾跖屈,于足跖心前部正中凹陷处取穴,约当足底(足趾除外)的前、中1/3的交点,当第2、3跖趾关节稍后处。直刺0.5~1寸。

【经验】

行间—涌泉伍用,出自《百症赋》:"行间、涌泉,主消渴之肾竭。"按:消渴之肾竭,即是消渴病,证属阴虚火旺,肾阴亏耗者。

二穴参合,有滋肾平肝之功,故对阴虚火旺,肝阳上扰,以致头晕、目眩,血压增高者,均有良效。

二间—厉兑

【单穴功用】

二间(见第31页)。

厉兑(见第168页)。

【伍用功能】

二间为手阳明大肠经腧穴,乃本经脉气所溜,为荥水穴,又是本经子穴(大肠属金,金能生水,故二间为本经子穴),有散邪热、利咽喉、止疼痛之功;厉兑为足阳明胃经腧穴,乃本经脉气所出,为井金穴,又是本经子穴(胃属土,土能生金,故厉兑为胃经子穴),有疏泄阳明邪热、清泻胃火、活络开窍、苏厥回逆之效。二间以清泄大肠之热为主;厉兑以清泄胃热为要。二穴伍用,相互促进,有金水相生之妙,清泄阳明邪热,祛风明目,消胀止痛之力增强。

【主治】

1. 高血压病,证属阳明热盛、浊气上逆者,症见头昏、头痛、面红、耳赤、口干口渴、小便黄少、大便秘结等。

2. 头昏、头痛,头如戴帽者。

【操作法】

二间:侧掌,微握拳,在示指掌指关节前方桡侧,正当示指第1节指骨小头的前方,赤白肉际处。直刺0.2~0.3寸。

厉兑:仰卧或正坐,于第2趾爪甲外侧缘与基底部各作一线,当二线之交点处是穴。从前向斜后刺 0.1~0.2 寸。

【经验】

二间—厉兑伍用,以治高血压病,证属实证者为宜,均以 5 分针浅刺 0.1 寸为妥,不做任何手法,留针 30 分钟即可起针。头如戴帽者,加大椎穴,以寸针浅刺进入表皮,然后,行雀啄术,连续操作 1 分钟即可。根据临床体会,有不少患者即刻则见良效,常云头昏,头痛减轻,甚至头如戴帽感顿除。

吕老体会:亦可与百会伍用,盖百会为诸阳之会,泄百会以清泻肝胆之火,以除头痛、眩晕诸症。若痰湿中阻者,宜与天突、中脘伍用,天突为阴维、任脉之会,理肺气降痰浊,中脘为胃之募穴,腑之会穴,功专调理中州,降浊除痰。

治疗梅尼埃综合征,吕老亦常与中药处方合用,药用钩藤 15 克,天麻 10 克,茯苓 30 克,白术 15 克,桂枝 10 克,甘草 6 克,水煎服。颇有良效。

内关—足三里

【单穴功用】

内关(见第 9 页)。

足三里(见第 7 页)。

【伍用功能】

内关为手厥阴心包经腧穴、络穴,别走少阳三焦,又是八脉交会穴,与阴维脉相通,有清泄心包络、疏利三焦、宽胸理气、和胃降逆、行气止痛、宁心安神之功;足三里为足阳明胃经腧穴,乃本经脉气所注,为胃经合穴、下合穴,有健脾和胃、化积导滞、理气消胀、行气止痛、利水消肿、化痰止咳、降气平喘、调和气血、通经活络、和胃安眠、强体健身之效。内关以疏调上焦气机为主;足三里以斡旋中焦气机为要。内关以清上为主;足三里以安下为要。内关以开胸止痛为主;足三里以和胃止痛为要。二穴伍用,一升一降,一上一下,清上安下,调气降压,理气止痛之功益彰。

【主治】

1. 高血压病,证属气血不和、升降功能失调者。

2. 冠心病心绞痛。

3. 胃脘痛。

【操作法】

内关:伸臂仰掌,于掌后第 1 横纹正中(大陵)直上 2 寸,当掌长肌腱与桡侧腕屈肌腱之间处取穴。直刺 0.6~1 寸。

足三里:①正坐屈膝,于外膝眼(犊鼻)直下一夫(3 寸),距离胫骨前缘 1 横指处取穴;②正坐屈膝,用手从膝盖正中往下摸取胫骨粗隆,在胫骨粗隆外下缘直下 1 寸处是穴;③正坐屈膝,以本人之手按在膝盖,示指抚于膝下胫骨,当中指尖着处是穴。直刺 1~1.2 寸;艾条灸 5~15 分钟。

【经验】

内关—足三里伍用,为吕老之经验,验之临床,确有止痛降压之功,内关只针不灸,足三里针上加灸,亦可经常自灸,尚有保健强身,预防中风之效。

足三里—悬钟

【单穴功用】

足三里(见第 7 页)。

悬钟,又名绝骨、髓会。在小腿外侧,当外踝尖上 3 寸,腓骨前缘(图 99),为足少阳胆经腧穴、髓之会穴。悬者挂也,穴在外踝上 3 寸处,穴处尖骨下,外踝如悬钟,故以为名。本穴具有疏调肝胆气机、泄胆火、清髓热,通经络、祛风湿,充髓强骨之功。用于治疗半身不遂、颈项强痛、落枕、偏头痛、胸痛(一点作痛)、胁肋痛、胸腹胀满、膝腿(小腿外侧)痛、胃热、不思食、肋骨挛急、脚气。

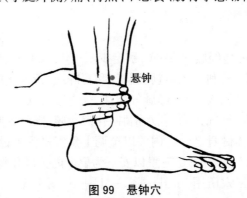

悬钟

图 99 悬钟穴

【伍用功能】

足三里为胃经腧穴、合穴、下合穴,有健脾和胃、化积导滞、理气消胀、行气止痛、利水消肿、化痰止咳、降气平喘、调和气血、和胃安眠、强体健身之功;悬钟为胆经腧穴、髓之会穴,有泄胆火、清髓热、通经络、祛风湿、充髓强身之效。足三里有培补后天之功;悬钟有培补先天之力。二穴伍用,胆胃两清,先后天俱补,清上安下,移盈补亏,降低血压之功益彰。

【主治】

1. 高血压病。

2. 中风先兆诸症。

3. 膝腿疼痛。

【操作法】

足三里：①正坐屈膝，于外膝眼（犊鼻）直下一夫（3寸），距离胫骨前缘1横指处取穴；②正坐屈膝，用手从膝盖正中往下摸取胫骨粗隆，在胫骨粗隆外下缘直下1寸处是穴；③正坐屈膝，以本人之手按在膝盖，示指抚于膝下胫骨，当中指尖着处是穴。直刺1~1.2寸；艾条灸5~15分钟。

悬钟：正坐或侧卧，于外踝尖上3寸，腓骨后缘取穴。从外向内直刺0.5~1寸。

【经验】

足三里—悬钟伍用，出自《针灸大成》："未中风时，一两月前或三四月前，不时足胫上发酸重麻，良久方解，此将中风之候也，便急灸足三里、绝骨，四处各三壮。"吕老体会，对高血压病有降压作用。尤其对中风体质，血压过高，舌根发僵，言语不利，肢体麻木者，以小艾炷直接灸足三里，尚有预防中风之功。

悬钟治胸部局限性疼痛（即一点性作痛），为四川名医蒲湘澄先生所传，验之临床，确有实效。

百会—风府

【单穴功用】

百会（见第1页）。

风府（见第4页）。

【伍用功能】

百会为督脉经穴，督脉与手足三阳经之交会穴，位于头顶正中，内为元神之府所居，有清热开窍、健脑宁神、平肝息风、回阳固脱、升阳举陷之功；风府为督脉经穴，穴居脑后，内与生命中枢相应，为风邪侵袭之门户，有调元神、利气机、散风邪、固表分、泄气火、清神志之效。百会以潜阳为主；风府以祛风为要。百会以升清为主；风府以散邪为要。二穴伍用，调理元神气机，醒脑开窍，祛风止痛之功益彰。

【主治】

1. 头风，即头痛经久不愈，时发时止者，多因风寒或风热侵袭、痰浊郁遏头部经络所致，症见头痛反复发作，痛势一般较剧，兼见恶心、呕吐、眩晕耳鸣、头部麻木等症。

2. 眩晕（类似梅尼埃综合征）。

【操作法】

百会：正坐，于前、后发际连线中点向前 1 寸处取穴，或于头部中线与两耳尖连线的交点处取穴。向前向后沿皮刺 0.5~1 寸；艾炷灸 5~20 壮，艾条灸 5~30 分钟。

风府：正坐，头微前倾，于后发际正中上 1 寸，当枕外粗隆直下凹陷处。直刺 0.5~0.8 寸，不宜深刺，否则有发生针刺意外的危险。

【经验】

百会—风府伍用，出自《行针指要歌》："或针风，先向风府、百会中。"吕老体会，所谓针风，是指内风、外风而言。也就是说，不论外风之证，还是内风之疾，均宜选用。治梅尼埃综合征时，风府用针法，百会针上加灸，亦可以小艾炷重灸百会，灸至局部有痛感时为度。

梅尼埃综合征，又叫耳源性眩晕，吕老亦常取头针的眩听区施治，也有良效。

风池—后溪

【单穴功用】

风池（见第 21 页）。

后溪（见第 83 页）。

【伍用功能】

风池为足少阳胆经腧穴，手足少阳、阳维、阳跷之交会穴，穴在后脑，为风邪侵袭的门户，有祛风解表、疏邪清热、清头明目、开窍益聪、调和气血、通络止痛之功；后溪为手太阳小肠经腧穴，乃本经脉气所注，为输木穴，又是八脉交会穴之一，通于督脉，与阳跷脉申脉穴相沟通，有宣通阳气、分利小肠、清热利湿、宁心安神、通络止痛之效。风池以祛风为主；后溪以清热为要。风池为病所取穴；后溪为循经远道配穴。二穴伍用，一上一下，通经活络，祛风止痛之功益彰。

【主治】

1. 后脑（头）疼痛、偏头风（侧头痛）。

2. 头晕、目眩（类似梅尼埃综合征）。

【操作法】

风池：正坐或俯伏，于项后枕骨下两侧凹陷处，当斜方肌上部与胸锁乳突肌上端之间取穴。针尖微下，向鼻尖斜刺 0.8~1.2 寸。

后溪：握拳，于第 5 掌指关节后缘，当手掌横纹头赤白肉际处取穴。从内向外（从尺侧向桡侧）直刺 0.5~1 寸。

【经验】

风池—后溪伍用,以治后脑部位疼痛为主,治偏正头痛亦有良效,证属少阳头痛,宜与风府合用;证属痰饮为患,宜与合谷参合;证属肝阳上扰,宜与侠溪配伍。

风池的刺法甚伙,吕老体会,宜向鼻尖,或向同侧眼球方向刺为宜,令针感传向侧头部,或沿项背放散为佳。

头维—厉兑

【单穴功用】

头维,在头侧部,当额角发际上 0.5 寸,头正中线旁 4.5 寸(图49),为足阳明胃经腧穴。穴为阳明脉气所发,犹牴角之作防御也,故名头维。维有维护、护持之意,足阳明脉气行于人身胸腹头面,维络于前,故有"二阳为维"之称。用于治疗偏头痛、目眩、目痛如锐、迎风流泪、眼睑瞤动、视物不明等症。

厉兑(见第 168 页)。

【伍用功能】

头维位于头侧部,额角入发际 0.5 寸处,以舒调局部经气、祛风泻火、清头目而止疼痛之功;厉兑为足阳明经腧穴,居于足第 2 趾外侧,距爪甲根角 0.1 寸处,为之井穴,有清泻胃火、活络开窍、回阳救逆之效。二穴伍用,一上一下,疏调胃经经气,清热泻火,活络止痛之功益彰。

【主治】

1. 头痛,证属风火为患者。

2. 血管神经性头痛诸症。

【操作法】

头维:正坐,先取头临泣,并以此为据点,向外量取头临泣至神庭间距离,入前发际 0.5 寸处。向下或向后平刺 0.5~0.8 寸。

厉兑:仰卧或正坐,于第 2 趾爪甲外侧缘与基底部各作一线,当二线之交点处是穴。从前向斜后刺 0.1~0.2 寸。

【经验】

头维—厉兑伍用,原为治疗风火头痛而设。常用三棱针点刺放血,颇有良效。于书庄先生用于治疗风寒袭络之头痛,采用火针点刺屡建奇功,据云:治疗 5 例风寒型头痛,皆在 2~3 次病愈。吕老 2005 年秋曾治一青年男性,两头维穴周跳痛 5 年,时轻时重,痛时头脑发热,舌尖红,苔薄白,脉弦数,采用本组对穴,每日针治 1 次,连针 5 次,痛止病愈。

吕老:1964年治一校友高某,18岁,右侧头痛年余,发无定时,痛时右眼流泪,依法治疗3次,痛除病愈,未再复发。

风池—涌泉

【单穴功用】

风池(见第21页)。

涌泉(见第7页)。

【伍用功能】

风池又名热府,为足少阳胆经腧穴,亦是手少阳三焦、足少阳胆、阳维、阳跷之交会穴。有祛风明目、平肝潜阳、调和气血、通络止痛之功;涌泉为足少阴肾经腧穴、井穴、根穴、回阳九针穴之一,有补肾阴、潜肝阳、清热降火、镇静安神之效。二穴伍用,一上一下,一清一补,平肝降压,镇静安神,通络止痛益彰。

【主治】

1. 高血压病。

2. 头痛,证属肾水不足、肝阳上扰者。

【操作法】

风池:正坐或俯伏,于项后枕骨下两侧凹陷处,当斜方肌上部与胸锁乳突肌上端之间取穴。针尖微下,向鼻尖刺0.5~1寸。

涌泉:仰卧,五趾跖屈,于足跖心前部正中凹陷处取穴,约当足底(足趾除外)的前、中1/3的交点,当第2、3跖趾关节稍后处。直刺0.3~0.6寸,灸5~10分钟。

【经验】

风池—涌泉伍用,原为治疗高血压病,证属肝肾阴亏,虚火上炎,血压增高者而设。北京名医于书庄先生于1989年治疗头痛(周期性头痛),证属肝肾阴虚、肝阳上扰者颇有良效。上两穴施以捻转补法,每日1次,每次留针20分钟。每次针治,令患者必有明显针感为佳。治疗2次,头痛明显减轻,又针2次,痛止病除。

劳宫—涌泉

【单穴功用】

劳宫(见第165页)。

涌泉(见第7页)。

【伍用功能】

劳宫为手厥阴心包经腧穴、配属五行为荥火灾,有清心火、安心神、清湿热、散瘀结、和胃降逆、凉血息风之功;涌泉为足少阴肾经腧穴,乃本经脉气所出,配属五行为井木穴,又是回阳九针穴之一,有通关开窍、苏厥回逆、清热降火、平肝息风、镇静安神之效。劳宫以清心泻火为主,涌泉以滋阴降火开窍为要。二穴伍用,清热息风,镇静安神之力益彰。

【主治】

1. 急惊风,证属外感时邪、热极生风者。

2. 口舌生疮,证属肾阴不足、心火亢盛者。

【操作法】

劳宫:直刺 0.3~0.5 寸,针刺用泻法,亦可三棱针点刺放血。

涌泉:直刺 0.3~0.5 寸;灸 5~10 分钟。

【经验】

劳宫—涌泉伍用,是为治疗小儿急惊风而设。恙由外感时邪,热极生风。症见突然生病,发热不已,口噤痰鸣,四肢抽搐,甚则角弓反张。治宜清热解表,平肝息风。王乐亭云:取心包经之劳宫以清心开窍,取肾经涌泉以镇龙雷之火,用三棱针速刺放血,20 分钟后,邪热得去则风自平息。二穴伍用,有牛黄清心之功。吕老体会,若与大椎、印堂参合,或配伍中药施治其效更彰。

百会—太冲

【单穴功用】

百会(见第 1 页)。

太冲(见第 78 页)。

【伍用功能】

百会为督脉腧穴,乃诸阳之会,总督一身之阳气,有祛风清热、醒脑开窍、回阳救逆、镇静安神、通络止痛之功;太冲为足厥阴肝经腧穴、原穴,有疏肝理气、活血通络、清降肝阳、镇肝息风之效。百会位于督脉之巅;太冲居于肝经之底,二穴参合,上起人身之至高处,下至人体最低端,上下相配,降逆气、平肝阳、息肝风、止头痛之力益彰。

【主治】

1. 头痛、眩晕,证属肝阳上亢者。

2. 高血压病,症见头痛、眩晕者。

3. 梅尼埃综合征。

【操作法】

百会：沿皮刺 0.3~0.5 寸；灸 5~10 分钟，亦可麦粒灸 3~5 壮，梅尼埃综合征，灸至不痛为度。

太冲：直刺 0.5~1 寸，针刺用泻法。

【经验】

百会—太冲伍用，原为治疗肝阳头痛、眩晕诸症而设。但治疗高血压病亦有良效，属实证者，以三棱针放血为宜；属虚证者，针刺先泻后补，针灸并用。亦可与气海参合，其效更彰。梅尼埃综合征，百会重灸，灸至由痛转为不痛为宜。

水沟—太冲

【单穴功用】

水沟（见第 3 页）。

太冲（见第 78 页）。

【伍用功能】

水沟为督脉腧穴，乃手、足阳明、督脉三经之会穴。人居天地之中，天气通于鼻，地气通于口，天食人以五气而鼻受之，地食人以五味而口受之，水沟位于口鼻之间，故又名人中。有通阳宣窍、清热降逆、醒脑开窍、安神定志，开关解噤之功；太冲为足厥阴肝经腧穴、原穴，属阴、主血，有清泻肝胆、肃降气逆、行气活血、通经止痛之效。水沟开窍于上，太冲平逆于下，二穴参合，醒神开窍，平肝降逆，息风止惊之效益彰。

【主治】

1. 外感时邪、高热神昏、惊厥抽搐、二便秘结等症。

2. 癫狂、痫证。

3. 肝郁不舒、心神不安、烦躁善怒、失眠等症。

【操作法】

水沟：从下向上斜刺 0.3~0.5 寸，针刺用泻法，亦可用雀啄术。

太冲：直刺 0.5~1 寸，针刺用泻法。

【经验】

水沟—太冲伍用，为王乐亭先生之经验，用于治疗肝风上扰、肝热惊风，以及热病神昏、惊厥、热入心包或痰迷心窍、欲动肝风等；还能治疗肝郁不舒、心神不安、烦躁善怒、失眠少寐等症。

第19章　利尿消肿类

水沟—前顶

【单穴功用】

水沟(见第 3 页)。

前顶,在头部,当前发际正中直上 3.5 寸(百会前 1.5 寸)(图 100),为督脉经腧穴。穴在头顶中央,与后顶相对应,故名前顶。内为元神之府所居,故本穴有调整元神气机、息风止痉、通络消肿之功。用于治疗头晕、目眩、头顶痛、面赤肿、水肿、鼻渊、癫痫、小儿惊痫、瘛疭。

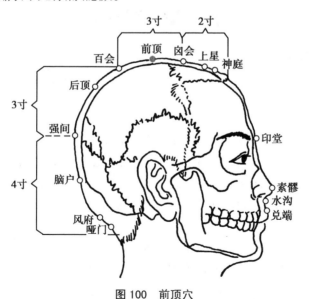

图 100　前顶穴

【伍用功能】

水沟为督脉经腧穴,有调阴阳、平逆气、清热开窍、回阳救逆、镇静安神、通络消肿之功;前顶位于头顶,有调理元神气机、息风止痉、通络消肿之效。盖督脉者,能督率一身之阳经,主一身左右之阳气,水沟、前顶均为督脉之腧,又位于头,头者,诸阳之会也,故二穴同用,相得益彰,振奋阳气,利水消肿之力增强。

【主治】

1. 面肿虚浮等症。

2. 头顶、前额疼痛。

3. 鼻渊诸症。

【操作法】

水沟:正坐仰靠或仰卧,于人中沟中线的上、中 1/3 交点处取穴。从下向上斜刺 0.3~0.5 寸。

前顶:正坐或仰靠,于前、后发际连线的前 1/4 折点向后 0.5 寸处取穴。从后向前斜刺 0.5~1 寸。

【经验】

水沟—前顶伍用,出自《百症赋》:"原夫面肿虚浮,须仗水沟、前顶。"关于治鼻渊之理,乃鼻居其中,两面夹击,直达病所,通窍活络是也。为了速效,可与迎香穴参合。

足三里—阴陵泉

【单穴功用】

足三里(见第 7 页)。

阴陵泉(见第 151 页)。

【伍用功能】

足三里为足阳明胃经腧穴,乃本经脉气所入,为合土穴,下合穴,有理脾和胃、化积行滞、理气消胀、化痰定喘、发汗解表、疏通经络、调和气血、行瘀止血、聪耳明目、强体健身之功;阴陵泉为足太阴脾经腧穴,为本经脉气所入,为合水穴,有理中宫、促运化、化湿滞,调膀胱,促气化、通水道,利水消肿之效。盖脾为脏、属阴、为里;胃为腑、属阳、为表。胃主纳谷,腐熟水谷;脾主转输、运化水谷津液。脾气宜升;胃气宜降。二穴伍用,一脏一腑,一阴一阳,一表一里,一纳一运,一升一降,调脾胃,理升降,促纳运,消胀满,行水湿,消水肿之功益彰。

【主治】

1. 水肿、小便不利等症。

2. 消化不良、脘腹胀满、疼痛等症。

3. 慢性泄泻。

【操作法】

足三里：①正坐屈膝,于外膝眼(犊鼻)直下一夫(3寸),距离胫骨前缘1横指处取穴;②正坐屈膝,用手从膝盖正中往下摸取胫骨粗隆,在胫骨粗隆外下缘直下1寸处是穴;③正坐屈膝,以本人之手按在膝盖,示指抚于膝下胫骨,当中指尖着处是穴。直刺1~1.2寸。艾条灸5~10分钟。

阴陵泉：正坐屈膝或仰卧,于膝部内侧,胫骨内侧髁下缘,与胫骨粗隆下缘平齐处取穴。从内向外直刺1~1.5寸;艾条灸5~10分钟。

【经验】

足三里—阴陵泉伍用,出自《杂病穴法歌》:"小便不通阴陵泉,三里泻下溺如注。"按"合治内腑""诸湿肿满,皆属于脾"的道理,足三里为胃经合土穴;阴陵泉为脾经合水穴,二穴伍用,相互制约,相互为用,调整脾胃功能,健中宫,促运化,利水湿,消水肿之功增强。

气海—足三里

【单穴功用】

气海(见第116页)。

足三里(见第7页)。

【伍用功能】

气海为任脉经穴,乃本经脉气所发,为生气之海,有调补下焦气机、补肾虚、益肾元、和营血、理冲任、振元阳、祛寒湿、涩精止带之功;足三里为胃经腧穴、合穴、下合穴,有理脾和胃、化积行滞、理气消胀、化痰定喘、发汗解表、调和气血、疏通经络、行瘀止血、聪耳明目、强体健身之力。气海以补气行水为主;足三里以健中化湿为要。二穴伍用,相得益彰,利水消肿之功增强。

【主治】

1. 五淋诸症。

2. 脾胃虚弱、消化无力、脘腹胀满、大便稀薄等症。

3. 前列腺肥大。

【操作法】

气海：仰卧,先取关元,当脐中与关元连线之中点处是穴。直刺1~1.2寸;艾条灸5~10分钟。

足三里：①正坐屈膝,于外膝眼(犊鼻)直下一夫(3寸),距离胫骨前缘1横指处取穴;②正坐屈膝,用手从膝盖正中往下摸取胫骨粗隆,在胫骨粗隆外下缘直下1寸处是穴;③正坐屈膝,以本人之手按在膝盖,示指抚于膝下胫骨,当中指尖着处是穴。直刺 1~1.2 寸;艾条灸 5~10 分钟。

【经验】
气海—足三里伍用,出自《席弘赋》:"气海专能治五淋,更针三里随呼吸。"
按:五淋,即石淋、气淋、膏淋、劳淋、热淋。

水分—复溜

【单穴功用】
水分,又名分水、中守。在上腹部,前正中线上,当脐中上 1 寸(图 14),为任脉经腧穴。本穴内与小肠相应。盖小肠有泌别清浊之功,本穴能分利腹部水气,又主水病,故名水分。该穴具有运脾土、利水湿、消水肿之功。用于治疗反胃吐食、腹痛、肠鸣、泄泻、水肿、头面浮肿、小便不通。

复溜(见第 33 页)。

【伍用功能】
水分穴当水液入膀胱,渣滓入大肠之泌别清浊之处,有运脾土、利水湿、消水肿之功;复溜为足少阴肾经腧穴,乃本经脉气所行,为经金穴,又是本经母穴(肾属水、金能生水,故为母穴),有疏调玄府、利导膀胱、祛湿消滞、滋肾润燥之力。水分为病所取穴;复溜为循经远道配穴。二穴伍用,振奋气化功能,利水消肿之功益彰。

【主治】
水肿,是指体内水湿停留,面目、四肢、胸、腹甚至全身浮肿而言。其发病机制与肺、脾、肾、膀胱关系密切。其临床表现,有虚、实之别。实证,多由外邪侵袭,肺失宣降,三焦决渎无权,膀胱气化失常所致;虚证,多由脾肾阳虚,不能运化水湿使然。

【操作法】
水分:仰卧,于岐骨(剑突)至脐中连线的下 1/8 与上 7/8 的交点处取穴。直刺 1~1.2 寸;艾炷灸 5~10 壮,艾条灸 10~15 分钟。
复溜:正坐或仰卧,先取太溪,于其直上 2 寸,当跟腱之前缘处取穴。从内向外直刺 0.5~1 寸。

【经验】
水分—复溜伍用,出自《杂病穴法歌》:"水肿水分与复溜。"吕老体会,属实证者,针灸并用,针刺用泻法,亦可与阴陵泉伍用;属虚证者,针刺用补法,少针多灸,亦习与气海伍用,以增强温阳利水之功。

水分—阴陵泉

【单穴功用】

水分(见第 228 页)。

阴陵泉(见第 151 页)。

【伍用功能】

水分内与小肠相应,穴当水液入膀胱,渣滓入大肠之泌别清浊处,有运脾土、利水湿、消水肿之功;阴陵泉为足太阴脾经腧穴,为本经脉气所入,为合水穴,脾主运化,有制水之能,合水与肾水职是同气相求,故可健脾胃、化湿滞,促气化、利湿热,调整水液代谢。水分为病所取穴;阴陵泉则为循经远道配穴。二穴相合,健中宫、促气化、利小便、消水肿之功益彰。

【主治】

1. 水肿诸症。

2. 小便不利。

【操作法】

水分:仰卧,于岐骨(剑突)至脐中连线的下 1/8 与上 7/8 的交点处取穴。直刺 1~1.2 寸;艾炷灸 5~10 壮,艾条灸 10~15 分钟。

阴陵泉:正坐屈膝或仰卧,于膝部内侧,胫骨内侧髁下缘,与胫骨粗隆下缘平齐处取穴。从内向外直刺 0.5~1.2 寸。

【经验】

水分—阴陵泉伍用,出自《百症赋》:"阴陵、水分,去水肿之脐盈。"按,水肿之脐盈,即今之腹水征也。吕老治水肿、腹水时,亦常与真武汤合五苓散合方施治,常获良效。

水分—气海

【单穴功用】

水分(见第 228 页)。

气海(见第 116 页)。

【伍用功能】

水分位于脐上 1 寸,内与小肠相应,穴当水液入膀胱,渣滓入大肠之泌别清浊之处,有运脾土、利水湿、消水肿之功;气海位于脐下 1.5 寸,为生气之海,有调补下焦气机、补肾虚、益肾元、和营血、理冲任、振元阳、祛寒湿、涩精止带之效。

水分以利水为主;气海以行气为要。二穴同为任脉经穴,合而用之,一上一下,相互促进,相互为用,利水消肿之效益彰。

【主治】

1. 水肿诸症。

2. 腹胀,肠鸣,泄泻等症。

【操作法】

水分:仰卧,于岐骨(剑突)至脐中连线的下 1/8 与上 7/8 的交点处取穴。直刺 1~1.2 寸;艾炷灸 5~10 壮,艾条灸 10~15 分钟。

气海:仰卧,先取关元,当脐中与关元连线之中点处是穴。直刺 1~1.2 寸;艾炷灸 5~10 壮,艾条灸 10~15 分钟。

【经验】

水分—气海伍用,出自《席弘赋》:"水肿水分兼气海,皮内随针气自消。"《针灸资生经》:"水肿……灸水分与气海。"盖水肿一证,职是肺、脾、肾、膀胱、三焦气化功能失司是也,故一以气海温阳益气,一以水分通利小水,两者相合,一温一利,相互制约,相互促进,水肿之症即可除矣。

第20章 固精止带摄尿类

气海—三阴交

【单穴功用】

气海（见第116页）。

三阴交（见第41页）。

【伍用功能】

气海为任脉腧穴，为生气之海，有调补下焦之气机、补肾虚、益肾元、和营血、理冲任、振元阳、祛寒湿、涩精止带之功；三阴交为足太阴脾经腧穴，又是足太阴、足少阴、足厥阴三经之交会穴，有补脾胃、助运化、利水湿、疏下焦、理肝肾、通气滞、调血室、理精宫、通经络、祛风湿之效。气海以振奋下焦气机为主；三阴交以调理肝、脾、肾三经气机为要。气海为病所取穴；三阴交为循经远道配穴。二穴伍用，相互促进，固下元、促气化、敛阴精、止漏浊之功益彰。

【主治】

1. 小便浑浊不清，证属气虚者。

2. 小便不禁、遗尿诸症。

3. 男子遗精、阳痿、早泄；女子赤白带下，证属气虚下元不固者。

4. 产生瘀血腹痛。

【操作法】

气海：仰卧，先取关元，当脐中与关元连线之中点处是穴。直刺1~1.2寸；艾炷灸5~10壮，艾条灸5~10分钟。

三阴交：正坐或仰卧，于胫骨内侧面后缘，内踝尖间直上4横指（一夫）处取穴。从内向外直刺1~1.2寸；艾条灸5~10分钟，温针灸5~10壮。

【经验】

气海—三阴交伍用，出自《百症赋》："针三阴于气海，专司白浊久遗精。"《针灸大成》："产后血块痛，气海、三阴交。"吕老体会，二穴伍用，以治气虚下元不固之证为主。针刺多用补法,针灸并用,气海穴宜重灸,亦可与关元穴交替使用,因其二穴作用类同,均有补气回阳之功是也。

中极—三阴交

【单穴功用】

中极,又名膀胱募、玉泉、气原、气鱼。在下腹部,前正中线上,当脐中下4寸(图14),为任脉经腧穴。任脉居中,为足三阴经之会极处,即位居人体上下左右之中央,故名中极。内为胞宫、精室所居,有培下元、助气化、调血室、温精宫、理下焦、利膀胱、清利湿热之功。用于治疗遗精、遗尿、小便不通、小便频数、淋证、小腹疼痛、月经不调、经闭、崩漏、带下、阴挺(子宫脱垂)、阴痒、产后恶露不止、胞衣不下。

三阴交(见第41页)。

【伍用功能】

中极为任脉腧穴,又是任脉与足三阴经之交会穴,内与胞宫、精室所应,有培下元、助气化、调血室、温精宫,理下焦、利膀胱、清利湿热之功;三阴交为足太阴脾经腧穴,又是足三阴经之交会穴,有补脾胃、助运化、利水湿、消水肿、疏下焦、理肝肾、通气滞、调血室、理精宫,通经络、祛风湿之效。盖任脉总任周身之阴经,为阴脉之海,二穴伍用,总调任脉与足三阴经之经气,理下焦、促气化、固下元、涩精止遗之功益彰。

【主治】

1. 小儿遗尿。

2. 产妇胎衣不下。

3. 遗精、早泄、阳痿。

4. 妇人经闭诸症。

【操作法】

中极:仰卧,于脐与耻骨联合上缘中点连线的下1/5与上4/5的交点处取穴。直刺1~1.2寸。

三阴交:正坐或仰卧,于胫骨内侧面后缘,内踝尖间直上4横指(一夫)处取穴。从内向外直刺1~1.2寸。

【经验】

气海—三阴交、中极—三阴交,均可治疗遗尿之证,前者用于气虚,下元不固之证;后者以湿热为患,无有虚象者为宜,用时宜审。

小儿尿床案例

1973年,吕老曾诊治一10岁男童,尿床多年,几乎每夜必尿,面色㿠白,形瘦体弱,胃纳欠佳,舌淡,苔白,脉细弱。脉症合参,证属中气不足,下元不固。治宜温下元、建中宫、促气化、缩小便。处方:中脘、气海、足三里、三阴交,针刺用补法,重灸气海。治疗经过:连针3次,病无进退,嘱家长令患儿每日中午午睡半小时至1小时,夜卧之时,隔2~3小时唤醒1次,用以敦促起来小解。嗣后,又治2次,病证均有转机,近3天来,未见尿床,依法又治3次,病情仍然稳定,嘱每周治疗1~2次,以资巩固,前后治疗两旬,病即痊愈。

命门—肾俞

【单穴功用】

命门(见第158页)。

肾俞(见第119页)。

【伍用功能】

命门为督脉经穴,乃本经脉气所发,系五脏六腑之本,十二经之根,呼吸之原,三焦之所系,有培元补肾,固精止带,疏经调气,舒筋活血,强健腰膝之功;肾俞为足太阳膀胱经腧穴,为肾脏经气输注、转输的处所,有滋补肾阴,强健脑髓,益水壮火,明目聪耳,促气化、利水湿、强腰脊,改善肾功能之效。命门以补命火为主;肾俞以滋肾阴为要。二穴伍用,阴阳俱补,强体健身,固下元、缩小便之功益彰。

【主治】

1. 阳痿、早泄,证属肾阳不足者。

2. 小便频数,夜尿多,甚至小便不禁等症,证属肾气虚衰、下元不固者。

3. 慢性泄泻、五更泄、肚脐周围疼痛。

【操作法】

命门:俯卧或正坐,先取后正中线约与髂嵴平齐的腰阳关,在腰阳关向上摸取两个棘突其上方的凹陷处是穴。直刺1~1.2寸;艾条灸10~20分钟。

肾俞:俯卧,先取与脐孔相对的命门穴,再于命门穴旁开1.5寸处取穴。直刺1~1.5寸;艾条灸10~20分钟。

【经验】

命门—肾俞伍用,出自《玉龙赋》:"老者便多,命门兼肾俞而着艾。"《玉龙歌》:"肾败腰疼小便频,夜间起止苦劳神,命门若得金针助,肾俞艾灸起迍遭。多灸,不泻。"吕老体会,命门、肾俞伍用,适用于肾阳虚衰,命门衰微,四肢厥冷,喜暖畏寒,二便失禁者,重用灸法,均有良效。

五更泄出自《寿世保元》,又名晨泄,是指黎明前作泄。多因肾虚所致,故一般认为五更泄即肾泄。详查病因,有食积、酒积、肝火等因所致者。食积五更泄,症见黎明前腹中攻痛欲泻,泻后腹痛稍减,脉沉滑。酒积五更泄,症见黎明前腹痛欲泻,泻下黄沫,小便色赤,或如米泔,脉洪数或弦数。肝火五更泄,症见胸胁常痛,痛连小腹,少寐,每至黎明前左下腹痛如蹲厕,一泻即止,脉多弦数。

气海—然谷

【单穴功用】

气海(见第116页)。

然谷,又名龙渊、然骨、龙泉。在足内侧缘,足舟骨粗隆下方,赤白肉际(图101),为足少阴肾经腧穴,乃本经脉气所溜,为荥火穴。犹火能燃于深谷之中,不受水克,故名然谷。本穴具有疏厥气、理下焦、泻虚火、退肾热之功。用于治疗遗精、阳痿、尿频尿急、少腹冷痛、月经不调、妇人不孕、子宫脱垂、阴痒、咯血、黄疸、消渴、泄泻、足跗肿痛、小儿脐风口噤、咽喉肿痛、癫疾。

【伍用功能】

气海调气机、消胀满,补肾虚、益元气、温下焦、祛寒湿、和营血、理冲任、固精止带;然谷疏厥气、理下焦、滋肾阴、退虚热。气海以补气为主;然谷以滋阴为要。气海突出一个"补"字;然谷侧重一个"清"字。二穴伍用,阴阳俱补,清补合法,相互促进,相互为用,益气助阳,疗虚填损,固下摄精之功益彰。

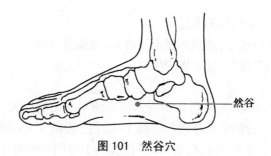

图101　然谷穴

【主治】

1.尿频、尿急、遗尿,证属下元不足、真阳衰微者。

2.遗精、早泄、阳痿诸症。

3.少腹冷痛、月经不调、赤白带下、淋漓白浊、妇人不孕等症。

【操作法】

气海:仰卧,先取关元,当脐中与关元连线之中点处是穴。直刺 1~1.2 寸;艾条灸 10~20 分钟。

然谷:正坐或仰卧,于内踝前下方,足舟骨粗隆前下方凹陷处取穴。直刺 0.5~1 寸。

【经验】

气海—然谷伍用,是为治疗下元不足,真火衰微所引起的病证而设,根据临床体会,诸凡此类病症,均非一日之疾,在治疗上也不可操之过急,尚须持之以恒,坚持治疗才能获其良效,切勿半途而废。另外,针刺手法,均以补法为宜,亦可重灸。为了方便起见,可嘱患者回家自灸气海、关元,每日灸 1~2 次,每次 20 分钟左右,往往可收意外之效。

心俞—白环俞

【单穴功用】

心俞(见第 184 页)。

白环俞,又名玉环俞、玉房俞。在骶部,当骶正中嵴旁 1.5 寸,平第 4 骶后孔(图 19),为足太阳膀胱经腧穴。系膀胱经支脉从腰部夹脊柱外侧直下贯臀部至此穴后,再回绕至上髎穴,又主白浊、白带之证,故名白环俞。本穴具有疏调经气、通络止痛、固精止带之功。用于治疗遗精、带下、月经不调、腰脊急痛、脚膝不遂、疝痛、大小便不利。

【伍用功能】

心俞为足太阳膀胱经腧穴,为心气输注、转输的处所,有疏通心络,调理气血,养心安神,清心定志之功;白环俞居于腰骶部,内应泌尿生殖系统,有疏调经气,通络止痛,固精止带之效。心俞以清上为主;白环俞以安下为要。二穴伍用,清上安下,交通心肾,固经止带,缓急止痛之功益彰。

【主治】

心火亢盛、心肾不交、失眠多梦、心烦、梦交、遗精等症。

【操作法】

心俞:俯伏,于第 5 胸椎棘突下、神道穴旁开 1.5 寸处取穴。直刺 0.3~0.5 寸,斜向脊柱方向刺 1~1.2 寸。

白环俞:俯卧,于第 4 骶椎下、后正中线旁开 1.5 寸处取穴。直刺 1~1.5 寸。

【经验】

心俞—白环俞伍用,出自《玉龙歌》:"胆寒由是怕惊心,遗精白浊实难禁,夜梦鬼交心俞治,白环俞治一般针,更加脐下气海两旁效。"为提高疗效,亦可与神门、三阴交参合。

心俞—肾俞

【单穴功用】

心俞(见第184页)。

肾俞(见第119页)。

【伍用功能】

心俞为足太阳膀胱经腧穴,是心气转输、输注于背部的处所,有疏通心络,调理气血,养心安神,清心定志之功;肾俞为足太阳膀胱经腧穴,是肾气转输、输注于背部的特定部位,有滋补肾阴,强健脑髓,益水壮火,明目聪耳,促气化、利水湿、强腰脊,改善肾之功能之效。盖心属阳,位于上、主火、藏神;肾属阴,位于下、主水、藏精。心俞以清心火为主;肾俞以滋肾阴为要。二穴伍用,一清一滋,一补一泻,一升一降,相互制约,相互为用,滋阴降火,交通心肾,平衡阴阳之功益彰。

【主治】

1. 梦遗、早泄,证属心肾不交者。

2. 心悸、怔忡、心烦、失眠、多梦等症,证属心肾不交、水火不济者。

【操作法】

心俞:俯伏,于第5胸椎棘突下、神道穴旁开1.5寸处取穴。直刺0.3~0.5寸,斜向脊柱方向刺1~1.2寸。

肾俞:俯卧,先取与脐孔相对的命门穴,再于命门穴旁开1.5寸处取穴。直刺1~1.5寸。

【经验】

心俞—肾俞伍用,出自《玉龙赋》:"心俞、肾俞,治腰肾虚乏之梦遗。"

早泄案例

吕老于1969年冬月,尝治一男性青年,因少年无知,犯有手淫恶习,婚后1年余,即见举而不坚,见色精液自泄,伴有头昏,耳鸣,失眠,多梦,纳谷不香,身倦乏力,记忆力减退,舌尖红,苔薄白,脉弦细。脉症合参,多因少年手淫伤肾,阴精亏损,婚后不知节欲,又损其阳,以致阴阳俱损,封藏失司,早泄,阳痿则现。治宜温肾固本,养心安神,交通心肾。处方:心俞、肾俞、神门、三阴交。治疗经过:每日针治1次,连针7天后,患者失眠,多梦症减。纳谷已香,体力有增,原方去神门,加气海,又针5次,遗精未作,遵效不更方之旨,前后治疗月余,病情基本愈可,为巩固疗效,每周再治疗1~2次。并嘱3个月内不能同床。1年后随访,一切恢复正常。

精神疑虑案例

1998年4月诊治一花甲之男性,病者数月前因忧虑而自杀未遂,至此精神极度恐惧不安,彻夜不眠,神情恍惚,做事疑虑不定,心悸、健忘、纳差、咽干。诊见神志清楚,形瘦憔悴,下肢浮肿,舌质红少津,脉细数。脉症合参,职是心脾两虚,神魂不宁。治宜滋阴降火,交通心肾为法。处方:主取心俞、肾俞,配以神门、三阴交。常规操作,留针20分钟。每日1次,针治7次,忧愁缓解,夜寐安稳,继依上法针刺20次,诸症消失而获愈。

志室—三阴交

【单穴功用】

志室,又名精宫。在腰部,当第2腰椎棘突下,旁开3寸(图31),为足太阳膀胱经腧穴。肾藏志,穴在肾俞旁,内与肾相应,为肾气留住之处所,又主肾疾,故名志室。本穴具有补肾益精、强健腰膝、清利下焦湿热之功。用于治疗遗精、阳痿、小便不利、水肿、阴中疼痛、腹胀、胁满、腰脊强痛。

三阴交(见第41页)。

【伍用功能】

志室为肾气、肾精留驻之处所,有补肾益精,强健腰脊,清利下焦湿热之功;三阴交为足三阴经之交会穴,有补脾胃、助运化、利水湿、疏下焦、理肝肾、通气滞、调血室、理精宫、通经络、祛风湿之效。志室以益肾精为主;三阴交以调肝、脾、肾三经气机为要。二穴伍用,其功益彰,补肝肾、强腰膝,固精关、止漏遗之力增强。

【主治】

1. 遗精、早泄诸症。

2. 腰膝酸软、疼痛等症,证属肝肾不足者。

【操作法】

志室:俯卧,先取命门(与脐相对),再于命门穴旁开3寸处取穴。直刺0.5~1.2寸。

三阴交:正坐或仰卧,于胫骨内侧面后缘,内踝尖间直上4横指(一肤)处取穴。直刺0.5~1.2寸。

【经验】

志室—三阴交伍用,以治泌尿、生殖系统疾病,可与中极—三阴交交替使用,兼见阳虚者,中极、志室亦可加灸,用以增强温补肾阳之功。

大赫—太溪

【单穴功用】

大赫,又名阴维、阴关。在下腹部,当脐中下 4 寸,前正中线旁开 0.5 寸(图102),为足少阴肾经腧穴。穴在气穴下 1 寸,冲脉少阴之会,言其穴阴气之盛大,精气之阜聚,故名大赫。内与胞宫、膀胱相应,有固下元、涩精止带之功。用于治疗遗精、带下、子宫脱垂、阴部疼痛等症。

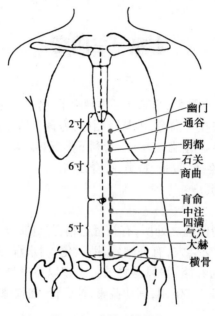

图102 大赫 横骨穴

太溪(见第 42 页)。

【伍用功能】

大赫内与胞宫、膀胱相应,有固下元、缩小便、涩精止带之功;太溪为肾经原穴、输土穴,有滋肾阴、退虚热,补肾气、壮元阳、理胞宫,利三焦、强腰膝之效。大赫为本经病所取穴;太溪为本经远道配穴。二穴伍用,相得益彰,补肾元、益肾精、壮元阳、固下元,缩小便,涩精止带之功增强。

【主治】

1. 遗尿、小便失禁,证属下元不固者。

2. 遗精、早泄,证属虚劳为患者。

【操作法】

大赫:仰卧,先取腹白线上耻骨联合上缘直上 1 寸的中极,再于其旁 0.5 寸处取穴。直刺 1~1.2 寸。

太溪:正坐或仰卧,于内踝后缘与跟腱前缘的中间,与内踝尖平齐处取穴。直刺 0.3~0.5 寸。

【经验】

大赫—太溪伍用,善治下元不固之证。小便淋漓、失禁者,大赫穴宜重灸为治,艾条灸 20~30 分钟为宜,每日施术 1 次,连治 10 次,休息 3~5 天,再施第 2 个疗程。

第21章　舒筋活络祛风止痛类

承浆—后溪

【单穴功用】

承浆，又名天池、悬浆、垂浆、鬼市、重浆。在面部，当颏唇沟的正中凹陷处(图70)，为任脉经腧穴，又是任脉与足阳明胃经交会穴。本穴正当饮食入口之下，有上承饮食、水浆之义，故名承浆。本穴具有疏口齿面目风邪、调阴阳气机乖逆之功。用于治疗口眼㖞斜、面肿、牙龈肿痛、流涎、癫狂、脐周疼痛。

后溪(见第83页)。

【伍用功能】

承浆为任脉经腧穴，有疏口齿面目风邪，调阴阳气机乖逆之功；后溪为手太阳小肠经腧穴，乃本经脉气所注，为输木穴。又是八脉交会穴之一，通于督脉，与阳跷脉申脉穴相沟通。有宣通阳气、宁心安神、清利湿热、通络止痛之功。承浆以调阴和阳为主；后溪以通督脉为要。二穴伍用，疏调项背经气，调和气血，通络止痛之功益彰。

【主治】

1. 头项强痛。
2. 脐周疼痛。

【操作法】

承浆：正坐仰靠或仰卧，于颏唇沟正中凹陷处取穴。直刺0.2~0.3寸。

后溪：握拳，于第5掌指关节后缘，当手掌横纹头赤白肉际处取穴。直刺0.5~1寸。

【经验】

承浆—后溪伍用，出自《卧岩凌先生得效应穴针法赋》："头项强宜后溪而安然应在承浆"。

承浆治脐周作痛为四川名医蒲湘澄之经验,验之临床,确有实效。

颈项强痛,近年来为多发病,查其病因,有颈椎病(退行性病变),有血压增高的征兆使然。临证宜辨证求因,因症施治,才有良效。

后溪—束骨

【单穴功用】

后溪(见第83页)。

束骨(见第26页)。

【伍用功能】

后溪为手太阳小肠经腧穴,乃小肠脉气所注,为输木穴,又是八脉交会穴之一,通于督脉,与阳跷脉申脉穴相沟通,有宣通阳气、宁心安神、清利湿热、通络止痛之功;束骨为足太阳膀胱经腧穴,是膀胱脉气所注,为输木穴,有宣通本经阳气、祛风散寒、发汗解表、通络止痛之效。二穴伍用,一手一足,一上一下,同经相应,同气相求,相互促进,疏通太阳经气,祛风散邪,通络止痛之功益彰。

【主治】

1. 头项强痛。

2. 落枕。

【操作法】

后溪:握拳,于第5掌指关节后缘,当手掌横纹头赤白肉际处取穴。直刺0.5~1寸。

束骨:正坐垂足着地,或仰卧,于足外侧缘赤白肉际,当第5跖骨小头后缘处取穴。直刺0.2~0.3寸。

【经验】

后溪—束骨伍用,出自《灵枢·杂病》:"项痛不可仰,刺足太阳;不可以顾,刺手太阳也。"按:项痛不可仰,即低头、仰头困难也,当刺足太阳输木穴—束骨;不可以顾,即不能左右回顾,应取手太阳输木穴—后溪。为什么取其输木穴呢?因为"输主体重节痛""木主疏泄",它对经络气血有良好的疏通作用,尤其对疼痛性病证有良好的镇痛作用。故二穴伍用,疏调太阳经气,通经活络,理气止痛之功益彰。

落枕案例

赵某,男,37岁,工人。1965年12月8日初诊。

主诉:左侧颈项强痛,活动受限12小时。

病史:昨日夜卧不慎,今日晨起始感左侧颈项酸楚强痛,并向同侧肩背、上肢扩散,不能俯仰,亦不能向右侧回顾,而前来就医。

查体:向右侧扭头时,左侧大柱穴周有明显的自发痛、压痛,外观未见异常,舌淡,苔薄白,脉弦细。

诊断:落枕(证属经气不利,经筋受损)。

治则:疏调经气,活络止痛。

处方:后溪、束骨。

操作:先针后溪,后刺束骨,施以同步行针法。

刺后溪行针3分钟后,左右回顾疼痛减轻,唯仰头痛感如故;继刺束骨,顿时疼痛缓解,留针30分钟,每10分钟行针1次,起针后,自云:病去三分之二有余,翌日又针1次,痛止病除,活动自如矣。

列缺—后溪

【单穴功用】

列缺(见第121页)。

后溪(见第83页)。

【伍用功能】

列缺为手太阴肺经腧穴、络穴,别走阳明,为八脉交会穴之一,通于任脉,又是四总穴之一,有疏风解表、宣肺平喘、通经活络止痛之功;后溪为手太阳小肠经腧穴,是小肠经脉气所注,为输木穴,又是八脉交会穴之一,通于督脉,与阳跷脉申脉穴相沟通,有宣通阳气、宁心安神、清利湿热、通络止痛之效。二穴伍用,通调任督二脉,宣通太阳经气,活络止痛之力增强。

【主治】

1. 头项强痛。

2. 落枕。

3. 扭转性斜颈。

【操作法】

列缺:①以病人左右两手虎口交叉,一手示指压在另一手的桡骨茎突上,当示指尖到达之处是穴;②立拳,把指向外上方翘起,先取两筋之间的阳溪穴,在阳溪穴上1.5寸的桡骨茎突中部有一凹陷即是本穴。向肘部斜刺0.2~0.3寸。

后溪:握拳,于第5掌指关节后缘,当手掌横纹头赤白肉际处取穴。直刺0.5~1寸。

【经验】

列缺—后溪伍用,是为治疗各种颈项强痛而设。

斜颈扭转案例

张某,女,12岁,学生。1979年夏月初诊。

主诉:阵发性右侧颈项疼痛2个月余。

病史:患者于2个月前无诱因出现右侧颈项疼痛,呈阵发性,多在午后1时左右发作,每日发病,右侧颈项作痛,头扭向左侧,痛苦不已,久治无效而来就医。

查体:营养欠佳,面色少华,形瘦体弱,用手托着左侧下颌,以阻抗颈项向左侧倾斜,舌淡,苔薄白,脉弦细。

诊断:扭转性斜颈,证属气血不足,风中络道,血脉不和,筋脉拘急。

治则:宣通气机,疏调络道,缓急止痛。

处方:列缺、后溪。

操作:单手快速进针,在得气的基础上,双手同步行针1分钟,顿时,疼痛缓解,前后留针半小时,共行针3次,起针后嘱患者夜卧避风为妥。

翌日二诊,自云:病情稳定,未曾发作,遵效不更方之旨,守原方施治,嘱隔日再诊,以观后效。

三诊来云:针后未再发作。

嗣后,又针治2次,以善其后,5年后随访,未见复发。

风池—悬钟

【单穴功用】

风池(见第21页)。

悬钟(见第218页)。

【伍用功能】

风池为足少阳胆经腧穴,又是手少阳三焦、足少阳胆、阳维、阳跷脉之交会穴,穴居脑后,为风邪侵袭之门户,有通经活络、调和气血、祛风解表、疏风清热、醒脑开窍、明目益聪之功;悬钟为足少阳胆经腧穴,又是八会穴之一——髓之会穴,有通经络、祛风湿、利关节、止疼痛、泄胆火、清髓热、壮筋骨之效。风池为病所取穴;悬钟为循经远端配穴。二穴相合,一上一下,宣上导下,直通少阳经脉,故通经活络,疏风止痛之力益彰。

【主治】

1.颈项强痛、活动不利者。

2.落枕。

3. 高血压病,症见项背强急者。

【操作法】

风池:正坐或俯伏,于项后枕骨下两侧凹陷处,当斜方肌上部与胸锁乳突肌上端之间取穴。针向同侧眼球刺1~1.2寸。针感向侧头部、项背部放散为宜。

悬钟:正坐或侧卧,于外踝尖上3寸,腓骨后缘取穴。从外向内直刺0.3~0.8寸。

【经验】

风池—悬钟伍用,出自《玉龙赋》:"风池、绝骨,而疗乎伛偻。"按:伛偻即腰背弯曲是也。吕老体会,诸凡颈项强痛,腰背疼痛,活动不利,不论外感、内伤所致,均有良效。高血压病之项背强急者,悬钟穴可用三棱针点刺放血,亦可大椎穴点刺拔火罐为治。

水沟—曲池

【单穴功用】

水沟(见第3页)。

曲池(见第13页)。

【伍用功能】

水沟为督脉经穴,有祛风清热、调和阴阳、醒脑开窍、回阳救逆、镇静安神、活络止痛之功;曲池为手阳明大肠经腧穴、合穴,有疏风解表、清热退热、调和气血、通经活络、利水除湿之效。水沟开泄行散,除脊膂之强痛;曲池走而不守,调气血,利关节益彰。二穴伍用,相互促进,舒筋止痛之功增强。

【主治】

1. 脊膂疼痛、活动受限等症。

2. 伛偻。

3. 风湿性脊柱炎、脊椎增生性病变。

【操作法】

水沟:正坐仰靠或仰卧,于人中沟中线的上、中1/3交点处取穴。从下向上斜刺0.3~0.5寸。

曲池:①屈肘成直角,当肘弯横纹尽头处;②屈肘,于尺泽与肱骨外上髁连线的中点处取穴。直刺0.5~1.2寸。

【经验】

水沟—曲池伍用,出自《玉龙歌》:"凡患伛者,补曲池,泻人中。"吕老体会,诸凡脊膂疼痛,不论是风湿性者,还是退行性病变,均有良效。另外,也可用于各种痹证,症见四肢关节疼痛者,宜与阳陵泉参合使用,以增强舒筋止痛之功。治脊椎之病变,亦可与相应之华佗夹脊穴参合使用。

俯偻,出自《诸病源候论》,又名背偻、大偻,俗称驼背。指背部高耸、脊椎突出、腰屈不伸的症状。职是督脉病变。恙由肾虚精血不足,日渐形成。按:本病多见于强直性脊柱炎、氟骨症等。

承浆—风府

【单穴功用】

承浆(见第240页)。

风府(见第4页)。

【伍用功能】

承浆为任脉腧穴,有疏口齿面目风邪、调阴阳气机乖逆之功;风府为督脉腧穴,有祛风邪、利窍络、泄气火、清神志、醒脑开窍、安神定志之效。二穴伍用,一任一督,一前一后,两面夹击,调和任督,通经活络,舒筋止痛之功益彰。

【主治】

1. 太阳病、头项强痛诸症。

2. 气血不和,络脉瘀阻,经筋不利,以致颈项强痛、活动受限等症。

【操作法】

承浆:正坐仰靠或仰卧,于颏唇沟正中凹陷处取穴。斜刺0.3~0.5寸。

风府:正坐,头微前倾,于后发际正中上1寸,当枕外粗隆直下凹陷处。直刺0.3~0.8寸。不可深刺。

【经验】

承浆—风府伍用,出自《玉龙歌》:"头项强痛难回顾,牙痛并作一般看,先向承浆明补泻,后针风府即时安。承浆宜泻,风府针不可深。"《卧岩凌先生得效应穴针法赋》:"风伤项急始求于风府,应在承浆。"吕老体会,承浆、风府伍用,善治各种颈项强痛,活动受限诸症。不论内伤、外感所致之证,均有良效,尤其对伤风所致者,其效更著。低头、仰头不能者,可与束骨参合;左右不可回顾者,亦可与后溪伍用。

悬钟—昆仑

【单穴功用】

悬钟(见第218页)。

昆仑,又名下昆仑。在足部外踝后方,当外踝尖与跟腱之间的凹陷处(图21),为足太阳膀胱经脉气所行,属经火穴。古人眼界未宽,以昆仑山为最高山峰,本穴喻山之麓,经气有升高促阳而返下之象,故名昆仑。本穴具有疏通经络、消肿止痛、理胞宫、散厥滞、强腰膝之功。用于治疗头痛、项强、目眩、鼻衄、肩臂拘急、腰痛、足跟痛、小儿阴肿、小儿惊痫、难产、胞衣不下。

【伍用功能】

悬钟为足少阳胆经腧穴,又是八会穴之一——髓之会穴,有通经络、祛风湿、利关节、止疼痛、泄胆火、清髓热、壮筋骨之功;昆仑为足太阳膀胱经腧穴,有通经络、散瘀滞、行气血、止疼痛、调下焦、理胞宫、强腰膝、壮筋骨之效。二穴伍用,其气直通巅顶、头项,以疏调太阳、少阳二经经气,共奏舒筋活络,理气止痛之功。

【主治】

1. 颈项强痛等症。

2. 外踝肿痛、外踝扭伤诸症。

【操作法】

悬钟:正坐或侧卧,于外踝尖上3寸,腓骨后缘取穴。从外向内直刺0.3~0.8寸。

昆仑:正坐垂足着地或俯卧,于外踝尖与跟腱水平连线之中点处取穴。直刺0.3~0.5寸。

【经验】

悬钟—昆仑伍用,出自《胜玉歌》:"踝跟骨痛灸昆仑,更有绝骨共丘墟。"吕老体会,悬钟、昆仑伍用,不仅善治外踝疼痛诸症,而且对颈项疼痛亦有良效,职是上病下取,通经活络,引气血下行,以祛瘀止痛是也。

水道—筋缩

【单穴功用】

水道,在下腹部,当脐中下3寸,距前正中线2寸(图43),为足阳明胃经腧穴。水道,"道"指道路、通道。肾主水,膀胱属水,三焦者水道出焉,穴主肾、膀胱、三焦之疾,通调水道,其穴在脐下3寸,关元穴旁开2寸,正当膀胱出水之道,故名水道。本穴具有通调水道,清利下焦湿热,导邪从小便而出之效。用于治疗小腹胀满、疝气、膀胱有寒、三焦结热、小便不利、腰背强急、月经痛。

筋缩(见第173页)。

【伍用功能】

水道为足阳明胃经腧穴,有通调水道、清利下焦湿热之功;筋缩为督脉经腧穴,有舒筋活络、缓急止痛之效。水道其性柔;筋缩其性刚。二穴伍用,有阴阳相配,刚柔相济之妙用,共收缓急止痛之功效。

【主治】

1. 脊椎强痛,多由肾精虚损、复感外邪所致。

2. 胃脘痛,证属肝气犯胃、饮停心下、小便不利者。

【操作法】

水道:仰卧,平脐下3寸,于腹部正中线旁开2寸处取穴。直刺0.5~1寸。

筋缩:俯伏或俯卧,先取约与两肩胛骨下角平齐的第7胸椎棘突下的至阳穴,从至阳向下摸两个棘突,其下方凹陷中是穴。略向上斜刺0.5~1.2寸。

【经验】

水道—筋缩伍用,出自《百症赋》:"脊强兮水道、筋缩。"吕老体会,水道、筋缩伍用,除善治脊背强痛之外,亦常用于治疗胃脘痛,其针感以向胃脘部位放散为佳。

1982年,吕老尝治一中年教师,因久居湿地,渐渐腰背作痛,与天时变化有关,久而久之,经筋受累,以致仰俯困难。舌质淡,苔白腻,脉弦濡、稍滞。令其俯卧,胸腹不可接近床面,呈一弓形勉强卧之。治宜舒筋活络,缓急止痛。处方:身柱、筋缩、水道。治疗经过:每次留针30分钟,每周针4次。连针半个月,疼痛缓解,已能俯卧自如,弓形姿势已除。前后治疗月余,痛止症除。1年后随访,未见复发。

白环俞—委中

【单穴功用】

白环俞(见第235页)。

委中(见第16页)。

【伍用功能】

白环俞为足太阳膀胱经腧穴,穴在第4骶后孔,距督脉1.5寸处,与精室、女子胞相对应,有调整下焦气机、固精止带之功;委中为足太阳膀胱经腧穴、下合穴,乃本经脉气所入,为合土穴,有舒筋活络、祛风湿、利腰脊、清暑热、解血毒、调阴阳、止吐泻之效。白环俞为病所取穴;委中为循经远道配穴。二穴伍用,疏调膀胱经气,宣通气血,通络止痛之功益彰。

【主治】

1.腰背疼痛等症。

2.遗精、白浊、崩漏、带下诸症。

【操作法】

白环俞:俯卧,于第4骶椎下、后正中线旁开1.5寸处取穴。直刺2~3寸。

委中:俯卧,于腘横纹中点,二肌腱之间取穴。直刺0.8~1.2寸。

【经验】

白环俞—委中伍用,出自《百症赋》:背连腰痛,白环、委中针之。吕老体会,治腰背疼痛时,白环俞以直刺为宜;治泌尿、生殖系统疾病,白环俞斜向前阴部位刺,并使针感直达病所,其效更著。

天柱—大杼

【单穴功用】

天柱(见第28页)。

大杼(见第52页)。

【伍用功能】

天柱为足太阳膀胱经腧穴,有舒筋活络、调和气血、祛风明目、镇静止痛之功;大杼为足太阳膀胱经腧穴,手、足太阳之交会穴,骨之会穴,有祛风散邪、解表退热、宣肺平喘、舒筋脉、调骨节、壮腰膝之效。天柱、大杼同属足太阳膀胱经腧穴,位于项后、脊背的上方,乃是脏腑之气输注的处所,二穴伍用,其功益彰,共奏祛风明目,舒筋活络,缓急止痛之效。

【主治】

1.头项脊背强痛,不论内伤、外感所致者,均宜选用。

2.头晕、目眩、头响、耳鸣,证属脏腑气机逆乱者。

【操作法】

天柱:正坐,头稍前倾,先取哑门,再旁开1.3寸,当斜方肌外侧处取之。直刺0.5~1寸。

大杼:俯伏或俯卧,于第1胸椎棘突下、陶道穴旁开1.5寸处取穴。直刺0.3~0.5寸,斜向椎体方向刺0.5~1.2寸。

【经验】

天柱—大杼伍用,出自李东垣,他说:"五脏气乱于头者,取之天柱、大杼,不补不泻,以导气而已。"旨哉斯言,夫膀胱者,州都之官,气化出焉,故统周身之阳气,而名太阳经也。且五脏之腧穴,皆在于背,是五脏之气,又皆通于太阳也。若夫气乱于头者，则头晕、目眩者有之，治者当以导气下行为之定律。今考天柱、大杼二穴，皆属足太阳膀胱经，而大杼更为督脉之别络，手足太阳少阳之会，其能调理气道可知；至云不补不泻者，盖又以其气乱矣。再如风寒客于太阳之经，头项脊皆强痛，是法亦所当用，唯之所在，势不得行泻性，以舒经散邪是也。

内伤颈项强痛者，亦可以三棱针点刺拔罐，职是瘀去络道通畅，诸恙可除也。

肾俞—三间

【单穴功用】

肾俞（见第119页）。

三间（见第83页）。

【伍用功能】

肾俞为足太阳膀胱经腧穴，为肾脏经气输注的处所，有滋补肾阴、强健脑髓、明目聪耳、壮肾阳、促气化、利水湿、强腰脊之功；三间为手阳明大肠经腧穴，乃本经脉气所注，为输木穴，有调腑气、泄邪热、利咽喉、止疼痛之效。肾俞以滋阴为主；三间以泄火为要。二穴伍用，一补一泻，相互制约，相互为用，滋阴降火，消肿止痛益彰。

【主治】

1. 肩背、腰脊疼痛等症。

2. 肩背浮风劳。

3. 牙痛，证属阴虚火旺者。

【操作法】

肾俞：俯卧，先取与脐孔基本相对的命门穴，再于命门穴旁开1.5寸处取穴。直刺1~1.2寸。

三间：侧掌，微握拳，在示指掌指关节后方桡侧，正当第2掌骨小头的后方，赤白肉际处。直刺0.2~0.3寸。

【经验】

肾俞—三间伍用，出自《席弘赋》："更有三间、肾俞妙，善除肩背浮风劳。"吕老体会，风劳一症是指外感病失治、误治，久久不愈演变而来，所谓"伤风不醒便成劳"即是此意，肩背浮风劳，即是风劳症兼见肩背酸困等症。治疗时，宜与身柱穴参合使用，其效更速。

尺泽—曲池

【单穴功用】

尺泽(见第 110 页)。

曲池(见第 13 页)。

【伍用功能】

尺泽为手太阴肺经腧穴,乃本经脉气所入,为合水穴,又是肺之子穴(肺属金,金能生水,水乃金之子),本穴有泄肺火、降肺气、止咳平喘、舒筋活络、缓急止痛之功;曲池为手阳明大肠经腧穴,乃本经脉气所入,为合土穴,有疏风解表、调和气血、散邪热、祛水湿、利关节、止疼痛、消瘰疬、除瘙痒之效。肺为脏、属里;大肠为腑、属表。尺泽为合水穴;曲池为合土穴。二穴伍用,一表一里,一脏一腑,通里达表,和调脏腑,水土并举,相互制约,相互为用,舒筋活络,消肿散结,缓急止痛之功益彰。

【主治】

1. 肘关节拘急疼痛、功能障碍等症。

2. 鹤膝风,恙由三阳亏损,风邪外袭,阴寒凝滞而成,症见膝关节肿大,形如鹤膝,疼痛,步履不便等症。

【操作法】

尺泽:手掌向上,肘部微弯曲,于肱二头肌腱桡侧缘的肘横纹上取穴。直刺0.5~0.8 寸。治肘关节挛急时亦可向肱二头肌腱附着处强刺。

曲池:①屈肘成直角,当肘弯横纹尽头处;②屈肘,于尺泽与肱骨外上髁连线的中点处取穴。直刺 1~1.5 寸,令针感向上、下传导为宜。

【经验】

尺泽—曲池伍用,出自《玉龙歌》:"两肘拘挛筋骨连,艰难动作欠安然,只将曲池针泻动,尺泽兼行见圣传。"按:尺泽宜泻不灸。《肘后歌》:"鹤膝肿劳难移步,尺泽能舒筋骨疼,更有一穴曲池妙,根寻源流可调停;其患若要便安愈,加以风府可用针。更有手臂拘挛急,尺泽刺深去不仁。"

尺泽—合谷

【单穴功用】

尺泽(见第 110 页)。

合谷(见第 5 页)。

【伍用功能】

尺泽为手太阴肺经腧穴,乃本经脉气所入,为合水穴,又是肺经子穴,有泄肺火、降肺气、止咳平喘、舒筋活络、缓急止痛之功;合谷为手阳明大肠经腧穴、原穴,乃本经脉气所过,五行属火,有疏风解表、清肺泄热、通经活络、和降肠胃、镇痛安神之效。肺为脏、属里;大肠为腑、属表。二穴伍用,一表一里,一脏一腑,相互制约,相互为用,表里双解,脏腑双调,舒筋活络,缓急止痛,止咳平喘益彰。

【主治】

1. 肘关节挛急、疼痛。

2. 上肢不遂。

3. 咳嗽、气喘诸症。

【操作法】

尺泽:手掌向上,肘部微弯曲,于肱二头肌腱桡侧缘的肘横纹上取穴。直刺0.5~0.8寸。

合谷:①拇、示指张开,以另一手的拇指关节横放在虎口上,当拇指尖到达之处是穴;②拇、示两指并拢,在肌肉的最高处取穴;③拇、示两指张开,当虎口与第1、2掌骨结合部连线的中点。直刺0.5~1寸。

【经验】

尺泽—合谷伍用,出自《卧岩凌先生得效应穴针法赋》:"尺泽去肘痛筋急,应在合谷。"

吕老体会,肘关节挛急者,针刺宜向肱二头肌腱附着处刺为佳。

肾俞—委中

【单穴功用】

肾俞(见第119页)。

委中(见第16页)。

【伍用功能】

肾俞为足太阳膀胱经腧穴,为肾脏经气输注的处所,有补肾阴、壮肾阳、促气化、利水湿、补脑髓、强腰脊、明目聪耳之功;委中为足太阳膀胱经腧穴,乃本经脉气所入,为合土穴,又是四总穴之一——腰背委中求,有舒筋活络、强健腰膝、凉血活血、清热解毒之效。肾俞以滋补为主;委中以疏泻为要。肾俞以调整肾脏经气为主,委中以调整膀胱腑气为要。肾俞为病所取穴;委中为循经远道配穴。二穴伍用,一脏一腑,一表一里,一补一泻,相互制约,相互为用,和表里、通经络,补肝肾、利腰脊、止疼痛之功益彰。

【主治】

1. 各类腰痛、腿痛等症。

2. 水肿、小便不利等症。

【操作法】

肾俞：俯卧，先取与脐孔基本相对的命门穴，再于命门穴旁开1.5寸处取穴。直刺1~1.2寸。

委中：俯卧，于腘窝横纹中点，二肌腱之间取穴。直刺0.5~1寸。亦可三棱针点刺放血。

【经验】

肾俞—委中伍用，出自《卧岩凌先生得效应穴针法赋》："肾俞把腰痛而泻尽，应在委中。"又云："腰脚疼在委中而已矣，应在肾俞。"吕老体会，肾俞—委中伍用，善治一切腰腿痛。急性病证，只针不灸；慢性病证，针灸并用；络脉瘀阻，久痛不愈，委中穴亦可三棱针点刺放血。放血量多少，应以出血的颜色而定，即由黑紫变为鲜红色为度。

水沟—哑门

【单穴功用】

水沟（见第3页）。

哑门（见第105页）。

【伍用功能】

水沟为督脉腧穴，穴在口鼻之间，有祛风清热、调和阴阳、醒脑开窍、回阳救逆、镇静安神、活络止痛之功；哑门为督脉腧穴，穴在脑后，有通经络、利机关、清神志、畅窍络、疗失语之效。二穴伍用，一前一后，相互对应，通调督脉，宣导经气，散瘀定痛之功益彰。

【主治】

急性腰扭伤，尚无器质性病变者。

【操作法】

水沟：正坐仰靠或仰卧，于人中沟中线的上、中1/3交点处取穴。从下向上斜刺0.3~0.5寸。

哑门：正坐，头稍前倾，于后正中线入发际0.5寸取穴。直刺0.3~0.5寸。

【经验】

水沟—哑门伍用，以治急性腰扭伤之症为主，针刺手法，均以快速进针，在得气的基础上，双手同步行针，并令患者活动腰部，活动范围由小到大，切勿用力过猛。

急性腰扭伤案例

患者,男,51岁,希腊驻喀麦隆共和国外交官。1976年7月15日初诊。

主诉:腰痛3天。

病史:患者3天前,因打羽毛球,不慎将腰扭伤,疼痛难忍,不能弯腰屈背,呈直立挺腰行走,也不能自行穿、脱鞋袜,咳嗽时疼痛加剧,由其夫人扶持而来。

查体:命门穴周围有明显压痛,不能前后仰俯、左右侧弯、下蹲,咳嗽痛甚。外科会诊,未见器质性改变。舌淡,苔薄白,脉弦。

诊断:腰痛(急性腰扭伤)。

治则:通经活络,散瘀止痛。

处方:水沟、哑门。

操作:上穴均以速刺进针,刺3~5分深,施以同步捻转、雀啄术,并嘱患者活动腰部,活动范围由小到大,切勿用力过猛。

行针1分钟后,疼痛减轻一半,休息片刻,又依法行针2次,留针30分钟,痛除病愈,腰部活动自如。

水沟—哑门伍用,为吕老之经验,善治急性腰扭伤、挫伤诸症。盖水沟为督脉的腧穴,穴居口鼻之间,有祛风清热、调和阴阳、醒脑开窍、回阳救逆、镇静安神、活络止痛之功;哑门亦为督脉的腧穴,穴居脑后,有通经络、利机关、清神志、畅窍络、疗失语之效,二穴参合,一前一后,相互对应,下病上取,通调督脉,宣导经气,散瘀定痛之功益彰。

针刺治疗急性腰扭伤,临床报道较多,其取穴不一,但均可获得疗效。对扭伤产生的瘀血、水肿,除针刺治疗外,以毫针或三棱针点刺出血,或用磁疗可加快血肿、水肿的吸收消散。对于有血瘀而血肿不严重的患者,针刺后加拔罐治疗效果也很满意。

环跳—阳陵泉

【单穴功用】

环跳,又名环谷、髋骨、髀枢、分中、髌骨、髀压、枢合中、枢中。在股外侧部,侧卧屈股,当股骨大转子最凸点与骶骨裂孔连线的外1/3与中1/3交点处(图103),为足少阳胆经腧穴,又是足少阳与足太阳经之交会穴。穴居髀枢,髀枢之骨如环,人之下肢屈伸跳跃全仗此骨为之枢纽,是穴主治腿股风痹等症,使其功能复常,故名环跳。本穴具有通经活络、祛风除湿、宣利腰髀、强健腰腿之功。用于治疗腰胯疼痛、下肢痿痹、半身不遂、膝不得伸、风疹、脚气。

阳陵泉(见第53页)。

【伍用功能】

环跳为足少阳胆经腧穴,乃本经脉气所发,有通经活络、祛风除湿、强健腰膝、宣痹止痛之功;阳陵泉为足少阳胆经腧穴,为本经脉气所入,为合土穴,有疏泄肝胆、和解少阳、清热除湿、祛风散邪、舒筋活络、缓急止痛之效。二穴皆属胆经腧穴,合而用之,通经接气,调和气血,驱风除湿,舒筋利节,缓急止痛之功益彰。

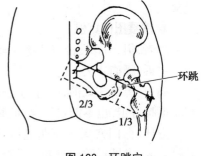

图103 环跳穴

【主治】

1. 冷风湿痹诸症。

2. 下肢不遂、痿痹、瘫痪诸症。

3. 坐骨神经痛。

【操作法】

环跳:①侧卧,伸下腿,屈上腿(成90°),以拇指关节横纹按在大转子头上,拇指指向脊柱,当拇指尖止处是穴;②侧卧,于大转子后方凹陷处,约当股骨大转子与骶管裂孔连线的外中1/3交点处取穴。直刺2~3寸。针感以向下肢放散,直达足趾为宜。

阳陵泉:正坐屈膝垂足,于腓骨小头前下方凹陷处取穴。直刺1~1.5寸,亦可向阴陵泉方向透刺。

【经验】

环跳—阳陵泉伍用,出自《长桑君天星秘诀歌》:"冷风湿痹针何处?先取环跳次阳陵。"《杂病穴法歌》:"脚连胁腋痛难当,环跳、阳陵泉内杵,冷风湿痹针环跳,阳陵、三里烧针尾(烧三五壮知痛即止)。"吕老体会,环跳、阳陵泉伍用,善治下肢痿痹诸症,唯初诊患者针环跳时,针刺手法不宜过重,否则有使疼痛加重之虞。

吕老1977年5月在喀麦隆工作期间,曾遇一德国友人,患者十余天来,右臀部、大腿后面、小腿外侧疼痛不已,行走不便,患肢屈伸不利,穿、脱裤子甚感困难,直腿抬高试验阳性,经外科会诊,诊为"坐骨神经痛"。面色少华,舌淡、苔薄白,脉弦紧。详查病史,盖由夜卧受凉之故,以致经气闭阻,不通则痛。处方:环跳、阳陵泉,行平补平泻手法,留针30分钟。起针后,自云:疼痛减去一半有余。遵效不更方之旨,又针2次,痛除病愈。

后溪—环跳

【单穴功用】

后溪（见第 83 页）。

环跳（见第 253 页）。

【伍用功能】

后溪为手太阳小肠经腧穴，乃本经脉气所注，为输木穴，又是八脉交会穴之一，通于督脉，与阳跷脉申脉穴相沟通，有宣通阳气、宁心安神、清热利湿、通络止痛之功；环跳为足少阳胆经腧穴，乃本经脉气所发，有通经活络、祛风除湿、强健腰膝、宣痹止痛之效。后溪以疏通太阳经气（按手足太阳同气相应之理，故可疏通后背、下肢太阳经之经气）为主；环跳以疏通少阳经气为要。二穴伍用，舒筋活络，通痹止痛之功益彰。

【主治】

1. 腰背疼痛、痛引下肢者。

2. 坐骨神经痛。

【操作法】

后溪：握拳，于第5掌指关节后缘，当手掌横纹头赤白肉际处取穴。直刺0.5~1寸。

环跳：①侧卧，伸下腿、屈上腿（成 90°），以拇指关节横纹按在大转子头上，拇指指向脊柱，当拇指尖止处是穴。②侧卧，于大转子后方凹陷处，约当股骨大转子与骶管裂孔连线的外中 1/3 交点处取穴。直刺 2~3 寸。

【经验】

后溪—环跳伍用，出自《百症赋》："后溪、环跳，腿疼刺而即轻。"按：环跳治腰腿痛世人皆知，为何取后溪亦有良效？考其机制有二：一则后溪通督脉，故善治腰脊病痛；二则可疏调太阳膀胱气机，以舒筋活络，行气止痛是也。

2001 年 8 月中旬，一友人 3 天前突然腰腿作痛，不得转侧，活动不能，先刺肾俞、大肠俞、环跳诸穴，未能愈可，疼痛不减，复针双后溪穴，行同步行针法，操作不到 1 分钟，病除痛愈，行动自如。后溪为之输穴，"输主体重节痛"，故有立竿见影之效。

曲池—阳陵泉

【单穴功用】

曲池（见第 13 页）。

阳陵泉(见第 53 页)。

【伍用功能】

曲池为手阳明大肠经腧穴,乃本经脉气所入,为合土穴,有疏风解表、清热退热、调和气血、通经活络、利水除湿之功;阳陵泉为足少阳胆经腧穴,为本经脉气所入,为合土穴,又是筋之会穴,有疏泄肝胆、和解少阳、清热除湿、祛风散邪、舒筋活络、缓急止痛之效。曲池居于肘内;阳陵位于膝下,同处大关节之要处。曲池行气血、通经络;阳陵舒筋脉、利关节。二穴均有宣通下降之功,合而用之,相得益彰。曲池清肺走表;阳陵泉泻肝胆平里。二穴伍用,清利疏泄,降浊泻火,消胀除满,散结止痛之力增强。

【主治】

1. 半身不遂、瘰疬诸症。

2. 历节风,症见关节肿痛、游走不定、痛势剧烈、屈伸不利、昼轻夜重、邪郁化热、关节则见红肿热痛等症。

3. 肝肺抑郁、胸胁作痛等症。

4. 热结肠胃、腹胀、便浊等症。

【操作法】

曲池:①屈肘成直角,当肘弯横纹尽头处;②屈肘,于尺泽与肱骨外上髁连线的中点处取穴。直刺 1~1.5 寸。

阳陵泉:正坐屈膝垂足,于腓骨小头前下方凹陷处取穴。直刺 0.8~1.5 寸,亦可向阴陵泉方向透刺。

【经验】

曲池—阳陵泉伍用,出自《百症赋》:"半身不遂,阳陵远达于曲池。"吕老体会,曲池、阳陵泉伍用,尚有开四关(肘、膝关节)、止疼痛、恢复肢体功能之功。尤其是取其双穴,采用同步针法,颇有加速气血循行,平衡阴阳之效,故疗效神速也。

曲池—阳陵泉,治疗痹症善在辨证,证属热痹、风湿性关节炎有风湿活动者,针刺宜用泻法,以收清热凉血、活血通络、消肿止痛之功;证属寒痹,针刺亦用补法,疏风散寒,通经活络,行血止痛。痹证日久,整体虚弱,肝肾不足,气血双亏,络道瘀滞者,针刺先泻后补,重灸兼施,方能收其良效。

临床应用时,若一侧上、下肢关节疼痛,针刺时先针健侧、后针患侧;若单侧下肢为患,上肢、下肢穴位均可施术;若为膝关节为患,加鹤顶、犊鼻穴;若是踝关节为患,加解溪穴;若肩关节为患,可加肩髃;若为腕关节作痛,可加阳池穴;若为类风湿关节炎手指肿痛、拘挛者,可加八邪穴,足趾肿痛、拘挛者,可加八风穴。

近年来,中风半身不遂者发病率较高,为不断提高治疗效果,吕老常与内关、合谷、足三里、三阴交伍用,合之为手足十二针。另外,中风属脑源性疾病,其病所在脑,故又与四神聪参合,经临床验证,其效更彰。盖曲池位于肘关节部位,阳陵泉居膝关节近处,二穴参合,一上一下,上下呼应,则开四关(肘、膝关节)、调气血、强筋骨、恢复肢体功能之力益彰。

后溪—昆仑

【单穴功用】
后溪(见第83页)。
昆仑(见第245页)。

【伍用功能】
后溪为手太阳小肠经腧穴,乃本经脉气所注,为输木穴,又是八脉交会穴之一,通于督脉,与阳跷脉申脉穴相沟通,有宣通阳气、宁心安神、清利湿热、通络止痛之功;昆仑为足太阳膀胱经腧穴,有通经络、散瘀滞、行气血、止疼痛、调下焦、理胞宫、壮筋骨、强腰膝之效。后溪以通督脉为主;昆仑以宣通太阳经气为要。二穴伍用,同经相应,相互促进,宣通腰背经气,以增强散瘀定痛之功。

【主治】
1.急性腰扭伤。
2.腰背脊间疼痛、活动受限等症。

【操作法】
后溪:握拳,于第5掌指关节后缘,当手掌横纹头赤白肉际处取穴。直刺0.5~1寸。
昆仑:正坐垂足着地或俯卧,于外踝尖与跟腱水平连线之中点处取穴。直刺0.5~1寸。

【经验】
后溪—昆仑伍用,统治腰背疼痛诸症,其治疗原理,职是主取后溪通调督脉,督脉者,总督一身之阳气,督率一身之阳经,故宣通之力其大无穷;佐昆仑者,昆仑善调太阳之气,宣通腰背气机,通络止痛之功益彰。合而用之,直通腰背,故止痛之功倍增矣。

横骨—大都

【单穴功用】
横骨,又名下极、屈骨、屈骨端、曲骨。在下腹部,当脐中下5寸,前正中线旁开 0.5 寸(图 102),横骨者,横于阴上之骨(耻骨联合),横上为少腹,下即交骨,故名横骨。为足少阴肾经腧穴,又是本经与冲脉之交会穴。本穴具有疏调下焦气机、缓急止痛、缩尿涩精、利水消肿之功。用于治疗腹胀、小便难、阴器下纵、前阴疼痛、遗精、阳痿、遗尿、目赤、五脏虚竭等症。

大都(见第 30 页)。

【伍用功能】

横骨为足少阴肾经腧穴,有疏调下焦气机、缓急止痛、缩尿涩精、利水消肿之功;大都为足太阴脾经腧穴,有健脾和中、回阳救逆之效。肾为水脏,以气化为主;脾为中土,以运化为要。二穴伍用,温阳化气,行气消胀,利水消肿之功益彰。

【主治】

1. 气滞腰痛。

2. 脾肾阳虚、腹胀、肠鸣、身重、泄泻、纳呆、消化无力等症。

【操作法】

横骨:仰卧,先取腹白线上耻骨联合上缘的曲骨,再于其旁 0.5 寸处取穴。直刺 0.3~0.8 寸。

大都:正坐垂足或仰卧,于足大趾内侧缘,当第 1 跖趾关节前缘凹陷赤白肉际处取穴。直刺 0.2~0.3 寸。

【经验】

横骨—大都伍用,出自《席弘赋》:"气滞腰疼不能立,横骨、大都宜救急。"所谓气滞腰痛,多因失志愤怒,郁闷忧思,或闪挫跌仆,筋脉气滞所致。症见腰痛胀满,连及腹胁,似有气走注。忽聚忽散,不能久立远行,脉沉弦或伏等。取横骨者,不仅有后病前取之意,而且有温肾化气之旨;佐以大都,温脾化滞,消胀止痛益彰。

阳陵泉—悬钟

【单穴功用】

阳陵泉(见第 53 页)。

悬钟(见第 218 页)。

【伍用功能】

阳陵泉为足少阳胆经腧穴、下合穴,乃本经脉气所入,为合土穴,又是八会穴之一——筋之会穴,按"合治内腑""筋会阳陵"之理,本穴具有疏泄肝胆、清利湿热、舒筋活络、缓急止痛之功;悬钟为足少阳胆经腧穴,又是八会穴之一——髓会绝骨(悬钟),即髓之精气聚会的处所,它具有通经络、祛风湿、利关节、止疼痛、泄胆火、清髓热、壮筋骨之效。阳陵泉以治筋病为主;悬钟以治髓病为要。二穴同属少阳胆经腧穴,合而用之,有珠联璧合,通经接气之妙用,共奏疏泄肝胆、清利湿热、益精填髓、强壮健骨、舒筋活络、缓急止痛之功。

【主治】

1. 下肢不遂。

2. 下肢痿软、无力。

3. 小儿麻痹后遗症。

4. 落枕。

5. 肩臂疼痛、活动不利等症。

6. 肩关节周围炎。

7. 肩部扭伤。

【操作法】

阳陵泉:正坐屈膝垂足,于腓骨小头前下方凹陷处取穴。直刺1~1.2寸。

悬钟:正坐或侧卧,于外踝尖上3寸,腓骨后缘取穴。从外向内直刺0.5~0.8寸。

【经验】

阳陵泉—悬钟伍用,善治筋骨为病,下肢不遂,痿软无力,久久不愈者。亦可治疗肩、颈、项、背诸痛,此乃上病下取,通络止痛是也。

阳陵泉—太冲

【单穴功用】

阳陵泉(见第53页)。

太冲(见第78页)。

【伍用功能】

阳陵泉为足少阳胆经腧穴,乃本经脉气所入,为合土穴,又是八会穴之一——筋之会穴,有疏泄肝胆、清热利湿、舒筋活络、缓急止痛之功;太冲为足厥阴肝经腧穴,为本经脉气所注,为输土穴,有舒肝理气、活血通络、平肝息风、疏泄湿热之效。胆为腑,属阳;肝为脏,属阴。二穴伍用,一表一里,一脏一腑,调和肝胆,理气止痛,疏土抑木,消胀除满,活血散瘀,缓急舒筋之功益彰。

【主治】

1. 肩痛、肩关节周围炎、急性扭挫伤所致之肩痛。

2. 眩晕,证属肝胆火旺、肝阳上扰者。

3. 胁肋疼痛,证属肝郁气滞、络脉不和者。

4. 下肢不遂,膝、足疼痛等症。

【操作法】

阳陵泉：正坐屈膝垂足，于腓骨小头前下方凹陷处取穴。直刺1~1.5寸。

太冲：正坐垂足，于足背第1、2跖骨之间，跖骨底结合部前方凹陷处，当姆长伸肌腱外缘处取穴。直刺0.5~1寸。

【经验】

阳陵泉—太冲伍用，为吕老同窗好友陈汉平教授所传。治疗范围甚广，尤其对急性肩痛，颇有立竿见影之功。针刺手法：在得气的基础上，边行针边令患者活动肩关节，活动范围逐渐加大，切勿用力过猛，否则有伤筋之虞。

环跳—委中

【单穴功用】

环跳（见第253页）。

委中（见第16页）。

【伍用功能】

环跳为足少阳胆经腧穴，乃本经脉气所发，有通经活络、祛风除湿、强健腰膝、宣痹止痛之功；委中为足太阳膀胱经腧穴，乃本经脉气所入，为合土穴，又是四总穴之一——腰背委中求，有舒筋活络、强健腰膝、调和阴阳、凉血活血、清热解毒之效。少阳经行于下肢的外侧；太阳经行于下肢的后面。环跳以疏髋与下肢气机为主；委中以调腰背气机为要。二穴伍用，疏通二经经气，行气活血，宣痹止痛之功益彰。

【主治】

1. 中风后遗症、下肢不遂等症。

2. 腰腿疼痛，证属痹证者。

3. 坐骨神经痛。

【操作法】

环跳：①侧卧，伸下腿，屈上腿（成90°），以拇指关节横纹按在大转子头上，拇指指向脊柱，当拇指尖止处是穴。②侧卧，于大转子后方凹陷处，约当股骨大转子与骶管裂孔连线的外中1/3交点处取穴。直刺2~3寸。

委中：俯卧，于腘窝横纹中点，二肌腱之间取穴。直刺1~1.2寸。

【经验】

环跳—委中伍用，出自《杂病穴法歌》："腰痛环跳、委中神。"吕老认为，所谓的神，是指止痛有神速之效也。如何取其速效呢？关键是令针感直达病所，这样才能针到痛止。治坐骨神经痛时，针感宜沿下肢走窜为佳，此即通经活络是也。

术者尚须注意,针刺手法不宜过重,否则,后遗感久久不能消除。

阳陵泉—阴陵泉

【单穴功用】

阳陵泉(见第53页)。

阴陵泉(见第151页)。

【伍用功能】

阳陵泉为足少阳胆经腧穴,乃胆经脉气所入,为合土穴,又是八会穴之一——筋之会穴,有疏泄肝胆、清热利湿、舒筋活络、缓急止痛之功;阴陵泉为足太阴脾经腧穴,为本经脉气所入,为合水穴,有健中宫、助运化、调水液、利水湿、消水肿、清湿热、止泄泻之效。阳陵泉位于膝关节的外侧,属阳;阴陵泉位于膝关节的内侧,属阴。二穴伍用,一内一外,一阴一阳,一水一土,相互制约,相互促进,相互转化,清热利湿,舒筋活络,消肿止痛之功益彰。

【主治】

1. 膝关节疼痛,不论证属寒痹、热痹,均宜选用。

2. 鹤膝风。

3. 小便不利、遗溺。

【操作法】

阳陵泉:正坐屈膝垂足,于腓骨小头前下方凹陷处取穴。直刺1~1.2寸。

阴陵泉:正坐屈膝或仰卧,于膝部内侧,胫骨内髁下缘,与胫骨粗隆下缘平齐处取穴。直刺1~1.2寸。

【经验】

阳陵泉—阴陵泉伍用,出自《玉龙歌》:"膝盖红肿鹤膝风,阳陵二穴亦堪攻,阴陵针透尤收效,红肿全消见异功。"《针灸大成》:"小便不禁,灸阳陵泉、阴陵泉。"吕老体会,诸凡膝关节疼痛诸症均堪选用。证属寒证者,针灸并施;证属热证者,只针不灸,亦可互相透刺,其效更著。必要时,亦可加健膝穴(位于髌骨上缘正中4横指处),针尖斜向下刺入1~1.5寸,令针感直达膝关节为佳。

鹤膝风出自《证治准绳》,又名膝游风、鹤节、膝眼风、鼓槌风、膝疡等。因病后膝关节肿大,形如鹤膝而得名。多由三阳亏损,风邪外袭,阴寒凝滞而成。病初多见形寒发热,膝部微肿,步履不便,疼痛,继之局部红肿热痛,或色白漫肿;日久关节腔内积液肿大,骨胫变细,溃破后,脓出如浆,或流黄色黏液,愈合缓慢。

曲泉—膝阳关

【单穴功用】

曲泉,在膝内侧,屈膝,当膝关节内侧面横纹内侧端,股骨内上髁的后缘,半腱肌、半膜肌止端的前缘凹陷处(图104),为足厥阴肝经腧穴,乃本经脉气所入,为合水穴,屈曲其膝可得其穴,穴属合水,喻水之高而有来源者为泉,故名曲泉。本穴具有清胆泄肝、清热利湿、舒筋活络、缓急止痛之功。用于治疗阴挺、少腹痛、小便不利、阴痒、外阴部痛、遗精、疝气、惊狂、膝股内侧疼痛。

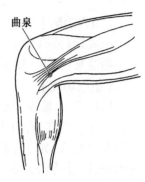
曲泉

图104 曲泉穴

膝阳关,又名阳关、关陵、寒府、关阳、阳陵。在膝外侧,当阳陵泉上3寸,股骨外上髁上方的凹陷处(图42),为足少阳胆经腧穴、足少阳胆经之关,故名膝阳关。本穴具有舒筋活络、祛风除湿、通络止痛之功。用于治疗膝外侧肿痛、腘筋挛急、屈伸不利、小腿麻木。

【伍用功能】

曲泉为肝经腧穴,乃本经脉气所入,为合水穴,有清胆泄肝、清热利湿、舒筋活络、缓急止痛之功;膝阳关为胆经腧穴,乃本经之关,有舒筋活络、祛风除湿、通络止痛之效。曲泉位于膝之内侧;阳关处于膝之外侧。肝为脏,属阴;胆为腑,属阳。二穴伍用,一阴一阳,一表一里,一脏一腑,相互制约,相互为用,和调肝胆,清利湿热,舒筋活络,缓急止痛之功益彰。

【主治】

1. 膝关节疼痛,不论证属寒痹、热痹,均宜选用。

2. 鹤膝风。

【操作法】

曲泉:屈膝,于膝内侧横纹端凹陷处取穴。从内向外直刺1~1.2寸。

膝阳关:屈膝,于股骨外上髁后,当髂胫束与股二头肌腱之间凹陷处取穴。或于大腿外侧中线,阳陵泉直上3寸处定取。从外向内直刺1~1.2寸。

【经验】

曲泉—膝阳关,阳陵泉—阴陵泉两组对穴均可治疗膝关节红肿疼痛,屈伸不利等症,前者以膝上肿痛甚者为宜,后者以膝下肿痛甚者为佳,若整个膝关节上下漫肿者,两组可以合并使用,也可互相透刺,其效更佳。

中渚—后溪

【单穴功用】

中渚(见第 65 页)。

后溪(见第 83 页)。

【伍用功能】

中渚为手少阳三焦经腧穴,配属五行属木,有疏少阳气机、解三焦邪热、活络止痛之功;后溪为手太阳小肠经腧穴,配属五行属木,有通调督脉、宣导阳气、宁心安神、清热利湿、通络止痛之效。二穴伍用,输木相合,疏通经脉,调理经气,舒筋活络止痛之力益彰。

【主治】

1. 颈项强痛诸症。

2. 颈椎病,恙由过于劳累、复感风寒、颈椎气血不畅、络脉瘀阻或骨质增生所致。

【操作法】

中渚:俯掌,液门穴直上 1 寸,当第 4、5 掌指关节后方凹陷中取穴。直刺0.3~0.5 寸。

后溪:握拳,于第 5 掌指关节后缘,当手掌横纹头赤白肉际处取穴。针尖向合谷穴透刺 1.5 寸左右,针感传至肘关节以上为佳。

【经验】

中渚—后溪伍用,吾侪之经验。是为治疗颈项强痛而设。其发病机制,有感受风寒,经筋受损,络道瘀阻者;有肝肾虚损,病变及骨,络道不畅,经筋失养,气血瘀滞者;有骨质增生者种种。

郑天辉先生报道治疗颈椎病 30 例,均经 X 线摄片提示有骨质增生。取上方为治,治疗 1 个疗程症状消失者 23 例,症状减轻者 6 例,无效 1 例,总有效率96.6%。

颈椎病案例

张某,男,54 岁,干部。1992 年 3 月 2 日初诊。

主诉:颈项强痛半年余。

病史:半年来自觉颈项疼痛,活动不灵,疼痛向右上肢放散,甚则影响睡眠,曾于某医院就诊,服药多日,未见有效,故来就诊。

查体:颈项局部肌肉紧张度增高,X 线片示颈椎第 5、6 椎骨质增生,舌淡苔薄白,脉弦细。

诊断:颈椎病。

治疗：调和气血，疏经活络。

处方：中渚、后溪（双）。

操作：依上法操作，留针15分钟，间隔5分钟行针1次，每日1次，治疗8次，痛除病愈。

按语：《针灸大全》曰："头项拘急，引肩背痛后溪一穴，中渚二穴，百会一穴，肩井二穴。《灵枢·杂病》："项痛，刺手太阳也。项痛不可以顾，取手太阳俞木穴——后溪为治。今与中渚配伍，疏通经络，调和气血，散瘀止痛之功益彰。

命门—委中

【单穴功用】

命门（见第158页）。

委中（见第16页）。

【伍用功能】

命门为督脉腧穴，位于第2腰椎以下，为呼吸之根，元气之本，又为足太阳之结穴，男子藏精，女子藏血之处，乃生命之始，玄命之门，有补阳益肾之功；委中为足太阳膀胱经腧穴、合穴、下合穴，因本经多血，三棱针缓刺放血，有祛瘀生新、通络止痛之效。二穴伍用，泻之有清热祛邪、疏风散寒、通经活络止痛之功；补之有补肾壮阳、祛风通络止痛之效。

【主治】

1. 腰腿疼痛，证属气虚阳弱、络道瘀滞者。

2. 痹证，症见身痛、骨节肿痛、腰脊强痛等。

【操作法】

命门：在腰部，当后正中线上，第2腰椎棘突下凹陷中。直刺0.5~1.2寸，针刺先泻后补；艾条灸5~10分钟。

委中：在腘横纹中点，当股二头肌腱与半腱肌腱的中间。直刺1~1.2寸，针刺用泻法，令针感向足跟、足趾放散，或三棱针缓刺放血。

【经验】

命门—委中伍用，以治寒湿痹痛为主，命门先针后灸，亦可温针灸，每次5~10壮为宜，病久入络，痛有定处，宜三棱针委中放血为佳。若腰脊疼痛，不能转侧者，则宜与肾俞、后溪参合使用，其效更著。

外关—风市

【单穴功用】

外关(见第 57 页)。

风市(见第 49 页)。

【伍用功能】

外关为手少阳三焦经的腧穴、络穴,别走手厥阴心包经,既有调气活血、荣筋壮骨、疏通经络、通利关节之功,又有疏散表邪、散风止痛之功;风市为足少阳胆经腧穴,有散风寒、清风热、祛风湿、搜风毒之效。二药伍用,一上一下,同经相应,同气相求,相互促进,通络活络,祛风散邪,止痒止痛之力益彰。

【主治】

1. 痹证,症见游走性风痛,时发时止者。

2. 荨麻疹。

【操作法】

外关:在前臂背侧,当阳池与肘尖的连线上,腕背横纹上 2 寸,尺骨与桡骨之间。直刺 0.5~1 寸,平泻手法;艾条灸 5~10 分钟。

风市:在大腿外侧部的中线上,当腘横纹上 7 寸。或直立垂手时,中指尖到达之处。直刺 1~1.2 寸,平补手法;艾条灸 5~10 分钟。

【经验】

外关—风市伍用,重在疏散表邪,行气活血,祛风止痒,盖风性善行而数变,遂有游走性风痛,时发时止,上下伍用,可散周身之风,通周身之经,故祛风之力增强。若有热象者与大椎参合;若有血瘀指征者加委中三棱针放血,以增强补瘀之力,可收事半功倍之效。

阴市—风市

【单穴功用】

阴市为足阳明胃经腧穴,在大腿前面,当髂前上棘与髌底外侧端的连线上,髌底上 3 寸(即梁丘穴上 1 寸处)(图 105)。胃为水谷所归,五味皆入,有如市杂,故有"胃为之市"之说。集结之处为市,穴为阳明脉气所发,又主腰腿冰冷,膝寒……故有温经散寒之功,用于治疗腰眼寒凉、膝腿无力、屈伸不利、寒疝、腹胀腹痛等症。

风市(见第 49 页)。

【伍用功能】

阴市以温经散寒为主,风市以祛风通络为要。二穴伍用,祛风胜湿,通经活络,散风止痒之力增强。

【主治】

1. 身倦乏力,腿膝无力,步履艰难等症。

2. 风疹(荨麻疹)。

【操作法】

阴市:仰卧取穴,在髌底外上缘上 3 寸,当髂前上棘与髌骨外上缘的连线上取穴。直刺 1~1.2 寸,针刺先泻后补;艾条灸 5~10 分钟。

风市:仰卧取穴,在大腿外侧部的中线上,腘横纹上 7 寸。或当直立垂手时,中指端处取穴。取穴法:直刺 1~1.3 寸,针刺先泻后补;灸 5~10 分钟。

【经验】

阴市—风市伍用,出自《玉龙歌》:"膝腿无力身立难,原因风湿致伤残,倘知二市穴能灸,步履悠然渐自安。"吕老体会,身软乏力者,针刺用补法,并用灸法,还可用生黄芪 15 克,仙茅 10 克,白芍 10 克,桂枝 10 克,水煎服。治荨麻疹,针刺先泻后补,以增强活血祛风止痒是也。

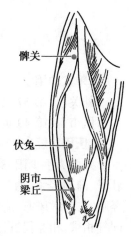

髀关

伏兔

阴市
梁丘

图 105　阴市穴

第22章　散结消瘰类

少海—天井

【单穴功用】

少海,又名曲节。屈肘,在肘横纹内侧端与肱骨内上髁连线的中点处(图106),为手少阴心经腧穴。乃本经脉气所入,为合水穴。百川之会归名曰海,穴处凹陷形似海,又是少阴心经之穴,故名少海。本穴具有疏心气、清包络、定神志、化痰涎之功。用于治疗心痛、臂麻、手颤、手挛、颈痛、腋胁痛、瘰疬、健忘、发狂。

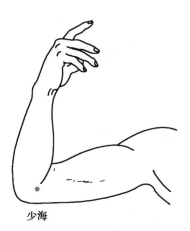

少海

图106　少海穴

天井,在臂外侧,屈肘时,当肘尖直上1寸凹陷处(图107)。为手少阳三焦经腧穴,乃本经脉气所入,为合土穴。穴在肘外大骨之后,两筋间凹陷处,居于天位,又应天井星名,故名天井。本穴具有疏三焦经气火、化经络痰湿之功。用于治疗偏头痛,颈、项、胁肋、肩臂疼痛,瘰疬,瘿气,癫痫。

【伍用功能】

少海为手少阴心经腧穴,乃本经脉气所入,为合水穴,有疏心气,清包络,定神志,化痰涩之功;天井为手少阳三焦经腧穴,乃本经脉气所入,为合土穴,又是三焦经子穴(三焦属火,火生土,土为火之母,故为子穴),有疏三焦经郁火邪热,祛痰湿凝滞经络之效。二穴伍用,一水一土,相互制约,相互为用,清热泻火,化痰散结之功益彰。

【主治】

1. 瘰疬(颈部淋巴结结核)。

2. 瘾疹。

【操作法】

少海:屈肘举臂,以手抱头,在肘内侧横纹尽头处取穴。直刺0.5~0.8寸。

天井:以手叉腰,于肘尖(尺骨鹰嘴)后上方1寸之凹陷处取穴。直刺0.3~0.7寸。

【经验】

少海—天井伍用,出自《胜玉歌》:"瘰疬少海、天井边。"

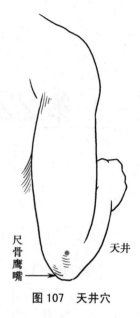

图107　天井穴

曲池—臂臑

【单穴功用】

曲池(见第13页)。

臂臑,又名头冲、颈冲。在臂外侧,三角肌止点处,当曲池与肩髃连线上,曲池上7寸(图108),为手阳明大肠经腧穴。臂,肘之上下也;臑,肩膊下内侧对腋处高起之白肉(三角肌下端与肱三头肌之间),穴在其间,名曰臂臑。本穴具有通经活络、行气止痛、消瘀散结之功。用于治疗寒热、颈项拘急、瘰疬、肩臂疼痛不举。

【伍用功能】

曲池为手阳明大肠经腧穴,乃本经脉气所入,为合土穴,有疏风解表,清热退热,调和气血,通经活络,利水除湿,消肿止痛之功;臂臑为手阳明大肠经腧穴,有通经

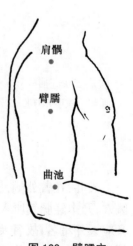

图108　臂臑穴

活络,行气止痛,消瘀散结之效。二穴同属手阳明大肠经穴,合而用之,一上一下,通经接气,宣通经气,泻热散邪,行瘀定痛之功益彰。

【主治】

1. 瘰疬(颈部淋巴结结核)。

2. 肩臂疼痛,活动受限诸症。

【操作法】

曲池:①屈肘成直角,当肘弯横纹尽头处;②屈肘,于尺泽与肱骨外上髁连线的中点处取穴。直刺1~1.5寸。

臂臑:垂臂屈肘,在三角肌下端,当肩髃与曲池连线上取穴。直刺1~1.2寸。

【经验】

曲池—臂臑伍用,善于治疗瘰疬(颈部淋巴结结核),针刺手法,多以曲池向臂臑方向透刺。北京已故名医王乐亭先生生前善用金针,每遇瘰疬患者,多取6寸粗大金针,从曲池进针,沿皮下向臂臑穴透刺,常收显效,故被誉为金针王乐亭。仅录病案一则供同道玩味。

瘰疬案例

王某,女,24岁,初诊日期:1967年7月。

患者左侧颈部患淋巴结结核1年,初起于感冒发热,左侧颈部、耳后下肿起,似蚕豆大,经检查诊断为淋巴结结核。服西药及注射链霉素效果不显,近1个月来,突然发展,肿起如核桃大,伴有发热。左上肢抬举不利,颈部活动不便,精神不振,食纳减少,二便及月经尚属正常。

检查:局部肿块4厘米×3厘米,有轻微压痛。面色萎黄,身体消瘦。舌质淡红、苔白,脉沉细数。

辨证:气血凝滞,痰湿聚结,发为瘰疬。

治法:调理气血,消肿散结。

处方:6寸金针曲池透臂臑,每周3次。针用泻法。

治疗经过:针刺6次后,局部肿核消散一半。但上肢活动仍觉不利。针刺12次后,核红肿完全消失,上肢活动自如;仍以6寸金针加足三里、合谷、太冲调理脾胃,舒肝解郁。当针刺28次后,局部肿核完全消失,其他症状也已全除,又针2次,竟获临床痊愈。

吕老体会,治疗瘰疬,除守上法施治之外,亦可在病所取穴为治。其治疗方法:用火针在病所点刺数针;若脓已成,亦可用粗大火针在肿起之高处速刺,用以排脓,其效甚著,尚无久不收口之虑。

1961年吕老在京应诊时,有一病者传效方一首,简介如下:全蝎8个,蜈蚣7条。共研细末,分为7包,每早用鸡蛋1个,用香油煎之,将药粉撒于鸡蛋上,趁热吃下,连服7天。

第23章　妇人杂病类

关元—气海

【单穴功用】

关元（见第 119 页）。

气海（见第 116 页）。

【伍用功能】

关元为任脉经穴，任脉与足三阴经之交会穴，有培肾固本、补益元气、温中散寒、回阳固脱、暖宫固精、止血止带、泌别清浊、散寒除湿、强体保健之功；气海为任脉经穴，乃本经经气所发，既是男子生气之海，又是大气所归之所，有补肾气、益元气、温下焦、祛寒湿、和营血、理经带、纳肾气、止虚喘之效。二穴同属任脉经穴，位于下焦，为元气、大气之宅，合而用之，其功益彰，共奏益气固元、回阳救逆、温精散寒、强体健身之效。

【主治】

1. 男子不育症。

2. 中风脱证。

3. 咳嗽、气喘，证属肾阳不足、肾不纳气者。

【操作法】

关元：仰卧，于脐与耻骨联合上缘中点连线的下 2/5 与上 3/5 的交点处取穴。直刺 1~1.5 寸；艾条灸 20~30 分钟，艾炷灸 5~15 壮。

气海：仰卧，先取关元，当脐中与关元连线之中点处是穴。直刺 1~1.5 寸；艾条灸 20~30 分钟，艾炷灸 5~15 壮。

【经验】

关元—气海伍用，出自《针灸大成》："产后恶露不止，气海、关元。"盖产后恶露不止，职是产后元气亏损，子宫收缩不良之故。二穴重用灸法，温暖下元，补肾益气，活血化瘀之力倍增，为治本之法也。

中极—子宫

【单穴功用】

中极(见第 232 页)。

子宫,又名女子胞、胞宫、胞脏、子脏。在下腹部,当脐中下 4 寸,中极旁开 3 寸(图 109),为经外奇穴。内为子宫所居,故名子宫穴。有舒调下焦气机,以收暖宫散寒、调经种子之功。用于治疗月经不调、痛经、阴挺、不孕症、附件炎、盆腔炎、膀胱炎、肾盂肾炎、阑尾炎。

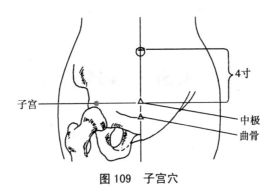

图 109 子宫穴

【伍用功能】

中极为任脉经穴,膀胱的募穴,足三阴与任脉之会穴,有培元阳、促气化、理下焦、清湿热、调血室、温精宫之功;子宫位居少腹,内与生殖器官相应,有暖宫散寒、调经种子之效。中极以调经为主;子宫以种子为要。二穴伍用,相互促进,调经种子之功益彰。

【主治】

1. 月经不调、子宫寒冷、经年不孕者。

2. 阴挺(相当于子宫脱垂、阴道壁膨出等病)。

3. 盆腔炎、附件炎。

【操作法】

中极:仰卧,于脐与耻骨联合上缘中点连线的下 1/5 与上 4/5 的交点处取穴。直刺 0.5~1 寸。

子宫:仰卧,于耻骨联合上缘旁开 3 寸,向上 1 寸取穴。直刺 0.5~1 寸,斜向前阴方向刺 1.5~2 寸。

【经验】

关元—气海、中极—子宫伍用,均可治疗不育症,前者多用于男子;后者适用于女子,用时宜审。其治疗机制:《素问·上古天真论》:"女子……二七而天癸至,任脉通,太冲脉盛,月事以时下,故有子。男子……二八,肾气盛,天癸至,精气溢泻,阴阳和,故有子。"盖阴阳和,始能有子,唯其女子月经以时下,男子精气溢泻(即女子排卵,男子排精),阴阳调和,才能生育。至于不育之因,男子有禀赋虚弱、肾气不足、精不注射者,有淫欲过度、阴精亏竭、稀薄散淡者;有女子月经不调者,有子宫寒冷、胞门闭塞者,凡此种种,均可导致不育。治疗方法:男子阳不和者,取气海以振奋阳气,佐关元以滋阴精,盖气海为男子生气之海,关元为三阴、任脉之会穴,为藏精的处所;若女子阴不和者,取中极以调经,伍子宫以开胞门,盖中极为三阴、任脉之会穴,亦是胞宫之门户,子宫二穴,在中极穴旁开3寸处,内与胞宫(生殖器官)相应,以针刺之,直达病所,调经暖宫种子是也。

曲池—三阴交

【单穴功用】
曲池(见第13页)。
三阴交(见第41页)。

【伍用功能】
曲池为手阳明大肠经腧穴,乃本经脉气所入,为合土穴,有疏风解表、清热退热、调和气血、通经活络、利水除湿之功;三阴交为足太阴脾经腧穴,又是足三阴经之交会穴,有补脾胃、助运化、利水湿、疏下焦、理肝肾、通气滞、调血室、理精宫、通经络、祛风湿之效。曲池突出一个"清"字,以走为主;三阴交侧重一个"滋"字,以守为要。曲池入三阴之分,故能清血中之热,搜血中之风,以行血祛瘀;三阴交为肝、脾、肾之枢纽,为血证之主穴。二穴伍用,一阴一阳,一清一滋,一走一守,一动一静,相互制约,相互为用,行气活血,散瘀消肿,搜风定痛之功益彰。

【主治】
1. 妇人经闭、崩漏带下、癥瘕诸症。
2. 风湿诸痹、腰痛、四肢疼痛等症。
3. 脚气。

【操作法】
曲池:①屈肘成直角,当肘弯横纹尽头处;②屈肘,于尺泽与肱骨外上髁连线的中点处取穴。直刺1~1.2寸。

三阴交:正坐或仰卧,于胫骨内侧面后缘,内踝尖直上4横指(一夫)处取穴。从内向外直刺0.5~1寸。

【经验】

曲池—三阴交伍用,为治血证之要法,曲池针刺多用泻法,三阴交针刺多用补法。

合谷—三阴交

【单穴功用】

合谷(见第5页)。

三阴交(见第41页)。

【伍用功能】

合谷为手阳明大肠经腧穴,乃本经脉气所过,为本经原穴,有通经活络,行气开窍,疏风解表,清热退热,清泄肺气,通降肠胃,镇静安神之功;三阴交为足太阴脾经腧穴,又是本经络穴,足三阴经之交会穴,有补脾胃、助运化、利水湿,疏下焦、理肝肾,通气滞、调血室,理精宫,通经络、祛风湿之效。合谷以理气为主;三阴交以理血为要。二穴伍用,一气一血,气血双调,行气活血,调经催产之功益彰。

【主治】

1. 月经不调、痛经、闭经、崩漏诸症。

2. 滞产、胞衣不下。

3. 缺乳。

4. 不寐。

5. 冷嗽(急、慢性气管炎)。

6. 痹证(坐骨神经痛、手足麻木等症)。

【操作法】

合谷:①拇、示指张开,以另一手的拇指关节横放在虎口上,当拇指尖到达之处是穴;②拇、示两指并拢,在肌肉的最高处取穴;③拇、示两指张开,当虎口与第1、2掌骨结合部连线的中点。直刺0.5~1.2寸。

三阴交:正坐或仰卧,于胫骨内侧面后缘,内踝尖直上4横指(一夫)处取穴。从内向外直刺0.5~1寸,针感向足底、膝部放散为宜。

【经验】

合谷—三阴交伍用,出自《针灸大成》:"按宋太子出苑,逢妊妇,诊曰:女。徐文伯曰:一男一女。太子性急欲视,文伯泻三阴交,补合谷,胎应针而下,果如文伯之诊。后世遂以三阴交、合谷为妊妇禁针。然文伯泻三阴交,补合谷而堕胎,今独不可补三阴交、泻合谷,而安胎乎?盖三阴交为肾肝脾三脉之交会,主阴血,血当补而不当泻;合谷为大肠之原,大肠为肺之腑,主气,气当泻不当补。文伯泻三阴交,以补合谷,是血衰气旺也。今补三阴交,泻合谷,是血旺气衰矣。故刘元宾亦曰:血衰气旺定无妊,血旺气衰应有体。"按:近代实践证明,合谷、三阴交对生殖系统有着明显的作用,如孕妇临产针之,能使子宫收缩加强,从而可以缩短产程,加速胎儿娩出。

《杂病穴法歌》:"冷嗽只宜补合谷,三阴交泻即时住。"《席弘赋》:"冷嗽先宜补合谷,却需针泻三阴交。"盖冷嗽一症,多由外感风寒,邪入肺俞,肺气失宣,以致咳嗽气短,咳吐清稀痰,胸膈不舒,食欲不振,消化无力,面色㿠白,舌淡,苔白滑,脉弦滑。

妊妇滞产案例

刘某,女,28岁,1999年3月21日诊治。

主诉:分娩无力1天余。

病史:患者初产,宫缩已3天,宫口开全,但全身疲乏,宫缩无力,胎儿不能娩出已近1天,产妇拒用产钳,故要求针灸协助分娩。

查体:体格中下,营养尚可,心肺未见异常,舌红苔黄,脉滑,重按力弱。

诊断:滞产(子宫收缩乏力),气滞血瘀型。

治则:行气活血,理胞催产。

取穴:合谷、三阴交(双)。

操作:毫针刺用补法,留针30分钟,出针后,胎儿顺利娩出。

按语:子宫收缩乏力是指分娩时,子宫收缩欠佳,产程过长,胎儿难以娩出。其原因有:①初产妇人,精神紧张,临产时发生不规律宫缩,增加了产妇的疲劳,以致产程过长;②多产妇则因子宫肌肉间纤维组织增多,肌肉萎缩而失去弹性,因此宫缩无力;③其他原因,如骨盆狭窄,胎位不正,应用镇静剂或麻醉剂等。属难产的范畴,如《诸病源候论·难产候》说:"产难者……致产道干涩,产妇力疲……"《胎产心法》说:"素常虚弱,用力太早,及儿欲出,母已无力,令胎儿停妊,产道干涩,产亦艰难"。该例产妇系产程过长,用力过早,损耗气力,以致气机不利,血滞不行,而成滞产。故取肝、脾、肾三经之交会穴三阴交,以调三经之经气而理胞宫;阳明为多气多血之经,取手阳明经原穴合谷,以调气机而动产。二穴合用,调气机、活血脉、理胞宫而助产之力益彰。

子宫出血案例

孙某,女,42岁,小学教师,2000年11月28日往诊。

主诉:前阴出血半年余。

病史:半年前因行经期间操劳过度,以致前阴出血,淋漓不断,延续半月余尚未干净。近1周来,忽见出血加重,状如注下,甚则不可站立,伴有头昏眼黑,全身乏力等症。家人心急如焚,无可适从,经友人介绍,应邀出诊。

查体:面色苍白,神疲肢倦,气短懒言,舌质淡、苔白,脉细弱。

诊断:崩漏(子宫功能性出血)。

处方:合谷、三阴交,隐白(双)。

操作:合谷、三阴交,毫针刺入用补法,隐白,麦粒灸,灸5壮。

针灸并用,病有转机,施治1次,出血量锐减,又治2次,出血停止,气短神疲诸症均减,遵效不更方之旨,原方加足三里,针刺用补法,又治5次,以资巩固,为善其后,嘱早服养血归脾丸一丸,晚服脾肾两助丸1丸,连服1个月。1年后因关节病前来就诊,告云:子宫出血未见再发。

按语:该例为脾虚气陷,统摄无权,遂有前阴出血,久久不愈。阳明为多气多血之经,补合谷,补气摄血而止血;脾统血,脾虚则统摄无权,补三阴交,可调补肝、脾、肾三经之功能;隐白为脾经井穴,以艾灸之,是为振奋脾之阳气,增强统血摄血之效,诸穴参合,共奏补气摄血,养血调经之妙用。

三阴交、合谷伍用,李世珍先生经验颇丰,他用于治疗崩漏,缺乳,痹证(坐骨神经痛),手足麻木(肢端知觉异常),虚劳,不寐等症均有良效。仅录不寐验案一则,以供参考。

失眠案例

王某,女,62岁,干部。1989年4月初诊。

主诉:失眠4个月余。

病史:6个月前患泄泻,并见腹胀食少,在当地医院服用中药20余剂治愈。但又出现失眠,伴有心悸心慌,头晕眼花,易于疲劳,气不接续,前来就诊。

检查:形体消瘦,面色㿠白,舌淡苔白,脉象沉细无力。

诊断:不寐,气血亏虚、血不养心型。

治则:补益气血以安心神。

处方:合谷(双)、三阴交(双)。

操作:针刺合谷、三阴交用补法。隔1~2天针治1次。

五诊后,失眠有所好转;十一诊后,失眠及伴有症状悉愈。

按语:人的正常睡眠,系由心神所主,阳气由动转静时,即为入睡状态;反之,阳气由静转动时,即为清醒状态。清·林珮琴《类证治裁·不寐论治》中说:"阳气自动而之静,则寐;阴气至静而之动,则寤"。大吐、大泻、饮食、劳倦等伤及脾胃,致使胃气不和,脾阳不运,食少纳呆,气血化生的来源不足,无以上奉于心,亦能影响心神而致不寐。如清·郑钦安《医法圆通·卷二·不卧》所说:"因吐泻而致者,因其吐泻伤及中宫之阳,中宫阳衰,不能运津液而交通上下"。该例系泄泻日久,耗伤气血,加之纳运不佳,化源不足,更致气血亏虚。虽然泄泻、腹胀、纳呆治愈,但气血虚弱没有恢复,出现失眠。气血亏虚,血不养心为其本,故用补益气血以安心神之法,针补手阳明大肠经的原穴合谷(补气要穴),配补肝脾肾足三阴经的交会穴,血证要穴三阴交,二穴相配,共奏补气安神之效。

气海—天枢

【单穴功用】

气海(见第116页)。

天枢(见第148页)。

【伍用功能】

气海为任脉经穴,乃本经脉气所发,既是男子生气之海,又是大气所归之所,有补肾气、益元气、温下焦、祛寒湿、和营血、理经滞、纳肾气、止虚喘之功;天枢为足阳明胃经腧穴,乃本经脉气所发,为大肠之募穴,有调中和胃、理气健脾、扶土化湿、止泻通便之效。气海以振奋下焦元阳为主;天枢以调肠胃气机为要。二穴伍用,其功益彰,温阳行气,消胀除满,散寒止痛之力增强。

【主治】

1. 妇人月经不调、崩漏带下诸症。

2. 妇人转胞(即以脐下急痛为主症的小便不通等症)。

3. 寒疝,症见腹中拘急、阴囊冷痛等,恙由寒湿之邪凝滞腹内,侵犯肝经所致。

4. 急、慢性泄泻,痢疾诸症。

5. 虚劳诸不足。

6. 男子失精、阴缩诸症。

【操作法】

气海:仰卧,先取关元,当脐中与关元连线之中点处是穴。直刺1~1.5寸;艾条灸10~20分钟。

天枢:仰卧,于脐中旁开2寸处取穴。直刺1~1.2寸;艾条灸10~20分钟。

【经验】

气海—天枢伍用,善治泌尿生殖系统疾病。其治疗机制:气海为气血之会,呼吸之根,藏精之所,生气之海,乃下焦之至要穴位也,针刺用补法,有益真脏,回生气,温下元,振肾阳,犹如釜底之薪,故能蒸发膀胱之水,使化气而上腾,再布于周身也;天枢为大肠经之募穴,能分利水谷糟粕,消积化滞,宣降导浊。二穴伍用,取气海振奋下焦之阳,以敌群阴;佐天枢调肠胃之气,以利运行,故善治寒疝腹痛,奔豚,脱阳,失精,阴缩,厥逆,气喘,小便不利,月经不调,崩漏,带下,妇人转胞,虚劳等症。

阴缩,出自《灵枢·邪气脏腑病形》,是指前阴内缩,包括男子阴茎和阴囊内缩,以及妇人阴道内缩,恙由寒入厥阴所致。

归来—三阴交

【单穴功用】

归来(见第 78 页)。

三阴交(见第 41 页)。

【伍用功能】

归来为足阳明胃经腧穴,有疏调下焦气机、行气止痛、暖宫散寒、升阳举陷之功;三阴交为足太阴脾经腧穴,足三阴经之交会穴,有补脾胃、助运化、疏下焦、理胞宫、调气血、通经络之效。归来以疏调少腹经气为主;三阴交以调理三阴经之气为要。归来为病所较近取穴;三阴交为循经远道配穴。二穴伍用,一近一远,疏理下焦,调和气机,调经止带,升阳举陷之功益彰。

【主治】

1. 月经不调。

2. 痛经。

3. 赤白带下。

4. 阴挺(子宫脱垂、阴道壁膨出)。

【操作法】

归来:仰卧,先取耻骨联合上缘凹陷处的曲骨穴,于其旁开 2 寸,再向上 1 寸处是穴。直刺 1~1.2 寸,斜向前阴方向刺 2~3 寸,令针感直达病所为宜。

三阴交:正坐或仰卧,于胫骨内侧面后缘,内踝尖直上 4 横指(一夫)处取穴。从内向外直刺 0.5~1 寸,针感向足底、膝部放散为宜。

【经验】

归来—三阴交伍用,善治妇科多种病症。凡属虚证、寒证者,宜针灸并用。归来穴针刺时,以向前阴方向斜刺为宜,如阴挺之人,往往出现收缩上提之感,其效才著。近年来,亦常与太冲参合为用,收效更佳,盖由肝脉络阴器是也。

大敦—隐白

【单穴功用】

大敦,又名大顺、水泉。在踇趾末节外侧,距趾甲角 0.1 寸(指寸)(图 110,图 54),为足厥阴肝经腧穴,乃本经脉气所出,为井木穴。本穴具有通经活络、醒神开窍、回阳救逆、疏理下焦、调经止血之功。用于治疗阴挺、疝气、崩漏、遗尿、尸厥、癫痫、卒心痛、大便不通。

隐白(见第1页)。

【伍用功能】

大敦为足厥阴肝经腧穴,乃本经脉气所出,为井木穴,有通经活络、醒神开窍、回阳救逆、疏理下焦、调经止血之功;隐白为足太阴脾经腧穴,乃本经脉气所出,为井木穴,有扶脾益胃、温阳救逆、调和气血、启闭开窍、急救苏厥、清心定志、镇静安神、升阳举陷、收敛止血之效。大敦以泻肝木为主;隐白以安脾胃为要。二穴参合,一肝一脾,木井协力,疏泄升清,收敛止血之功益彰。

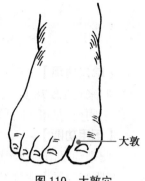

图110 大敦穴

【主治】

1. 妇人崩漏诸症。

2. 功能性子宫出血。

【操作法】

大敦:伸足,从踇趾爪甲外侧缘与基底部各做一线,于交点处取穴。直刺0.1~0.2寸;艾炷灸5~10壮。

隐白:正坐垂足或仰卧,于足大趾爪甲内侧缘线与基底部线之交点处取穴。直刺0.1~0.2寸;艾炷灸5~10壮。

【经验】

大敦—隐白伍用,善治妇人血崩不止等症。盖肝藏血,脾统血,大敦为肝经井穴,有泻肝木之功;隐白为脾经井穴,有安脾胃之效。二穴伍用,一肝一脾,协力为用,升清举陷,收敛止血之力增强。证属虚证者,以灸法为主,多以麦粒灸3~5壮即可;证属虚中夹实者,多以针刺为主,手法宜先泻后补之法治之。

交信—合阳

【单穴功用】

交信,在小腿内侧,当太溪直上2寸,复溜前0.5寸,胫骨内侧缘的后方(图26),为足少阴肾经腧穴,又是阴跷脉之郄穴。穴在足内踝上2寸,少阴前、太阴后、筋骨之间。因肾经之脉从此穴交会到脾经之三阴交穴去,脾属土,在五德中主信,故名交信。本穴具有疏调下焦气机、调经止崩、通淋止泻、消肿止痛之功。用于治疗月经不调、崩漏、阴挺、疝、淋、癃闭、大便难、睾丸肿痛。

合阳,在小腿后面,当委中与承山的连线上,委中下2寸(图111),为足太阳膀胱经腧穴。本穴为足太阳经脉两个支脉相合之处,故名合阳。本穴具有疏调膀胱经气、舒筋活络、行气止痛、止崩止漏之效。用于治疗腰脊疼痛、下肢酸痛、下肢麻痹、崩漏、疝痛。

【伍用功能】

交信为足少阴肾经腧穴,有调经止崩、通淋止泻、消肿止痛之功;合阳为足太阳膀胱经腧穴,有舒筋活络、行气止痛、止崩止漏之效。二穴伍用,一脏一腑,一表一里,调和脏腑,疏理气机,通经活络,调经止血,行气止痛之功益彰。

【主治】

1. 崩漏诸症。

2. 下肢痿痹,是指下肢筋脉弛缓、软弱无力、足不能任身的病症,恙由肺热伤津、湿热浸淫,或气血不足、肝肾亏虚等所致。

【操作法】

交信:正坐或仰卧,先取复溜,于其前方0.5寸处取穴,或以复溜与胫骨内侧面后缘之间的中点定取。从内向外直刺0.5~1寸。

合阳:俯卧或正坐垂足,于腘窝横纹中点委中穴直下2寸处取穴。直刺0.8~1.2寸。

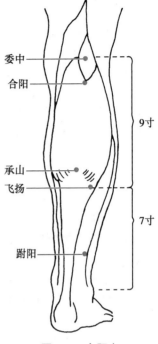

图111　合阳穴

【经验】

交信—合阳伍用,出自《百症赋》:"女子少气漏血,不无交信、合阳。"吕老按:少气漏血一证,即是气虚而不摄血所引起的子宫出血之症。治疗时,宜针灸并施,以收益气止血之功。另外,亦可与气海、关元参合,其益气止血之力更著。

足三里—至阴

【单穴功用】

足三里(见第7页)。

至阴(见第48页)。

【伍用功能】

足三里为足阳明胃经腧穴,乃本经脉气所入,为合土穴、下合穴,有疏通经络、调和气血、健脾和胃、行气消胀、化痰止咳、强体健身、明目聪耳之功;至阴为足太阳膀胱经腧穴,乃本经脉气所出,为井金穴,有疏通经络、宣通气机、调整阴阳、清头明目之效。足三里突出一个"补"字;至阴侧重一个"泻"字。二穴伍用,一补一泻,相互制约,相互为用,补气安胎之功益彰。

【主治】

胎位不正,出自金梦石《产家要诀》。孕妇因气滞或临产惊恐,影响胞胎转运,以致胎位不正。

【操作法】

足三里:①正坐屈膝,于外膝眼(犊鼻)直下3寸,距离胫骨前缘1横指处取穴;②正坐屈膝,用手从膝盖正中往下摸取胫骨粗隆,在胫骨粗隆外下缘直下1寸处是穴;③正坐屈膝,以本人之手按在膝盖,示指抚于膝下胫骨,当中指尖着处是穴。直刺1~1.2寸。

至阴:正坐垂足着地或仰卧,于足小趾爪甲外侧缘与基底部各作一线,两线交点处即是本穴。斜刺0.1寸;艾条灸15~20分钟。

【经验】

足三里一至阴伍用,出自《杂病穴法歌》:"妇人通经泻合谷,三里、至阴催孕妊(虚补合谷)。"

据临床报道,单灸至阴穴纠正胎位,成功率在80%以上,一般来说,经产妇较初产妇效果更好,以妊娠7个月者成功率最高,8个月以上者较差。操作方法:先令孕妇松解腰带,坐在靠背椅上,把两足放于小板凳上,以艾条二支,灸两侧至阴穴,每次灸15~20分钟,每天灸1~2次,直到胎位转正为止。亦可取仰卧位,依法灸之。

灸法矫正胎位确有实效,亦为同道所习用。近年来,吾侪施以针法,疗效亦佳,即每日针刺1次,留针20~30分钟。

胎位不正案例

郑某,女,35岁,农民。1996年接诊。

主诉:胎位不正(横位)。

病史:怀孕足月,已近预产期,因恐难产,故求针灸为治。

查体:神志清楚,营养中等;腹诊:胎儿头朝左,足朝右;舌质淡黯、苔白滑,脉滑稍数,右侧为著。

诊断:胎位不正(横位)。

治则:调气血、理胞宫。

处方:至阴、足三里(双)。

操作:先灸双侧至阴穴近30分钟,未见胎儿转动,嗣后改为针刺至阴穴、足三里,前穴施以泻法,后者运用补法,留针30分钟,每10分钟行针1次,连续治疗3次,胎位已转为正常,1周后顺产1男婴,母子均安。

外关—照海

【单穴功用】

外关(见第 57 页)。

照海(见第 124 页)。

【伍用功能】

外关为手少阳三焦经腧穴、络穴,又是八脉交会穴之一,通于阳维脉,有通经活络、疏风解表、清热退热之功;照海为足少阴肾经腧穴,乃阴跷脉所生,亦是八脉交会穴之一,通于阴跷脉,有通经活络、清热泄火、清利咽喉、宁心安神之效。三焦属火、主气,少阴属水、主精。外关疏三焦气机为主;照海滋肾阴为要。二穴伍用,一阴一阳,一气一精,相互制约,相互促进,相互转化,疏利下焦,收缩胞宫,促使胎盘娩出之功益彰。

【主治】

1. 胎衣不下(产后胎盘滞留)者。

2. 产后子宫收缩不全者。

【操作法】

外关:伸臂俯掌,于腕背横纹中点直上 2 寸,尺、桡两骨之间,与内关穴相对应处取穴。直刺 0.5~1 寸。

照海:正坐,两足跖心对合,当内踝下缘之凹陷处,上与踝尖相直;或于内踝尖垂线与内踝下缘水平线之交点略向下方之凹陷处取穴。直刺 0.3~0.5 寸。

【经验】

外关—照海伍用,出自《标幽赋》:"……又言照海、外关二穴,能下产妇之胎衣也。"盖三焦者气之父也,肾为先天之本,主前后阴,与生殖系统有关,今以外关调三焦之气,取照海调肾气,两者相合,尚有促进下焦的气化功能,以使子宫收缩功能增强,胎盘尽快娩出矣。

胎衣不下,又叫胞衣不下,是指胎儿娩出后,胎盘(胎衣)超过半小时以上迟迟不下。多因分娩后气血大虚、无力排出所致。

光明—足临泣

【单穴功用】

光明(见第 90 页)。

足临泣(见第 59 页)。

【伍用功能】

光明为足少阳胆经腧穴、络穴,别走足厥阴肝经,有疏调肝胆、祛风明目、清热利湿、通络止痛之功;足临泣为足少阳胆经腧穴,乃本经脉气所注,为输木穴,又是八脉交会穴之一,通于带脉,有平肝息风、清热明目聪耳、疏泄肝胆、调和气血、宣通经络、散瘀定痛之效。二穴同为胆经腧穴,合而用之,清泻肝胆,舒木理气,消胀止痛之力增强。

【主治】

1. 产后乳胀等症。

2. 经前乳房胀痛,证属肝郁气滞者。

3. 退乳(断乳)。

【操作法】

光明:正坐或侧卧,于小腿外侧,外踝尖上5寸,腓骨前缘处取穴。从外向内直刺0.5~1寸。

足临泣:正坐垂足着地,于第4、5跖骨底前方,第5趾长伸肌腱外侧凹陷处取穴。直刺0.3~0.8寸。

【经验】

光明—足临泣伍用,确有清泄肝胆、疏肝理气、消胀止痛之功。诸凡肝郁气滞,乳房肿痛,乳腺增生者,均宜选用。亦可与膻中、乳根穴参合,其效更佳。

此外,近年来妇人乳腺增生者甚多,若不能坚持针灸治疗者,亦可令服逍遥丸,每服10克,早、晚各服1次,连服月余,亦有良效。为配合治疗,嘱患者切勿为七情所伤。

乳根—少泽

【单穴功用】

乳根(见第115页)。

少泽(见第94页)。

【伍用功能】

乳根为足阳明胃经腧穴,居于乳房根部,有宣通乳络、活血化瘀、消肿止痛之功;少泽为手太阳小肠经腧穴,为本经脉气所出,为井金穴,有清心火、散郁热、通经活络、开窍通乳之效。乳根为病所取穴;少泽为循经远道配穴。二穴伍用,一远一近,通经活络,散瘀消肿,增加乳汁之功益彰。

【主治】

产后乳汁减少诸症。

【操作法】

乳根:仰卧,于乳头直下,当第5肋间隙中点取穴。向乳房根部斜刺1~1.5寸。

少泽:微握拳,掌心向下,伸小指,于小指爪甲尺侧缘和基底部各作一线,两线相交处取穴。斜刺,针尖略向上方刺0.1寸,或三棱针点刺出血。

【经验】

乳根—少泽伍用,用于治疗妇人产后乳汁不足诸症。但乳少症有虚实之分,应详审病情。根据临床体会,乳根、少泽合用,以治实证者为宜。并常与膻中穴伍用,以增强调气散瘀之功。属虚证者,乳根、膻中重用灸法,亦可与足三里、三阴交参合,用以调和脾胃,益气生血,增加乳汁来源是也。

产后乳少,可用生麦芽60~90克,水煎服。也可用生黄芪30克,王不留行、路路通各15克,水煎服。

地机—血海

【单穴功用】

地机,又名脾舍、地箕。在阴陵泉直下3寸,当阴陵泉与三阴交的连线上,为足太阴脾经气血深聚之要穴,郄穴。地,土为地之本,意指足太阴脾土;机,要也。地机能调脾行血,把饮食精微转变成人身需要的气血,又能运化糟粕于体外。本穴具有健脾利湿,调补肝脾,理血固精之效。用于治疗腹胀、腹痛、泄泻、溏泄、痢疾、小便不利、水肿、月经不调、痛经、男子精少、遗精、女子癥瘕、腰痛、足痹痛。

血海(见第47页)。

【伍用功能】

地机为足太阴之郄穴,有健脾利湿、调补肝脾、理血固精之功;血海为足太阴脾经腧穴,具有宣通下焦、行气活血、清热凉血、祛风止痒之效。二穴皆属脾经腧穴,一以益肾固精为主,一以宣通下焦为要,合而用之,健脾利湿,调和气血之功益彰。

【主治】

1. 痛经。

2. 月经不调。

3. 闭经。

【操作法】

地机:正坐或仰卧,于阴陵泉直下3寸,胫骨内侧面后缘处取穴。

血海:①正坐屈膝,于髌骨内上缘2寸,当股内侧肌凸起中点处取穴;②正坐屈膝,医生面对患者,用手掌按在患者膝盖骨上,掌心对准膝盖骨顶端,拇指向内侧,当拇指尖所到之处是穴(图37②)。直刺0.5~1寸。

【经验】

　　地机—血海伍用出自《百症赋》:"妇人经事常改,自有地机、血海。"笔者验之临床,对痛经者有立竿见影之效。于2011年治一护士,22岁,未婚。诉每次月经来潮第1、2天均出现下腹疼痛,甚至晕厥,同时伴有恶心、呕吐等症,需服镇痛药止痛,平素月经规律,周期28~32天,经期5~7天,量中,色淡红,夹血块,本次月经为11月6日,经行第2天,下腹剧痛1小时,伴恶心、汗出、纳差、舌黯、脉弦。立即予针刺地机、血海,采用同步行针手法,行针1分钟后,疼痛骤减,留针30分钟后,疼痛缓解,自行回家。翌日来诉,回家后腹痛未再发生。

附录A　吕景山针刺手法

《神灸经纶》云："用针之要,先重手法,手法不调,不可言针。"《针灸逢源》曰："不知难不在穴,在手法耳,明于穴而手法不明,终身不医一疾。"笔者体会,针灸医生的优劣,除整体素质外,手上的功夫尤为重要。临床上常有取穴虽准,但因手法不当,得到结果却不相同,甚至结果相反。而各种针灸书籍中多以穴位论病,介绍针法的少之又少,盖因针法历代是不传之术,也因为针法需得身传临教,才能领会,故谚有云"百穴易得,针术难求"。吕景山教授是国内为数不多的针药并用的大家之一,学验俱丰,其在针灸临证时,一方面用穴精当,倡用对穴;另一方面强调针刺手法的重要性,特别重视对经气的调控。现将吕老针刺手法介绍如下,以飨读者。

一、进针的手法操作

1. **双手持针进针法**　进针手法甚伙,多倡导双手持针进针。《灵枢·九针十二原》云："右主推之,左持御之。"指右手推而进针,左手护持针身,使针身不弯曲。《难经·七十八难》云："知为针者信其左,不知为针者信其右。"《标幽赋》云："左手重而多按,欲会气散,右手轻而徐入,不痛之固。指切指压手法,宜短针进针。"

以上均为双手进针法的论述。此法进针快,可减少皮肤层的疼痛。若不用左手护针,势必引起针身弯曲,则进针就慢,针身在皮肤层停留时间亦长,就会增加疼痛,故云："知其针者信其左。"

按通常的习惯,进针常需双手配合,即右手持针,称为刺手;左手辅助,称为押手。押手的作用有四:①固定皮肤,刺穴位;②帮助进针,避免长针发生弯曲;③减轻患者的疼痛;④帮助针不得气,令针感来得快点。

吕老认为,初学之人,可以照本操作,待手法熟练后,可用单手快速进针为宜。因为双手进针存在一定的不足,主要表现为:①速度慢,费时又费力;②门诊量大、患者多时,就不便于使用。

2. **单手快速进针法**　吕老要求进针无痛或少痛,强调进针是整个针刺手法的第一步,亦是一个十分重要的步骤,进针时无痛或少痛是患者乐于接受针刺治疗的重要方面。吕老提倡的无痛进针法即单手快速进针法,是指将押手与刺手归于一手的进针方法。

具体操作手法:右手拇指与示指呈屈曲状态持针,露出针尖0.3~0.5寸,中指伸直,按压在穴位的旁边(起押手作用),进针时拇指与示指由屈曲变为伸直,中指向下用力,由伸直变为屈曲,这样即可迅速刺入腧穴。操作过程中需要注意的是:拇指、示指、中指进针时的动作是一个整体协同动作,一定要协调。否则,易发生弯针现象,甚至针难以进入皮腠。吕老根据临床体会,认为这种进针手法的优点是进针速度快,患者痛苦少,进针后得气快、针感强、后劲大、疗效佳,尤其对小儿和畏针者更为适用。

二、调控经气

经气即经络之气,也称真气,是经络系统的运动形式及其功能的总称。《素问·离合真邪论》谓:"真气者,经气也。"《素问·刺节真邪论》云:"真气者,所受于天,与谷气并而充身者也。"说明先天之气与后天饮食水谷所化生的精微之气合并而充养身体的就是真气,也就是经气。吕老在针灸临证过程中,十分强调经气的作用。针刺治病主要是通过针的刺激调节,激发人体经气,起到协调阴阳、调节脏腑功能、活血散瘀、益气抗邪的作用,是一种以患者内在因素为主的积极治疗方式。针刺治病真正起关键作用的是经气,而针刺就是调节控制经气的方法。

1. **得气(针感)**　得气是指进针后施以一定的行针手法,使针刺腧穴部位产生针刺的感应。

(1)得气的标志:得气是指医者针下的感觉而言,是医生和患者同时对针刺做出的有效反应,医者针下有徐和或沉紧的感觉,而患者也会有针下痛、酸、胀、重、麻的感觉,有时也有凉、热、触电、蚁行、水流波动感等感觉。正如窦汉卿《标幽赋》中所描述:"气之至也,如鱼吞钩饵之沉浮;气未至也,如闲处幽堂之深邃。""轻滑慢而未来,沉涩紧而已止。"

(2)得气的作用:历代医家均十分重视得气,吕老认为得气是针刺取效的前提,得气与守气、调气的关系极为密切,只有在得气的前提下,施行各种手法,才能获得满意的治疗效果,正如《灵枢·九针十二原》中所述:"为刺之要,气至而有效,效之信,若风之吹云,明乎若苍天,刺之道毕矣。"《标幽赋》亦云:"气速至而速效,气迟至而不治。"

2. **守气** 守气是指守住已得之气。吕老要求,得气之后,一定要在一瞬间将气守住不让散失,使已出现的针感,保持一定的强度和维持应有的时间。吕老认为,守气是针刺取效的关键,针刺治疗疾病,须给予一定强度的刺激并维持应有的时间,才能起到调节机体功能状态、补虚泻实的作用,也就是说只有在守气的基础上进行调气、补泻手法的操作,针刺才能获得满意的治疗效果。守气的重要性正如《灵枢·小针解》所述"上守机者,知守气也……针以得气,密意守气勿失也"、《素问·针解篇》所述"经气已至,慎守勿失者,勿变更也"、《素问·宝命全形论篇》所述"经气已至,慎守勿失"。

具体操作手法:进针后令针下先得气,得气之际,运用拇指轻轻向前一搓守气,不让已得之气散失。需要注意的是,手法操作完毕,其针体不离其位,否则影响疗效,甚至无效。

3. **催气** 当针下不得气时,吕老常用进、退、捻、搓、弹、震颤等催气手法,具体操作如《神应经》云:"用右手大指及食指持针细细摇动进退搓捻其针如手颤之状,谓之催气。"

4. **调气**

(1)何谓调气:吕老认为,调气即是调虚实也。《灵枢·宝命全形论》云:"明于调气,补泻所在。"《灵枢·邪客》亦云:"补其不足,泻其有余,调虚实。"盖经气虚以补之虚,经气实以泻其实,补其不足,泻其有余,调其虚实,故称调气。也就是说调气是通过针刺补泻来实现的。

调气的注意事项:①《灵枢·小针解》云:"调气在于终始一者,持心也。"此即调气要专心致志,切勿一心二用;②调气是建立在得气的基础上实施才能有效。

分部调气:病在皮部者,当用泻法,以泻其阳邪是也;病在肌肉浅层者,施泻法以出阴邪;刺谷气者,阴经穴用补法,阳经穴根据辨证,或补或泻之法。

(2)调气的重要性:吕老指出,针刺治病的目的就是协调阴阳,调畅气机,使失调的阴阳复归平衡,以达到"气调"的状态。《灵枢·终始》谓:"凡刺之道,气调而止。"《灵枢·根结》云:用针之要,在于知调阴与阳。调阴与阳,精气乃光,合气成形,使神内藏。"《难经·七十二难》指出:"调气之方,必在阴阳者,知其内外表里,随其阴阳而调之。"均说明了调气在针刺治病上的重要性。

5. **引气** 吕老要求临证之际,须引气直达病所。引导经气直达病所,可以调和脏腑,升清降浊,疏通经气,增强疗效。如《针灸大成》谓:"有病远道者,必先使气直到病所。"《针灸大全·金针赋》云:"以龙虎升腾之法,按之在前,使气在后,按之在后,使气在前,运气走至疼痛之所。"临床观察显示,部分患者针刺时可出现明显的循经感传现象,感传越明显则疗效越显著,若能气至病所者,则效果尤佳。具体操作手法如下。

(1)针向法:欲气上行,针芒(尖)向上刺,欲气下行,针芒向下刺。也就是说,向上斜刺,则气向上行,向下斜刺,则气向下行。

(2)闭气法:欲气上行,按之在后,欲气下行,按之在前。亦即欲使气向上行的,紧压针刺腧穴的下方;要向下行的,紧压针刺腧穴的上方。

(3)搓针法:转针向上气自上,转针向下气自下。指的是捻转时拇指向前推,示指向后退,针力偏重于上,可使气向上传达;如拇指向后,示指向前,针力偏重于下,则气向下传达。

6.补泻 历代医家在长期的医疗实践中,创造和总结了许多针刺补泻手法,从类别上来讲,有单式手法和复式手法。单式手法有迎随、捻转、提插、徐疾、呼吸、开合补泻等,复式手法有烧山火、透天凉、阳中隐阴、阴中隐阳等。吕老认为,有些手法过于繁复,不便于临床操作,故执简驭繁,以捻转、提插补泻为其临证时的主要手法。

(1)捻转补泻。《神应经》云:"大指进前捻为补,大指退后捻为泻。"

(2)提插补泻。《难经·七十八难》云:"得气因推内之是谓补,动而伸之是谓泻。"《医学入门》云:"凡提插,急提慢按如冰冷泻也;慢提紧按火烧身,补也。"综述而言,是指重插轻提为补,重提轻插为泻。

吕老指出,为更贴近临床实用,在得气一瞬间,搓紧固定守气,再加上震动,左搓下按为补,反之为泻。具体操作手法:得气、守气,拇指向前下搓针,按九阳数叠加之为补法;得气、守气,拇指向后上搓针,按六阴数叠加之为泻法。需要注意的是,手法操作完毕,其针体不离其位,即针的深度、角度仍维持在原位,否则影响疗效,甚至无效,需从头重新操作才为佳。

吕老要求,针刺补泻还需要掌握刺激强度,一般对初次接受针刺或体质衰弱的患者,刺激不宜过强,以患者感到轻松舒适为度,即使需要较大的刺激强度时,也应循序渐进,从轻到重逐步加强。刺激强度通过震动手法来实现,一般轻刺激,搓紧后不加震动,震动 10 次内为中度刺激,超过 10 次以上为强刺激。

三、同步行针

吕老受士兵齐步过桥产生共振致桥垮塌故事的启发,创立同步行针法,临证应用屡获良效。所谓同步行针,就是左右两手持针同时捻转行针,捻转角度以不超过 90° 为宜,捻转频率一般是每分钟 200 次左右,行针时间为 3~5 分钟,其间可休息 5~10 分钟,再行针 2~3 分钟。具体操作手法如下。

1.同一经同步行针法 在同一条经络线上取 2~3 穴(即连锁取穴法),术者左右手各持一针同步捻转行针。如阳明热盛所致的牙痛、咽喉肿痛等症,取曲池、合谷,运用同步行针法,清泻阳明,消肿止痛。吕老曾于1985年冬诊治一中年男性患者,左上牙(第1、2磨牙)疼痛3天,取右侧曲池、合谷,施以同步行针法,持续捻转2分钟,疼痛缓解,又行针3分钟,痛处麻木酸胀,共留针30分钟,行针3次,痛止病愈。

2. **同名经同步行针法** 取上下肢同名经的穴位,术者左右手分别持针同步捻转。如治疗少阳病胁肋疼痛、肋间神经痛、习惯性便秘、妇女妊娠期便秘、经前乳房胀痛、经行不畅等症,选用支沟、阳陵泉(均左侧),运用同步行针法,和解少阳,调理气机,通络止痛,清热通便。吕老曾于1978年夏诊治一妊娠4个月余青年妇女,近2个月来,大便秘结,3~5日一行,腹部胀满,苔白腻,脉弦滑。证属热郁于内,腑行不畅,守上方,施以同步行针法后,顿觉轻快,腹胀减轻,当晚大便畅行1次。

3. **左右交叉法同步行针法** 依据八脉交会穴的原理,选取上下肢左右侧相关的穴位配伍,采用同步行针法。如后溪、申脉,用于治疗癫证、狂证、痫证、脏躁证(癔症)及脊髓空洞症。吕老1972年曾治一中年妇女,因惊恐而致心神不安,下肢软弱无力,不能行走,舌淡、苔薄白,脉弦细。证属心神失养,血脉不和,取申脉、后溪,针1次,患者自觉下肢有力,可下地行走。前方加神门、三阴交,又针3次,诸症悉除。

4. **前后对应同步行针法** 依据俞募配穴的原理,选胸腹与腰背,四肢内侧与外侧的对应点为针刺治疗点,施以同步雀啄行针法。适用于治疗各种扭伤、挫伤、肢体局部疼痛等症。吕老曾于1976年夏日诊治一男性青年学生,因打球将腰扭伤,腰痛不已,行动不便,以手扶腰直立而行,按压右侧大肠俞穴处有明显压痛。急取大肠俞与其腹部的对应点,依上法行针3分钟,疼痛减半,又行针2次,共留针30分钟,痛止病愈,腰部活动自如。

5. **异区同步行针法** 依据头皮针之刺激区,结合病情选区、配区,采用同步行针法。如中风肢体瘫痪者,取相应的运动区施治;感觉障碍者,取相应的感觉区施治等。吕老曾于1972年春,在全国头针学习班任教时,诊治一中年男性农民,该患者下肢不遂2年余,西医诊为"脑梗死",经多方治疗,包括使用头针治疗多次,仍然行动不便,下肢不能抬举,足尖拖地行走。吕老根据病情选下肢运动区、感觉区,施以同步行针法,前后捻针3次,每次5分钟。针后,患者感觉良好,当第2次行针时,患者自觉有一股热流直奔足趾,患肢已能抬高30厘米。之后,依前法治疗5次,行走如常。

针灸学是一门实践性很强的学科,针灸的精微之处又在于针刺手法,亦即针刺施术,它是针刺治病过程中的关键环节,可直接影响针刺治病的疗效。吕老业医六十载,师古不泥,独辟蹊径,方选对药,生克制化,针取对穴,意在精疏,术用对法,同步行针。吕老的针刺手法,执简驭繁,临床效果好,更贴近实用。

附录B 悬壶济世好传人

——记施今墨的关门弟子吕景山

商报记者 化 之 报道

　　一个寒风凛冽的冬日午后，在太原城宽阔的晋祠路，山西中医学院对面的公共汽车站台上，一位头戴礼帽，身着半大风衣的瘦削老者正在等候开往迎泽大街的 818 路公共汽车，前往 6 年前他退休后，为自己酷爱的中医事业开辟的新天地——一个属于他自己的小小诊所。这位老者正是近代中医名家施今墨的关门弟子吕景山——新中国第一批中医本科毕业生，一位在山西悬壶济世近半个世纪的河南人。就是他编著的《施今墨对药》和受"对药"启发创立的中医针灸新理论《吕景山对穴》两本专著，在 2005 年掀起了一股巨浪，打破了沉寂多时的山西中医界的平静，并迅速席卷全国，波及日本、韩国。他用那双贯持细细银针的手扶了扶被寒风吹斜了的帽子，跺了跺阵阵发冷的双脚，一个上午编写专著的紧张渐渐散去，还是像当年初次独立出诊一样精神振奋。

"零金碎玉"伴终生

　　1956 年从山西省太原卫生学校（现省职工医学院）学完三年西医学业的吕景山，来到刚刚成立的新中国首批中医本科院校之一的北京中医学院继续求学。他的好学引起了实习指导老师——一位学贯中西，驰名京华的中医专家，时任北京中医学院第一任教务长祝谌予的关注与赏识。爱才如子的祝谌予将自己办公室的钥匙给了吕景山，供他晚间学习用。1961 年，大学六年级的吕景山，被祝先生引荐至其岳父、中医一代宗师施今墨身边。

　　那年正赶上中央政府为发展与振兴中医制定了"系统学习,全面掌握,整理提高"的十二字方针,为使施今墨的深邃医理、精湛医术得到传承与光大,当时的国家总理周恩来亲自嘱咐,要对施老的成果与经验进行抢救性的学习整理工作。那时施今墨已年逾八旬,为配合整理工作,每天上午施老都要就一个系统的病症做临证讲解,众多弟子围在施老身边听讲,时年26岁的吕景山是众多学子中年龄最小的一位,虽然站得离施老较远,却是后来几十年对施老医术整理钻研成效最突出的弟子之一。这一切离不开他随身携带的一个小本和一支笔——用来随时记录跟随老师出诊、与老师聊天中遇到的点滴有用的东西,哪怕是一个名词,一句话,这种学习积累的方式用施老的话讲就叫"零金碎玉"。

　　在一次实习中,吕景山接诊了一位40多岁的女性,诊断为十二指肠溃疡,患者表现为胃痛,大炎热天,其前胸后背还裹着两块羊皮保暖,是典型的寒证。采取温热处方治疗,用了3剂中草药,不见疗效,明明是寒证,治疗思路也没有错,原因在哪儿?困惑不解的吕景山向施老讨教,施老看罢处方,略加思索,往处方里加了一味凉药。照此处方,被病痛折磨了许久的患者又服了3副汤药,两块羊皮就能去掉了。寒证用了一味凉药,反倒有效果。施老道出其中奥妙:这是一个典型的寒热错杂证,由于体内寒热凝聚在一起,出现寒热格拒现象,所以热药到不了寒证的部位,增加一味凉药就能起寒热沟通的作用,这样热药才能到达寒证之处起治疗作用。施老此番点化,让吕景山终身受益。而中介药在方剂中的沟通作用正是施门一派高于他人的招数之一。

　　尽管教科书上说得明明白白,治疗要去有余补不足,寒证热治,热证寒治,实证要泻,虚证要补,但患者的病不是仅仅照着书本就能治好的,临床遇到的情况是千变万化的,如果不实践,就不能真正学会治病。多年以后,吕景山在自己力主成立的山西中医高等学府——山西中医学院的讲台上为学生讲课时,总会强调这一点。中医古籍及各家门派的著述可谓浩如烟海,只有先扎实学得一门之精要,然后再博采众长,取长补短才能有所创新。

　　时至今日,吕景山积累的"零金碎玉"已经能装下一书柜。

　　在施老身边侍诊的时候,吕景山就是靠"零金碎玉"记录了施老的"对药"组方,经祝谌予先生修正,呈施老过目,并征得同意,定名为《施今墨对药临床经验集》,油印成册,在同道中广为流传。

　　在那以后的20年里,吕景山遵照老师教诲,坚持边实践,边读书,边临证,在对施老"对药"的反复临床验证中,力争逐一从理论上进一步体会"对药"。吕景山就是靠着"零金碎玉"的积累,《施今墨对药临床经验集》经他精心编撰于1982年出版了。祝谌予先生欣然亲笔为该书作序,盛赞:"景山同志之作,亦可谓今之《药对》矣!"这本填补了自南北朝迄今一千四百多年以来药物配伍专辑空白的书,受到业界热烈欢迎,成为我国中医药界当年唯一获得全国优秀科技图书一等奖的著作,新中国成立35周年之际,中国历史博物馆还将此书列为"重大成果"进行展出。这是他整整20年学习实践与探索的结果。

两分半钟,银针震动喀麦隆

离开施老、祝老,离开了北京,吕景山结束了大学生活,1962年回到山西悬壶济世。仅仅在两年之后,国家卫生部又从全国挑选了18名中医拔尖人才进行为期一年的针灸培训。原本学习中医内科的吕景山又一头扎入其中,开始了针灸这一新的专业学习。又过了十年,他作为国家的针灸专业人才被派参加援助喀麦隆医疗队。

那是1976年,热气熏蒸的喀麦隆中国医疗队的医生办公室里,正在埋头整理病案的吕景山听到同事喊:"有病人!"吕景山连忙起身,下意识地转身拿了一个针灸消毒包就往隔壁诊疗室快步走去。

诊疗室内站满了等待观望的当地人和医护人员。一位当地黑人青年坐在人群当中,一询问才知道这位男子因与单位老板发生争执,大气一场后突然失语。焦急的家人带他看了设在当地的法国西医,又找当地的土著医生都没能见效。抱着试一试的想法,他们来到了中国医疗队。

听了患者家属的介绍,吕景山的大脑开始急速转动:膻中穴!诸气相聚之处!

让患者仰卧,撩起衬衣,中国医生吕景山从消毒包中抽出一根银针,只是一根,在患者当胸的膻中穴进针后,开始朝上下左右呈伞状行针,一边行针,一边用法语问患者:"你是哪里人?"当针行至左上方时,手下的针开始发沉发紧发涩,吕景山加大手下刺激力度,行针大约两分半钟时,"杜阿拉。"这位失语半个月的非洲青年脱口而出。年轻人说他来自杜阿拉!整个医院都沸腾了!近200位住院患者和家属排成长蛇队在医院院子里一边转圈,一边兴奋地喊着:"中国医生真神奇!"骄阳下,这个大大的圆圈仿佛是奖给中国医生的一块无价的奖牌!

这一消息迅速传开,当地国家电视台记者第一时间前来中国医疗队采访,关于中国医生和中国银针的报道轰动了喀麦隆全国。这一年吕景山刚刚42岁。他成了当地传媒中的英雄。喀麦隆的国家元首也前来请中国医疗队为他治疗难缠的失眠症,亲身感受了中国中医小小银针的神秘力量。

尽管那时他学习并在临床应用针灸也有十多年了,遇到突然失语的患者还是第一次,他第一次有机会验证了自己在平日的研究学习中对膻中穴行针的效果的各种推测。拔出银针,吕景山又一次看了看手中这根细细的根针,十多年了,这根针又一次震动了自己。中医的神奇让吕景山再一次认真审视自己心中最神圣的信念。

这一针灸方法后来在国内中医界广为流传。

受施老"对药"理论的启发——将药物成对搭配使用,或寒热并用,或表里并用,或一阴一阳,或一气一血,或一补一消,或一脏一腑,动静相随,升降相承,正反相辅,变化万千——吕景山将"对药"理论运用中医针灸临床实践,创立了"对穴"之说。

被患者追随的"草药银针"

"草药银针除病痛,丹心妙手保康宁",这幅挂在吕景山诊所里的字幅是患者赠给吕景山的,也是吕景山一生的追求。

从6年前退休后开始,每天下午3点钟到6点钟,吕景山就到他的只有一门一窗狭小简陋的诊所出诊。三个儿子、一个女儿是他的应诊助手,也是他的学徒。事实上,吕景山心里有一个秘密:他要"捡起"当年"改行"针灸后"丢掉"的中医内科专业,用更多的时间学习施今墨临床经验及施今墨推崇的《赤水玄珠全集》。他觉得还有太多的未知领域等着自己去探究。

6年前吕景山自己的小门诊刚开,就遇到一个棘手的病例:12岁的太原女孩悦某,大小便失禁,走路迈不开步,只能跳着走,夜间身体抽搐,生活不能自理,西医诊断是小脑萎缩。悦某的父母在找到吕景山之前,已经带孩子在北京等地医治了好几年,但没能控制病情的发展。吕景山赶到患者家,参看了西医诊断治疗记录,决定先用针灸救急,配用健脑、益气、化痰、息风作用的汤药调节。针灸的突破是从中医认为的神经中枢督脉开始的。传统的针灸针刺深度一般为一寸深,吕景山根据自己此前的临床经验,加深针刺深度会有一些意想不到的效果,就为患者用了深达二寸的针刺,患者自诉有上下传导的针感,并向前胸发散。

吕景山说,像这样的没有把握的疑难杂症在自己接诊的患者中约占20%。遇到这种情况,退缩是不行的。一定要试一试,对医学杂症,就是要靠我们去探索,对医生来说也许是一个找到成功治疗方法的机遇。吕景山这一次大胆尝试给了他一个意外的收获,每星期他给悦某针灸3次,连续1个月的针药治疗后,患者大小便已经能够自控,半年后,患者生活能够自理了!悦某的父亲说:"吕老爷子救了孩子一命!"

因为患者家境困难,悦某的治疗断断续续,一晃就是6年,悦某现在可以在父亲陪同下自己走进吕景山的诊所接受针灸治疗,病情得到了明显改善,但是否能回到悦某8岁发病前的完全健康的状况就很难说了。吕景山不无感慨地说,当年自己学了西医又学中医,是想学到能根治疾病的手段,但现在终于明白,患者和自己所希望的"根治",准确地说只能是改善,对疑难杂症的治疗,我们有太多的期望。多坦诚的心胸,他所表达的实事求是的遗憾,正说明他是多么善良而且具有科学精神。

吕景山诊所的书桌上最显眼的就是一个号脉用的脉枕和两堆摆放整齐的加起来高达两尺的病历。随意打开一份病历,里面是一份份中药处方,在每一张处方的最上部,细细密密地写着就诊者的详细病症述说。吕景山说,这些病历记录了去年以来就诊者的病状和处方,除了方便患者就诊,还用于临床研究和总结。好多患者是"追随"吕景山十多年的老朋友老相识。

2002 年"吕氏风波"席卷中外

2002 年,吕景山再次震动中国中医界,这种震动波及海外。

由吕景山著,人民军医出版社出版的《施今墨对药》(第 2 版),自 2002 年 1 月出版发行后,1 年内重印 3 次,一再脱销。日前累计发行 6 万册;刷新了《施今墨对药》第 1 版(1996 年出版)在过去 6 年里重印 8 次的纪录。

同年 6 月,由其弟子吕玉娥等编著的《吕景山对穴》正式发行,也因脱销,于日前再次重印。

日本东洋学术出版社购买了《施今墨对药》的日文版权,并于当年 3 月正式在日本发行,印数达 1000 册,随后,该出版社又购买了《吕景山对穴》的版权,翻译稿于日前杀青,将于次年年初出版。

就在同年 12 月月初,三位韩国出版商同时看中了《施今墨对药》(第 2 版),在一番竞夺之后,一位名叫朴勋的韩国"医药通"最终拿到了韩文版的版权。

这些书是从吕家书房兼会客室里诞生的。书房有几块地板砖已经破碎,四周的墙壁纸已经发暗,沙发还是多年以前的老样式,一张暗红色的茶儿表面,所有的油漆都密密麻麻地鼓起了泡泡,没有一块地方还有当年的本来面目。一处靠墙的一大排书柜里满满当当的各种医学书,这就是吕大夫家最豪华的家饰。

就在这间书房里,每天一大早吕景山就开始编著他的中医专著,查到中医经典论述,他就一字一字亲笔抄录,"一个字也不能出错"。吕景山说。为了帮父亲录入书稿,女儿吕玉娥专门买了一个笔记本电脑负责录入工作。《施今墨对药》《吕景山对穴》就这样被编撰成书。用过午饭,稍事休息,吕景山就去几百米外的公共汽车站候车,准备前往诊所。

"他是我们家最用功的人。"吕景山的老伴谈起丈夫,饱含相濡以沫半个世纪的理解与温馨。每天黄昏,吕景山出诊归来,老伴都不会惊动他,老吕有个几十年的习惯:每天收诊后都要把当天看过的患者,逐个在脑海中过一遍,想想哪个患者的处方不全面,必要时应准备一下复诊时的处方。

夜深了,简陋的书房里,吕景山还在查资料,作研究,天上的星星与他遥遥相伴。

同年12月月底,由儿女做助手,吕景山编著的中医治疗糖尿病的专著就要校对完毕,交给出版社了。对学生和患者总是笑眯眯的吕景山仍然没有机会停歇。应人民军医出版社的约稿,《施今墨医案解读》一书又要动笔了。"人生几十年太短暂了,要想干点事情就得抓紧时间!"他说:"我最大的愿望就是让中医学能得到继承并有所创新,不能让中医优秀的治疗技术遗失,要让中医为中国及世界人民的健康做出更多的贡献。"

附录C　吕景山：从增辑对药到发明对穴

中国中医药报　柴　玉　报道

他用 20 年的时间,边临证边应用边积累边修改,将药对增至 270 多对,出版了《施今墨对药》一书,风行于世。

他首创对穴,言人所未言,填补了腧穴配伍文献的一个空白,在针刺手法上提出了"无痛进针,同步行针",得气速、针感强、后劲大、效果好。

他从医 60 年恪守"来者不拒"的师训,对病患热情和蔼,一丝不苟,有仁者之风。

1962 年夏天,北京东绒线胡同 194 号四合院里,年届耄耋的京城名医施今墨叮嘱学生吕景山:"毕业了,要当个好大夫。每天看完病回到家,在脑子里过过电影,哪些方子开得可以,哪些可能还有问题,哪些是疑难病症,再准备下一次的方子……"

当时 28 岁的吕景山,希望有一天能做像老师一样受人敬重的中医大夫。2014 年深秋,也到了耄耋之年的吕景山在第二届国医大师表彰会上,赢得众人关注、点赞和尊敬。

外祖父和"土方法"

每一位中医大师,都与中医有着不解之缘,吕景山也不例外。他学中医,缘于"山野郎中"外祖父和自己"很差的身体"。

"外祖父对中医很痴迷。"吕景山说,如果填写外祖父的履历表,可能是这样的："经历：记事起开始学中医，老师不详；随后在大槐树村邙山山腰开了中医诊所。主要工作：采药、制药、诊病。主要成就：在邙山一带救人无数。工作时间：一生。"

外祖父一辈子的心血都在那间诊所里。晚年卧病不起，手总在空中比画，外婆问他要什么，他说，"脉枕拿来，病人到了……"80岁的吕景山回忆外祖父时，就像个孩子一样。

1934年，吕景山出生在河南洛河边，因家境贫寒，当时住的房子，墙是用麦秆和着泥巴垒成的。洛河发大水，水排不掉，墙泡软了，房子就保不住了。

吕景山从小脾胃就很差，一顿饭吃的东西还不如一只猫多。长大一些后，吕景山随父母搬到了山西永济。有一次患了中耳炎，父亲用石榴花和冰片磨成粉往耳朵里吹，没几次就好了。"这次生病，勾起了我学医的兴趣。"吕景山说。

新中国成立前，永济没有医院，大病小病都靠"土方法"来治。患了伤风感冒，就用家家户户都有的扫帚籽（即地肤子），加上生姜、红糖，煮水服下，一发汗就好。

虽然当时的环境并不利于中医教育，但13岁的吕景山却在外祖父和"土方法"的影响下，不知不觉中走上了中医之路。

"我愿意学中医"

1953年，吕景山初中毕业，考入山西省太原卫校。除了学习西医基础知识外，他还第一次系统地学习了针灸。"当时有位内科老师叫张映高，每节课后都会讲针灸疗法。"

在山西运城人民医院实习的半年时间里，吕景山学到了更多的中医知识。院长程震山是中医出身，安排中医科的老大夫给实习生们讲《医学心悟》。"晚上查房遇到重病号，他就会问：'中医会诊了吗？'只有中医会诊过，他才放心。"这给吕景山留下了深刻印象。

放暑期回到村子里，乡亲们知道有个在卫校学习的娃回来了，就都来找他看病。

吕景山的第一位患者，是位30多岁的妇女，因痛经彻夜不眠而来求诊。吕景山给她在归来穴和三阴交穴上扎针，没几分钟，疼痛就已减半。留针四五十分钟后，发现患者已经睡着了。"家属很感激，抱来了一个大西瓜。"吕景山回忆道。

1956年，中央决定在上海、北京、广州和成都各建一所中医大学。因学习成绩优异，学校举荐吕景山和几名学生读大学，在备考栏里，他写上了"我愿意学中医"。就这样，他成为北京中医学院的首批学生。在那里，吕景山走上了真正的中医之路。

"零金碎玉"小本子

1959年，学校安排正在读大三的吕景山到西山矿务局总医院实习。当时，细菌性痢疾流行，吕景山结合老师祝谌予用施老的经验，以葛根芩连汤为主，加上血余炭、陈皮炭、苍白术炭、左金丸合方运用，3服即效。

实习结束后，吕景山总结施今墨治疗痢疾的经验，写了《炭药治疗细菌性痢疾的体会》，经过老师祝谌予指点，被1960年北京中医学院首次学术交流会收录。

毕业实习时，学校实行导师制，祝谌予成为吕景山的导师。他要求吕景山每天至少读2小时的书，并给吕景山讲解《景岳全书》《丁甘仁医案》《祝选施今墨医案》等。

老师出诊前，吕景山便把病历逐案进行整理。出诊时，他随身带着本子，把老师的经验和相关疑问都记下来。"施老和祝老都有几本记满'零金碎玉'的小本子，时常借给我学习。祝老说，平常工作很重要，知识在于积累，经过提炼总结，才能更上一个台阶。"

为了更全面地学习和掌握施今墨先生的学术思想和临床经验，在祝谌予的引荐下，吕景山又拜施今墨先生为师，侍诊左右。

学习的初始阶段，必须先从形似开始。随施今墨先生侍诊期间，吕景山处处留心他的思路、治疗风格和用药特色，甚至达到了"以假乱真"的程度。"由形似开始向神似转化，再进一步总结其规律，掌握其精华要点，方能融会贯通。"

1961年，吕景山遇到一位胃溃疡患者，"六月天，穿着羊皮褂，我判断是寒证。"寒者温之，吕景山给开了3剂附子理中汤。3天后，患者胃疼依旧。遂改用十香丸，又开3剂，还是无效。

万不得已，吕景山跑去向施今墨讨教。施今墨给出一个方子：附子10克，高良姜10克，香附10克，醋煅川军炭4.5克。病人服此方后，很快就好了。

"施老的方子妙在最后一味药，患者寒热夹杂，寒热之间产生格拒现象，热药的力量达不到病变部位，而醋煅川军炭起到一个桥梁的作用。"多年后，吕景山对老师的方子还记得清清楚楚。

"中医里有些东西，当时不明白，长期实践后，就有了悟性，悟出来便是真知。"所有这些悟到的"零金碎玉"，都被吕景山工工整整地抄到了小本子里。

毕业后在山西工作的吕景山，每年都要回北京看望二位老师。"如今，祝老过世20多年了，施老过世40多年，可忆起当年侍诊的情景，如在昨天。"

整理增辑施门"对药"

"药有七情……有单行者,有相须者,有相使者,有相畏者,有相恶者,有相反者,有相杀者。凡此七情,合而视之,当用相须、相使者良,勿用相恶、相反者。"后世对《神农本草经》中药物的"七情和合"有了进一步的认识和发展,提出了"对药"的概念。东汉张仲景《伤寒论》《金匮要略》两书载"对药"147对。之后有《雷公药对》《徐之才雷公药对》《新广药对》等,惜已亡佚。

吕景山在论文完成后,开始着手整理施门"对药"。他把祝谌予在1959年将施今墨习用的百余对"对药"整理成册,又增加了百余对。

"《施今墨对药》,乃今之《药对》。表面上看是一对一对的药物,实际上是经方、时方、名方、小方的精华,是'经方中的经方'。"吕景山说,"其组成法则是'一阴一阳''一脏一腑''一气一血''一寒一热''一升一降''表里兼顾''虚实合参'……配伍巧妙,疗效卓著,体现了开阖相济、动静相随、升降相乘、正反相佐的用药艺术,将中医'阴平阳秘''以平为期'的博大智慧表现得淋漓尽致。"

施今墨看到吕景山整理的稿子后十分喜悦,并逐字逐句予以审阅修正。审到"半夏—夏枯草"为对治疗失眠时他说:"半夏得至阴之气而生,夏枯草得至阳之气而长,两者参合,调和肝胆,平衡阴阳,交通季节,顺应阴阳,引阳入阴而治失眠。"

《施今墨对药》正式出版前,名为《施今墨常用药物配伍经验集》,油印成册后,颇受学友欢迎,屡经翻印,施氏对药从此传遍大江南北。

施今墨在修改稿上曾写下一段话,"古往今来,凡治病有效之方剂,必不违乎辩证法的规律,即是以主观能动性符合于客观事实,做出机智的决定,掌握一切证候,使之量变由重到轻质变,从有到无而已。对药的作用,即辩证法中相互依赖,相互制约的实践,非相生相克之谓。"

毕业后,吕景山先后在山西省中医研究所妇科、内科、针灸科工作,边临证边应用边积累边修改,将"对药"增至270多对。1982年,《施今墨对药临床经验集》一书正式出版,被评为当年度全国优秀科技图书一等奖。

从油印本到正式出版经过了20年的时间,这也是将临床实践上升到理论的过程。著名中医学家任应秋教授评价说:"这是一本好书,主要是具有实用价值,定会不胫而走,风行于世。"

从第1版到第4版《施今墨对药》,共发行了包括日文版、韩文版、繁体字版在内的7个版本,共计14.4万册,因其实用、有效,一度成为中医畅销书,填补了自南北朝迄今1400多年来对药配伍专辑著作的空白。

"对穴"与"同步行针法"

在施今墨、祝谌予对药配伍的启迪和名师杨甲三腧穴理论的影响下，吕景山查阅大量古典文献，总结前贤经验，在临床实践中辨证施治，逐渐发现了"对穴"这一规律。

"对穴"学说要义主要有二。一是要求精简取穴。杨甲三说："用穴贵在精疏。"《灵枢·官针》云："先得其道，稀而疏之。"意即告诫医者，用穴要简而精，取一穴能治者不取两穴，取两穴能治者不取三穴。二是要提高疗效。为此，必须先明其经络，谙熟穴性，配伍组方，然后施以补泻，才能达到针落病除的效果。

1906 年，一队俄国士兵迈着整齐的步子，踏上圣彼得堡附近的丰坦卡大桥。突然，大桥坍塌了，桥上的士兵全部坠落。原来，士兵们齐步走的频率与大桥的固有频率相同，引起大桥发生共振，剧烈的振荡导致大桥解体。

吕景山从这一共振现象中得到启发，发明了"无痛进针，同步行针"的特色手法，即速刺进针，进针速度快、痛苦小、得气速、针感强、后劲大，尤其是对小儿与畏针的患者更为适宜。

多年后，吕景山女儿吕玉娥等传承人在吕景山撰写的《针灸对穴临床经验集》基础上充实增辑，定名为《吕景山对穴》，并出版发行。该书视角独特，填补了腧穴配伍文献的空白，丰富了针灸穴位处方学的内容。日本东洋学术出版社将该书译为日文出版发行，迅速销售一空；韩国同道亦颇为赞誉，译为韩文出版。

"针而不灸，灸而不针，非良医也；针灸而不药，药而不针灸，亦非良医也。"艾灸专家、中国澄江学派侯马针灸医学研究所所长谢锡亮说，老友吕景山于汤液、针灸均能深入，不仅在临床实践上有所得，而且能有书问世。著《施今墨对药》，为处方用药书；《吕景山对穴》一书，为总结针灸取穴书。两书一以贯之，均用取"对"之法，值得学习借鉴。

有爱亦有乐

1975 年，吕景山作为我国首批赴喀麦隆共和国工作组成员援非，他用针灸给一位加蓬的富商治肺结核，治疗半个月，诸症大有好转，体重增加 3 公斤。富商要送吕景山一块名表表示感激，吕景山婉言谢绝。富商说，那我们做个朋友，相互交换手表，留个纪念。比起吕景山几十块钱的手表，富商的那块表自然价格不菲。吕景山笑了，"做朋友就好，交换手表就免了。"

在山西省中医学院一栋20世纪80年代的家属楼里，吕景山一住就是几十年。一个很简单的家，客厅里摆着一个20世纪流行的"一带二"沙发，其中一个单人沙发的一角垫着块旧砖。两个卧室的旁边，有一个到处是书的房间，是吕景山光顾最多的地方。窗外车水马龙，熙熙攘攘；屋内安然恬静，书香扑鼻。

山西中医学院附属医院副书记黄安是吕景山的得意门生，他说，"吕老是个很有爱的人。"对病人热情和蔼，从医60年恪守"来者不拒"的师训，诊治患者无数，疗效卓著；对学生无私传授，多年来，弟子遍布世界各地；对家人，关心呵护，尤其与老伴的感情传为佳话。

1999年，吕景山的老伴生病，20多天，吕景山每天都守护在床边。吕玉娥说，"一向淡定平和的父亲，从未有过的紧张和慌张，那时他已经不是一个大夫，65岁的年纪熬了好几晚，布满血丝的眼里充满的全是爱和心痛。"

如今，老伴身体不太好，吕景山每天都会陪着她，"几十年的感情了，即使每天不说话，坐在她身边，就好。"言辞间是一位老人的满足和幸福。

退休后的吕景山，除了出诊，在临床实践中不断升华对药、对穴理论，"除了陪老伴，就是带学生。"吕景山全国名老中医工作室成立后，他通过教学查房、疑难病例讨论等形式为年轻人提供技术支持，而且通过师带徒的形式传承其经典学术思想和临床经验。

耄耋之年的吕景山在日记中这样写道："余老矣，然不敢稍有懈怠，今尚日日应诊，夜夜伏案，每治瘥一人即是一乐，每心悟一得亦是一乐。老有所乐，此之谓也。"

腧穴索引

十七画

十九画